Andreas Goldemann

ZURÜCK ZUM URSPRUNG

Andreas Goldemann

ZURÜCK ZUM URSPRUNG

Deine Anbindung an die Quelle

Die Energetik

EchnAton Verlag

Wichtiger Hinweis

Die Inhalte des Buches dienen ausschließlich der neutralen Information und allgemeinen Weiterbildung. Sie stellen keine Diagnose dar und sind kein Ersatz für ärztliche, medizinische, medikamentöse oder therapeutische Behandlung. Die dargestellten Inhalte erheben weder einen Anspruch auf Vollständigkeit noch kann die Aktualität, Richtigkeit und Ausgewogenheit der dargebotenen Information garantiert werden. Die im Buch veröffentlichten Empfehlungen wurden vom Verfasser und vom Verlag sorgfältig erarbeitet und geprüft. Eine Garantie kann dennoch nicht übernommen werden. Ebenso ist die Haftung des Verfassers bzw. des Verlages und seiner Beauftragten für Personen-, Sach- und Vermögensschäden ausgeschlossen.

Dieser Teil von *Zurück zum Ursprung* baut auf Band 1 (Wirbelsäule und Muskel-Skelett-Apparat) und Band 2 (Organe) auf. Um wirklich gute Ergebnisse zu erzielen, empfehle ich Dir, zunächst die ersten beiden Bücher zu erleben, damit Du energetisch gut auf Band 3 vorbereitet bist und es so auch zu keinen Disharmonien kommt.

Vorsicht: Bei Epilepsie und Psychosen ist die Nutzung von *Zurück zum Ursprung* vorher mit dem Arzt des Vertrauens abzuklären. Wir übernehmen keine Haftung.

Bei möglichen unterschiedlichen Schreibweisen wurde die von der Duden-Redaktion empfohlene Schreibvariante verwendet.

1. Auflage Oktober 2024

Gesamtherstellung: Diana Schulz
Textbearbeitung: Nina Kaiser
Lektorat: Ruth Kalmund
Coverfoto: © Adobe Stock
Illustrationen: © Sonja Loeffelhardt
Autorenfoto: © Franziska Märkl
Druck und Bindung: CPI books GmbH, Leck
ISBN: 978-3-96442-055-8

www.echnaton-verlag.de

Für die geistige Welt.

Inhalt

Einleitung

Der sanfte Teil des Selbst

Ich war voll festgefahren. Gerade erst war ich von Florida nach Albuquerque in New Mexico gezogen, um, bereits kurz nach meiner Ankunft, einen meiner Wiederholungsfehler zu erleben. Meine Unabhängigkeit von anderen wurde wieder mal geprüft, und hier kam es, wie so oft in meinem Leben, dick. Hatte ich es doch zwei Jahre davor erst erfahren, dass es besser war, mich auf niemanden anderen außer auf mich selbst zu verlassen (siehe Geschichte Dr. P. in Band 2), versuchte ich es nochmals mit einer Gemeinschaftsarbeit mit einem amerikanischen Arzt, der mich nach New Mexiko holte, da ich ihm in seinem Gesundheitszentrum helfen sollte.

Doch das ist so ein Problem mit Alphatierchen. Der Doc wollte zu hundert Prozent bestimmen, was ich zu tun hatte, aber das geht halt nicht mit mir. Einerseits, weil ich in meinem Leben und meiner Arbeit selbst Alpha bin, und zum zweiten, da intuitive Arbeit eben intuitiv ist und nicht vorgegeben werden kann. Die passiert halt und kann nicht auf Befehl durch eine Richtung gefordert werden. Nein, dazu braucht es Geduld und eine absolute Freigabe dessen, was passieren darf, muss, oder soll.

Ich hing also – hatte ein paar Klienten, doch viel ging nicht in diesem Wüstennest, auch wenn es eine Großstadt war. Albuquerque nahrte mich nicht. Weder finanziell noch geistig, geschweige denn energetisch. Okay, die Wüste macht leer, sie klärt Dich, sorgt für ein süßes Nichts, wenn Du voll in Dir bist, doch das war ich zu diesem Zeitpunkt einfach nicht. Im Gegenteil, ich war enttäuscht, müde und energetisch leer, wie ausgebrannt. Ein weiterer Stillstand wäre fatal gewesen.

Es war also an der Zeit, dass etwas Neues geschah, Zeit für eine Richtungsänderung in meinem Leben.

Und so kam es, dass ich eines Abends meinen Guide (Geistführer) nichtsahnend nach einer Nachricht der geistigen Welt, einem Hinweis oder Wegweiser fragte – und erwachte plötzlich in einem Traum: Es war pitch-black, ich meine finster-schwarz, überhaupt kein Licht, nur ein Ahnen des mich umgebenden Raumes und das Gefühl von Nässe am Boden. Gelegentliche Tropfen fielen in diesem schwarzen Nichts und trafen auf einem nicht sichtbaren Boden auf. Dann, nach einer Weile, während ich dem Hall der Tropfen lauschte, begann sich langsam etwas Licht in der Finsternis zu zeigen. Ich bemerkte, dass ich mich in einem Stollen befand, einem rechteckigen Gang aus schwarzem Gestein, der sich vollkommen symmetrisch unendlich tief vor mir ausstreckte und sich in der Tiefe wieder in seiner unergründlichen Schwärze verlor.

Mir klopfte vor Aufregung das Herz bis zum Hals, war ich mir doch schon beim Erwachen im Traum bewusst, dass es sich – erstens – um einen Traum handelte und ich gerade luzide geworden war (ich war mir also des Träumens vollkommen bewusst) und – zweitens – dass es mich in einen tiefen Erfahrungsraum hineinzog, der mir die Antwort auf meine gestellte Bitte um einen Hinweis für meine Zukunft zeigen sollte.

Es zog mich tiefer und tiefer in den Stollen hinein, bis ich mich, wie so oft in meinen Träumen, neben meinem Guide wiederfand – diesmal in einer Fels-Kiva stehend. Eine Kiva ist ein in den Fels gehauener Zeremonienraum, der in den indianischen Kulturen für Rituale und Versammlungen der Ältesten genutzt wird. Diese Kiva war kreisrund und sah aus wie das Innere eines Brummkreisels, mit einem direkt aus dem Fels gehauenen Regal, auf dem dutzende kleine, in feinster Art verzierte Tonschalen, jede mit einem kunstvoll geformten Deckel, standen.

Ich sah meinen Guide an und fragte, wo wir wären und was das für Gefäße seien. Er tat die erste Frage ab, doch zur zweiten meinte er nur: »Nimm Dir Deines, Du weißt schon, welches das ist.« Und so zog es mich in meinem Traum zu einem dieser kleinen Tongefäße hin. Ich nahm es vom Regal. »Öffne es«, sagte mein Guide weiter. Ich hob achtsam den kunstvoll bemalten Deckel von der Schale. In diesem Augenblick wurde mir ganz warm um mein Herz. Eine Art von Licht schien in mein Herz zu strömen, wie ein weißer heller Lichtnebel, der von der Schale in mich floss.

Die Empfindung war unbeschreiblich. Es war, wie wenn alles Glück der Erde in mich strömte, wie wenn ich meine Flügel ausbreitete und meine Körper zu schweben begannen. Und das, gepaart mit einem Gefühl der Unendlichkeit und tiefer Präsenz. Ein wahres Ich-bin-Gefühl, das ich heute, wenn ich mich daran erinnere und mich darauf einlasse, in der Intensität jederzeit wieder in mein Leben holen kann, das mir jedoch bis dahin verschlossen gewesen war. Ich kannte bis dato natürlich, was es hieß, sich gut zu fühlen, doch das hier übertraf bei weitem meine bisherigen Vorstellungen. Es war ein Gefühl der puren Ekstase und Lebendigkeit. Verwundert fand ich mich beim Aufwachen in meinem Körper wieder. Den Traum konnte ich nicht mehr halten, doch das Gefühl und die Empfindung waren über viele Wochen stark spürbar und beflügelten mich, meinen Weg der Intuitive-Reise weiterzugehen.

Was war geschehen? Als ich einige Zeit später meinen Guide fragte, was in jener Nacht in diesem Traum passiert war, erzählte er mir von einem vergangenen Indianerleben, in dem wir im Falle eines Kampfes mit anderen Stämmen den sanften Teil unseres Bewusstseins unseres Selbst ablegten und somit vor den Grausamkeiten einer Schlacht mit all ihrer Brutalität und dem damit verbundenen Töten eines anderen schützten. Damit wir überhaupt kämpfen konnten und die Heiligkeit des Lebens verletzen konnten, legten wir diesen sanften Teil in einem Ritual vor dem Kampf oder der Schlacht in eben solchen Tongefäßen ab. Um ihn dann, wenn wir wieder heimkamen, wieder zu uns nehmen zu können und uns wieder vollständig und ganz zu fühlen.

Das Beschriebene ist ein Ritual, das in unserer heutigen Zeit nicht mehr gelebt wird, und es verwundert nicht, dass so viele Soldaten, nachdem sie aus den Kriegsgebieten nach Hause kommen, an PTBS (posttraumatische Belastungsstörung) leiden und nicht mehr ins normale Leben zurückkehren können. Ihr Bewusstsein wurde zutiefst verletzt, und das Mitgefühl, das ein großer Teil unseres Menschen-Wesens ist, hat sich zurückgezogen. Die Empathie, die wir normalerweise für uns selbst und jedes andere Wesen empfinden, ist dann nicht mehr spürbar. Das Leben fühlt sich kalt und leer an, ein Gefühl von Sinnlosigkeit und Armageddon verhaftet sich, und oftmals sind dann tiefste Selbstverletzungen auf körperlicher wie geistiger Ebene oder auch ein Suizid die letzten

Auswege. Und das passiert dann oft nicht nur einmal, sondern häufig in Serie, eine Inkarnation nach der anderen, geprägt von einer Suche nach sich selbst, verbunden mit einem gleichzeitigen Ausweichen über Süchte, Aufopferung oder Misshandlungen.

Ich kam in diesem anderen Leben anscheinend nicht mehr zurück und so lag meine Tonschale für viele Jahrhunderte vergessen in der Kiva. Wie viele Leben ich seit damals gelebt hatte, auf der Suche nach diesem Teil von mir, das weiß ich nicht, doch eines ist mir dadurch sehr klar geworden: dass es ein Teil meiner Aufgabe ist, anderen zu helfen, sich in sich wieder zu vervollständigen.

Diese Vervollständigung kannst Du nicht auf der körperlichen Ebene über ein neues Organ, Zahnimplantate, eine OP oder – auf der mentalen Ebene – durch einen weiteren Lehrgang in Psychologie erfahren. Nein, sie kommt durch eine innere Bewegung, ausgelöst von Deiner Seele, sich in ihrer Tiefe erfahren zu wollen. Es gilt zu hören, wann es Dich aus einer inneren Bewegung heraus wo hinzieht und dem nachzugehen, ohne die Hürden des Verstandes zu beachten. Die Verantwortung für das eigene Sein und diese Inkarnation mit all ihren Herausforderungen zu übernehmen und Dich authentisch zu leben. Darum geht es ja auch letztendlich – einfach Du zu sein. Nicht mehr und nicht weniger, doch sei Dir bewusst: Es ist so viel, was Du bist, dass es Dein Verstand die meiste Zeit ohnehin nicht greifen kann. Du bist das Wunder, die ganze Schöpfung dieses Universums in einer Person, ja sogar in einer Zelle Deines Körpers, unendlich weise und uralt. Du hast alles gesehen, erlebt und auch überlebt. Du bist alles, was ist; alles, was war und alles, was sein wird.

Dieses Buch beschäftigt sich mit dem, was Du bist, Deinem Seele-Sein, Deiner Energetik und mit verschiedenen Wegen, wie Du Dich tiefer, multidimensionaler verstehen kannst. Es erhebt keinen Anspruch auf Vollständigkeit, da es diese durch die konstante Bewegung und Veränderung unseres Universums sowieso nicht gibt. Doch Du wirst diesen Veränderungen kraftvoller und gelassener begegnen können. Du wirst in der Liebe zum Leben bleiben können und aus einer tieferen Ruhe heraus erkennen, was es im jeweiligen Moment braucht. Du wirst Deine Reise bewusster erleben und auch Deine Gefährten mit Bedacht wählen. Begonnen hast Du diesen Prozess bereits mit den ersten beiden Bänden der *Zurück zum Ursprung*-Trilogie, und so ist es jetzt an der Zeit, uns mit dem Thema Energetik zu beschäftigen.

Die Absicht hinter *Zurück zum Ursprung*

Zurück zum Ursprung ist Deine Reise zurück in Dein natürliches, kraftvolles Selbst. Das damit verbundene Bewusstseinsfeld hält all die Informationen für Dich dazu bereit, wer Du in Deinem ursprünglichen Sein wirklich bist. Es dient Dir außerdem auf Deinem Entwicklungs- und Heilungsweg als energetische Hausapotheke.

Die Informationen dieses Ursprungsfeldes sind aktiv bisher bereits von Zehntausenden von Menschen über den *Zurück zum Ursprung*-Onlinekurs erlebt, geprüft und mit der Energie ihrer Transformation angereichert worden. Was Du hier aufnimmst und umsetzt, ist kraftvoll und kann Dein Leben nachhaltig und fundamental in Richtung mehr Kraft und Vollständigkeit verändern.

Wir Menschen haben oft eine tiefsitzende Angst vor Veränderungen, auch vor den positiven, und so sei nicht überrascht, wenn Du bei Deinem Beschäftigen mit den Buchinhalten hier und da ein wenig (oder auch ein wenig mehr) auf inneren Widerstand triffst. Das ist ein ganz natürlicher Bestandteil des Prozesses. Der Weg ist da, wo die Angst ist, und ich begleite jeden Deiner Schritte auf Deinem Weg zu Dir selbst.

In meinem Leben als Intuitive und der Arbeit mit Zehntausenden von Menschen sind mir bisher nur zwei begegnet, die vollkommen geklärt und im Frieden mit sich waren. Viele dachten, sie wären es und wir hatten doch noch etwas gefunden. Und auch mir geht es so, dass ich immer wieder mal eine Herausforderung habe und an diese dann eben herangehe. Das Hauptmuster der Probleme, das ich durch meine Klienten erlebt habe, ist der Mangel an Selbstliebe und Zutrauen zu sich selbst. Dieser Mangel sorgt auch für einen Energiemangel.

Ein Baby, das neu geboren vollkommen unbelastet von limitierenden Glaubenssätzen auf die Welt kommt, ist eine Ausgeburt von Freude und Klarheit in seinem Sein. Das Aufwachsen in einer Welt voller Menschen, die von Ängsten und Einschränkungen geführt werden, sorgt später dafür, dass dieses Kind limitierende und sorgenvoll geprägte Überzeugungen von Menschen in seinem Umfeld übernimmt, die es einfach nicht besser wussten. Als Baby war die Energie noch voll da. Das ganze System lief auf Hochtouren. Als Erwachsener leider nicht mehr. Und genau das machen wir jetzt: Wir reinigen Dein System und gehen noch weit darüber hinaus. Energetisch gesehen geben wir richtig Gas, sodass Du Deine Limitierungen hinter Dir lassen kannst.

Die Absicht hinter dem kompletten *Zurück zum Ursprung*-Projekt ist es, Dich an Deine Vollständigkeit, die Du möglicherweise vergessen hast, zu erinnern. Dein Unterbewusstsein und Dein Körper mit seinem Zellbewusstsein möchten immer im bestmöglichen Zustand sein, und so erinnern und integrieren sie durch hier zur Verfügung gestellte Informationen ganz automatisch, was Du benötigst, um wieder in Deine volle Kraft zu kommen und optimale Lebensqualität zu erreichen.

In der Apotheke findest Du ein Kräutlein oder Mittelchen für alle Wehwehchen und gerade im körperlich-materiellen Bereich steht Dir viel zur Verfügung, um in Situationen von Verletzung, Unwohlsein oder Dysbalance gut versorgt zu sein. Auf der spirituell-energetischen Ebene hingegen sind hilfreiche Informationen nicht ganz so leicht auffindbar. Genau hierfür habe ich diese Buchserie geschrieben. Du kannst sie gerne als Deine immer verfügbare energetisch-spirituelle Hausapotheke betrachten. Das wichtigste Heilmittel darin ist die Liebe und in ihrer höchsten Potenz die Selbstliebe – gepaart mit der absoluten Annahme Deiner selbst und Deines Genug-Seins.

Und so ist auch dieser dritte Band zur Ebene der Energetik ein Erlebnis- und Erfahrungsbuch, das Dich darin unterstützt, Dich selbst zu verstehen, Dich selbstständig wieder auszurichten und tiefe Selbstliebe und Selbstmitgefühl zu entwickeln. Denn genau darum geht es: Dich liebevoll anzunehmen, Dir bewusst zu werden, was Dich in der Tiefe Deines Seins ausmacht und Deine Dir ganz eigene Form der Liebe in die Welt zu bringen. Deine Begrenzungen loszulassen, Dich freizusetzen und Dein Potenzial ins Licht treten zu lassen. Irgendwann auf dieser Reise wirst Du plötzlich bemerken, wie sich Deine Liebe ausdrücken möchte und was Du wirklich – wirklich – mit Deinem Leben machen möchtest.

Auf einmal wirst Du es einfach wissen und Dir gewiss sein – und Magie wird sich entfalten, für Dich und für Dein gesamtes Umfeld. Indem Du Dir Erlaubnis für Dein Ganz-Sein gibst, ermutigst Du auch diejenigen, denen Du begegnest, ganz sie selbst zu sein. Indem Du Freiheit für Dich kreierst, bestärkst Du andere, dasselbe zu tun. Indem Du Dein eigenes Licht scheinen lässt, können sich andere darin erkennen und ihr eigenes Licht entdecken und leuchten lassen. Auch das ist die Absicht von *Zurück zum Ursprung*: Du beginnst bei Dir und beschenkst die Welt durch Deine Transformation. Und Du lädst jeden energetisch dazu ein, es Dir gleichzutun.

Was Dich in diesem Band erwartet

Im ersten Band von *Zurück zum Ursprung* haben wir uns mit dem Muskel-Skelett-Apparat beschäftigt und die entsprechenden negativen Emotionen und Informationen abgelöst, die auf dieser Ebene gespeichert waren. Im zweiten Band sind wir tief in den Bereich der Organe eingetaucht und haben auch sie von negativen Emotionen und Informationen befreit.

In diesem dritten Band werden wir uns nun in den Kosmos der Energetik begeben und uns mit Themen wie Meridianen, Nadis, Chakren und der embryonalen Mittellinie beschäftigen. Natürlich bleibt es auch hier nicht bei der reinen Wissensvermittlung; Du wirst wieder vielfältige Tipps, Anregungen und Übungen zur praktischen Umsetzung von mir erhalten. Außerdem gibt es weitere Begriffe und Konzepte für Dich zu entdecken, und ich werde Dich mit in meine persönliche Welt des Mystischen und Magischen nehmen.

Auch im dritten Band erzähle ich Dir wieder am Anfang (fast) aller Kapitel eine Begebenheit aus meinem Leben, die sich inhaltlich auf die jeweils anstehende Thematik bezieht. Diese Geschichten sollen weniger die Aufmerksamkeit auf das von mir Erlebte lenken, sondern sind vielmehr dazu gedacht, Dir ein Bild aufzuzeigen, das Dir hilft, ähnliche energetische Verbindungen und Verstrickungen in Deinem eigenen Leben zu erkennen.

Diese Buchreihe ist ganz bewusst im Dreischritt Muskel-Skelett-Apparat – Organe – Energetik aufgebaut. Warum es essenziell ist, Deine Reise zu Dir selbst in genau dieser Reihenfolge zu durchlaufen, erfährst Du einige Seiten weiter unter *Impulse und Anregungen für den Umgang mit diesem Buch.*

Sehr hilfreich für das Erkennen und Nachverfolgen unserer eigenen Prozesse ist es, Aufzeichnungen über wichtige Wissenselemente, Aha-Momente und erinnerungswerte Erfahrungen zu führen. Ich empfehle Dir, dass Du Dir Notizen zu Deinen Erlebnissen und Erkenntnissen mit diesem Buch machst. Achte beim Beobachten auch auf Veränderungen im Umgang mit Deinen Mitmenschen und Deiner Umwelt im Allgemeinen. Auch dies sind Hinweise darauf, dass und wie energetisch-spirituelle Arbeit wirkt. Oftmals erkennen wir jedoch nicht, dass wir diese Veränderungen durch unsere Auseinandersetzung mit uns selbst (und die darauffolgende Wieder-Zusammensetzung) initiiert haben. Es könnte sein, dass Stress auf familiärer Ebene plötzlich wegfällt und liebevolle, offene Kommunikation wieder möglich wird – scheinbar wie von selbst. Doch das ›von selbst‹ warst Du.

Am Ende Deiner Reise mit diesem Buch kannst Du dann anhand Deiner Aufzeichnungen nachvollziehen und dadurch ein noch tieferes Gespür dafür erhalten, was sich alles in Deinem Leben gewandelt hat und auf welche Weise Du Dich verändert hast. Vielleicht hast Du ja sogar noch Deine Notizen zu den ersten beiden Büchern und kannst so rückblickend Deine ganze Transformation sehen, verstehen und noch weiter integrieren.

Im Anhang findest Du wieder eine Vorher-Nachher-Betrachtung, die Dich darin unterstützen kann, all die sich ergebenden Veränderungen bewusst zu betrachten. Fülle die Tabelle zum ersten Mal aus, bevor Du mit dem ersten Kapitel beginnst – und ein weiteres Mal ein paar Wochen nach Beendigung des Buches. Mach es bitte nicht gleich danach und sei dabei kritisch und nicht euphorisch. Ich bin zuversichtlich, Du wirst feststellen, dass die Ergebnisse langfristig und eindrücklich sind.

Von Mystischem und Magischem – meine persönliche Welt der Energetik

Mein Erleben der Matrix

Die Matrix hat verschiedene Schichten, die ich sehen und spüren kann. Oft sind dabei auch meine anderen Sinne beteiligt, sodass es auch sein kann, dass ich etwas höre, rieche oder schmecke.

In dem Augenblick, in dem ich mich öffne, mich in die Matrix hineinbegebe und damit arbeite, geht meine Aufmerksamkeit sofort auf den Bereich, für den ich mich interessiere. Arbeite ich mit einer Einzelperson und sie erzählt mir von ihrem Problem, gehen für mich, noch während sie spricht, verschiedene Matrix-Ebenen parallel auf. Das ist so, als hätte ich mehrere Bildschirme, die mir Informationen zur Verfügung stellen, gleichzeitig an. Und so kann es sein, dass ich eine Inkarnation sehe, die damit zusammenhängt, oder es zieht mich zur Mutter oder zum Vater der betreffenden Person hin und ich erkenne beispielsweise, wo das Problem im Familiensystem hängt.

All dies passiert sehr schnell und ist schwer im Detail zu beschreiben. Das beste Wort für mein Informationen-Empfangen aus der Matrix ist ›Feld-Lesen‹. Sobald ich die Informationen aus dem Feld eines anderen Menschen lese, ist die Verbindung für die Lösung bereits offen – denn was wir erkennen und benennen können, hat keine Macht mehr über uns. In dem Augenblick, in dem klar ist, wo das Problem liegt und wo angesetzt werden muss, öffnet sich in den Bewusstseinsschichten der Person ganz viel, wodurch sich Lösungen ergeben. Ich lese übrigens nie einfach so, ohne Erlaubnis, in jemandes Feld – das wäre maximal übergriffig, mag ich bei mir selbst auch nicht, im Gegenteil, da werde ich sogar echt richtig sauer und setze dann auch eine energetische Mauer.

Meine Sound-Codes

Wenn ich töne, weiß ich vorher nicht, was durchkommen wird. Ich stelle mich lediglich darauf ein, dass etwas Positives, Lösungsorientiertes entsteht. Gleichzeitig achte ich darauf, dass sich keine negativen Energien oder Fremdenergien in den energetischen und physischen Raum, in dem gearbeitet wird, einschleichen.

Mein Tönen ist eine Mischung aus Aktiv-Sein und Geschehen-Lassen. So ganz genau verstehe ich selbst nicht, was da passiert und wie es passiert. Ich kann es jedoch jenseits des kognitiven Verstehens als absolut wahr und real fühlen, und habe hunderttausendfach die Rückmeldung bekommen, wie transformierend diese Sound-Codes und meine Arbeit im Feld für die Menschen, die sich darauf einlassen, sind.

Ich werde auch immer wieder mal gefragt, ob ich auch für mich selbst töne, wenn es mir nicht gut geht. Na klar!

Feldarbeit

Besonders gut beschreiben kann ich die Feldarbeit in Bezug auf strukturelle Themen, also Themen, die sich auf den Muskel-Skelett-Apparat beziehen. Nehmen wir also einmal an, jemand hätte ein Knieproblem. Ich spüre und weiß sehr schnell, wo die eigentliche Ursache ist – es zieht mich mit meiner Aufmerksamkeit sofort dorthin, und sobald ich sie lokalisiert habe, gebe ich den Impuls zur Korrektur. Es ist schwer, diesen Impuls zu beschreiben. Er setzt sich von selbst in Gang, wenn ich eine Lösung in mir spüre. Oder andersrum ausgedrückt: Mit dem Spüren der Lösung ist der Impuls bereits in Gang gesetzt.

Meist setze ich bei der Feldarbeit auch meine Stimme und Sound-Codes ein. Indem ich töne, spiele ich mit dem Feld und gebe den freigesetzten Impulsen noch eine akustische Komponente, zu der sich oft noch eine Bewegung als Verkörperung der Lösung gesellt. Ich schiebe und verändere dabei ganz bewusst die Energie im Raum bzw. Feld.

Meine Feldarbeit findet hauptsächlich über das Fühlen statt. Dabei begegnet mir natürlich auch viel Schweres, Enges und Schmerzhaftes. Hier ist es für mich essenziell, als Beobachter zu arbeiten und nicht als Beteiligter und dadurch bewusst zu entscheiden, wie tief ich gehe. In meiner früheren Arbeit mit Einzelpersonen war ich oft Beteiligter und habe Energien und Themen übernommen, was extrem anstrengend und belastend für mich und mein System war. Heute, in meiner Arbeit mit Gruppen, bin ich viel mehr Beobachter und Dirigent der Energien. Dadurch habe ich viel weniger Stress in meinem Körper.

Wenn ich mir Themen für Onlinekurs-Videos oder Buchkapitel vornehme, arbeite ich mich zunächst immer erst einmal in die Thematik ein und setze damit einen Absichts- und Bewusstseinsrahmen für das, was an Transformation geschehen wird. Es ist mir sehr wichtig und ich habe für mich einen hohen Anspruch, die medizinischen und anatomischen Gegebenheiten auf der kognitiv-intellektuellen Ebene so gut wie möglich zu verstehen. So informiere ich mich umfänglich und schaue auch, wie in verschiedenen Bereichen wie beispielsweise der Homöopathie, der Osteopathie oder auch der Dorn-Breuss-Methode mit den entsprechenden Themen umgegangen wird – und erspüre, was in all den Informationen Wahrheit für mich ist und was nicht. Im Anschluss, wenn ich dann schreibe oder ein Video aufnehme, lasse ich mein bereits bestehendes und das neu gewonnene Wissen in meine Erklärungen einfließen. In jeder Session ergeben sich durch mein Feldlesen neue Zusammenhänge und Erkenntnisse für mich, die ich dann in meinen Wissensschatz aufnehme und an meine Leser und Kursteilnehmer weitergebe und wiederum im Feld verankere.

Der zentrale Teil meiner Arbeit, ich würde sagen achtzig bis neunzig Prozent, ist diese Feldarbeit, zu der das Tönen gehört. Beim Tönen lasse ich alles Kognitive wieder los und tauche auf der geistigen Ebene, die dabei die Hauptebene und Schöpfungsebene ist, vollkommen in das ein, was geschieht. Bei meiner Arbeit mit dem Kollektiv aller Menschen, die in Gegenwart, Vergangenheit und Zukunft mit dem Feld von *Zurück zum Ursprung* verbunden sind, stelle ich die Lösung bereit, die das Kollektiv abfragt. Ich gebe das durch, was ich spüre, in Form von Tönen und Bewegungen. Durch die Bewegungen und die manchmal auch recht lange Sequenz der Töne gebe ich allen beteiligten Menschen das, was sie durch mich unbewusst abfragen. Gleichzeitig helfe ich ihnen mithilfe meiner Theta-Stimme, den Zugang zu ihrem Unterbewusstsein durch die Aktivierung entsprechender Gehirnareale, die auf Theta-Frequenzen reagieren, noch weiter zu öffnen.

Meine Erfahrung über die Jahre hat gezeigt, dass letztendlich für das Lösen oder Heilen von Vielem ein einziger Ton oder eine einzige Bewegung ausreichend wäre, wenn die Menschen nicht mehr wollen würden. Oft genügt ein Blick, eine Berührung oder ein Gedanke für vollkommene Heilung. Die meisten Menschen könnten das aber wiederum nicht glauben. Dass Transformation so schnell und so leicht gehen kann, ist außerhalb ihres Glaubenssystems. Sie brauchen eine gewisse Komplexität, damit sie sich einlassen und den Prozess ernst nehmen können. Heilung könnte viel effizienter vonstatten gehen. Ich habe es schon oft erlebt, dass ein Lächeln oder eine kleine Berührung genügt haben, beispielsweise wenn ich einem mir bisher fremden Menschen auf der Straße begegnet bin und, wie im Vorbeigehen, sein Herz befreien und seinen Schmerz lösen konnte. Diese Begegnungen sind scheinbar flüchtig und gehen doch so tief.

Voraussetzung für Heilung ist, dass der betreffende Mensch an einem Punkt in seinem Leben ist, wo er offen für die Veränderung zum Besseren ist. Dann passiert es oft, dass Heilung wie Magie geschieht, die dann fast wie von selbst stattfindet, was wir dann oft als Wunder bezeichnen.

Dabei könnte dies die ganz natürliche Realität für uns alle sein. Meines Erachtens könnte das Heilen jeder von uns, wenn er die Wachheit hätte, das Leben einfach zu erkennen und damit mit jeder Faser seines Seins zu wissen, dass Heilung ganz einfach möglich ist. Mit Erkennen meine ich das Auslesen der Information und gleichzeitig das Beobachten des Geschehens in Gleichmut, die Akzeptanz von allem, was ist, und schließlich das vollkommene Einlassen. Solange wir jedoch nur zu einem Bruchteil am Leben teilnehmen, geht das nicht.

Der kollektive Glaubenssatz, dass Transformation langwierig und schwer sein muss, ist ein richtiger Fuck-up – völliger Schwachsinn, wie es nicht mehr besser geht. Die Idee von Leben, wie sie gerade kollektiv gelebt und dargestellt wird, ist meiner Meinung nach ziemlich bescheuert. Ich frage mich manchmal, wie wir uns so weit von unserem wahren Selbst entfernen konnten. Auf der anderen Seite zeigt sich für mich klar, dass unsere Regierenden kein Interesse daran haben, dass wir unser volles Potenzial entfalten. Dabei könnte man aus einer Gesellschaft, die ihr Potenzial voll lebt und gesund, resilient und glücklich ist, so viel mehr Positives gewinnen. Alle wären auf der Siegerspur.

Erleben und Navigieren verschiedener Zeiten

Wenn ich mich mit anderen Zeiten verbinde, zum Beispiel, um herauszufinden, was der Ursprung eines Problems ist, das ich gerade erfahre, dann ist das für mich wie ein Wechsel in eine andere Realität, in der ich dann vollkommen aufgehe.

Ich gebe mich diesen Zeitreisen hin und gebe teilweise mein Bewusstsein, meine aktuelle Realität und meine aktuelle Identität auf. Ich spalte einen Teil von mir ab und tauche tief in die betreffende andere Zeit ein, in das andere Leben, die andere Dimension, und kann mein Unterwegs-Sein dort bewusst steuern. Das bedeutet, dass ich Ereignisse, beispielsweise aus anderen Leben, nicht nur erleben, sondern auch aktiv umgestalten kann, wenn ich komplett mit meinem Herzen verbunden bin. Hierdurch können die neuen Informationen dann alle anderen Inkarnationen zusätzlich harmonisieren.

Während ich in anderen Zeiten unterwegs bin, habe ich immer ein gewisses Gewahrsein meiner jetzigen Inkarnation, Realität und Identität, sie sind lediglich stark in den Hintergrund getreten. Das ist ein bisschen wie luzides Träumen, nur, dass beide Realitäten in der Wachheit stattfinden und man nicht schläft. Ich habe also immer die Kontrolle und kann jederzeit vollständig in meine aktuelle Realität zurückkehren.

Ich bin überzeugt: Wenn wir Menschen im Kollektiv unsere Vergangenheit zum Positiven umgestalten würden, könnten wir einen Planeten kreieren, auf dem Liebe und Freude, Einheit unter den Völkern und auch Einheit mit den Sternenvölkern die vorherrschende Realität wäre.

Luzides Träumen

Im luziden Traum wirst Du Dir dessen bewusst, dass Du schläfst, während Du gerade träumst. Beim luziden Träumen gibt es zwei Möglichkeiten: Du bist entweder bewusster Beobachter des Geschehens oder aktiver Gestalter Deines Traums. Das aktive Lenken und Gestalten Deines Traums ist ein sehr viel tieferer und energieaufwändigerer Prozess, der sehr kraftvoll ist.

Ich habe oft luzide Träume. Teilweise bin ich mir darin meines Lebens in der Wachwelt bewusst, teilweise nicht. Die luziden Träume treten entweder spontan auf oder aber ich stelle vor dem Schlafengehen eine Frage und gebe sie frei für eine Antwort im Traum. Ich setze dabei die Absicht, dass ich die Antwort erkenne, verstehe und integrieren kann – entweder durch den Traum oder auch im Wachbewusstsein. Ich setze mich dadurch nicht unter Druck, indem ich glaube, der Traum sei die einzige Möglichkeit, dass eine Antwort zu mir kommen kann. Gleichzeitig gebe ich frei, die Information des Traumes zu erhalten, wenn ich bereit und wach genug – auch im Traum – bin, um sie auch zu verstehen und umsetzen zu können.

Während des aktiven luziden Träumens kann ich nicht nur Informationen wie beispielsweise die Antwort auf eine Frage bekommen, sondern auch Erlebnisse und Begebenheiten aus anderen Leben umschreiben und verändern. Oft finden das Erleben und Umschreiben auf einer Metapher-Ebene statt, einem Traum-Geschehen, das Ähnlichkeiten zu einem aktuellen Thema in meinem Leben hat. Damit das Umschreiben funktioniert, ist es essenziell, tief mit meinem Herzen verbunden zu sein.

Ausserkörperliche Erfahrungen

Ich hatte in meinem Leben viele außerkörperliche Erfahrungen (AKEs). Einige davon, wie beispielsweise die Begebenheit mit dem Badman aus dem ersten Band, haben spontan stattgefunden. Viele habe ich jedoch, als ich das später gelernt und trainiert habe, bewusst herbeigeführt. Wichtig für das Verständnis von außerkörperlichen Erfahrungen ist meiner Ansicht nach das Bewusstsein darüber, dass wir Körper mit Seele und mit Schöpfer-Bewusstsein (Adonai und die Monade) sind. Als Seele nehmen wir den Körper in Besitz und nutzen ihn. Und wenn der Körper am Ende unseres Lebens stirbt, besteht die Seele und die beiden weiteren Energie- und Bewusstseinskörper Adonai und die Monade weiter (dazu später mehr).

Es kommt gar nicht so selten vor, dass Menschen eine spontane außerkörperliche Erfahrung haben, beispielsweise bei Verletzungen, damit der Körper nicht zu viel Schmerz spürt, während der Ekstase eines Orgasmus, bei ungewolltem Sex oder auch beim Kundalini-Yoga. Ich erinnere mich noch ziemlich klar an meine erste bewusst herbeigeführte AKE. Ich war auf dem entsprechenden Seminar und wir haben alle mehrfach am Tag das Verlassen unseres Körpers trainiert. Und irgendwann hat es dann zum ersten Mal geklappt. Ich lag in meinem Zimmer auf meinem Bett und habe die Absicht gesetzt, aus dem Körper herauszugehen. Als ich dann das erste Mal meinen Körper verlassen habe, hat es sich angefühlt, als wenn jemand ganz sanft ein Seidentuch von meinem Körper gezogen hätte. Und dann stand ich da neben meinem Bett, habe mich von außen angeschaut und war total erstaunt über das, was da passierte. Das Ganze hat vielleicht eine halbe Minute oder weniger gedauert, dann war ich wieder drin in meinem Körper.

Eine selbst eingeleitete außerkörperliche Erfahrung kann auch ein unangenehmes Erlebnis sein, je nachdem, welche Erinnerungen in der jeweiligen Person über den Tod gespeichert sind. War der Tod in der letzten oder einer anderen früheren Inkarnation sehr mit Schmerz und Drama verbunden und fühlen der Mentalkörper und der Astralkörper diesen Schmerz noch, kann das Herbeiführen einer AKE diese Erinnerungen triggern und große Angst auslösen.

Ich habe in meinem Leben viele fremdenergetische Angriffe erlebt und daher war es mir immer wichtig, dass jemand im Raum oder zumindest im Haus war, wenn ich außerkörperlich ging. Weil ich hier gewisse Ängste hatte, habe ich an einem bestimmten Punkt das luzide Träumen vorgezogen. Ich finde das luzide Träumen einfacher und auch klarer in der Erkenntnis, selbst wenn die Informationen über Metaphern kommen. Das luzide Träumen hat etwas Leichtes, während eine aktiv herbeigeführte AKE etwas extrem Willensgesteuertes ist.

Verbindung mit der Ahnenlinie

Ich interessiere mich dafür, was für Menschen meine Vorfahren waren und was in meiner Ahnenlinie passiert ist. Ahnenarbeit war für mich bisher in meinem Leben allerdings nur hin und wieder relevant. Ich habe meinen Frieden mit meinen Ahnen gemacht und sie außerdem alle zur Verantwortung gerufen für das, was sie getan haben. Hierdurch ist viel Frieden in das Ahnenfeld gekommen.

Oftmals fokussieren wir uns, wenn es um Ahnenthemen geht, auf Schmerz und schwierige, traumatische Situationen oder Beziehungen. In unserem Ahnenfeld befindet sich aber nicht nur Schmerz – was ich viel faszinierender finde, ist die

Kraft, die in ihm liegt und die wir uns zunutze machen können. Ich docke gerne an die Kräfte meines Ahnenfeldes an und stelle auch hier und da eine Frage.

Aus meinem Wunsch, die Kraft, Liebe und Freude, die in unseren Ahnenlinien gespeichert ist, vielen Menschen zu zeigen und zugänglich zu machen, ist letztlich mein Onlinekurs *Die Kraft der Ahnen* entstanden. Wir dürfen Frieden mit unseren Vorfahren schließen und das ›leichte Erbe‹ leben, das uns durch unsere Ahnen zur Verfügung steht. Da die meisten bereits sowieso in der geistigen Welt leben, können wir mit Leichtigkeit ihre Unterstützung anfragen und beanspruchen.

Wenn ich für mich oder jemanden anderen bei einem Ahnen nachgefragt habe, ob der- oder diejenige will, dass der Schmerz weitergetragen wird, habe ich noch nie jemals ein Ja als Antwort bekommen. Der Hass und die Selbstgerechtigkeit, die oft vom Ego gelebt wurden, lösen sich auf der Seelenebene auf. Die Schwierigkeit ist, dass unser Verstand das oft nicht greifen kann und dadurch dann ein Problem entsteht. Die verstorbene Person ist gut mit Dir und dem, was passiert ist, da sie mit ihrer Seele tief und bewusst verbunden ist. Wir sind es, die mit einem limitierten Verstand leben, die das Problem erleben und Lösungen brauchen, die uns wieder in die Kraft und Freiheit bringen. Oftmals geben uns unsere Ahnen durch Zeichen oder in Träumen die Botschaft und kommunizieren ganz klar, dass alles okay ist und wir uns entspannen können.

Meine Beziehung zu meinen Guides

Ich bin ein sehr selbstständiger Mensch, der es gewohnt ist, sich Lösungen bei Herausforderungen selbst zu erschließen. Es muss schon einiges passieren, dass ich mir von mir aus Unterstützung von meinen Guides (Geistführern) hole. Wegen Kleinigkeiten würde ich mich nie an meine Guides wenden. Was grundsätzlich nicht verkehrt, doch irgendwie nicht mein Ding ist.

Mein Austausch mit ihnen läuft mehr nach dem Motto »Hey, wenn etwas wichtig ist, dann sagt es mir«, und meist taucht dann in solchen kritischen Momenten oder besonders bedeutsamen Situationen einer meiner Guides auf. So ist mir meine Beziehung zu meinen Guides am liebsten – wenn sie von sich aus auf mich zugehen. Wenn einer meiner Guides mich dann tatsächlich auf etwas aufmerksam macht, kann sich seine Präsenz über alle meine Wahrnehmungskanäle bei mir zeigen, das Sehen, Hören, Fühlen, Riechen und Schmecken. Was immer gleich ist und mir sofort auffällt: Die Energie im Raum verändert sich, wenn einer meiner Guides in meiner Nähe ist. Die Energie, die ich dann wahrnehme, ist sehr angenehm. Manchmal steht einer meiner Guides auch einfach plötzlich vor mir.

Ich habe, so wie Du auch, ein Team aus mehreren Guides – einem Haupt-Guide und anderen, die ich als ›Spezialisten‹ für bestimmte Situationen oder Themen bezeichnen würde. Ich kann sie auseinanderhalten, weil sie sich in ihrer jeweils spezifischen und einzigartigen Energiesignatur zeigen und für mich so ganz klar als unterschiedliche ›Persönlichkeiten‹ wahrnehmbar sind. Sollten Fragen in mir entstehen und ich suche den Kontakt, dann weiß ich, an wen ich mich wenden muss. Es macht absolut Sinn, sich mit ihnen in ihrer entsprechenden Expertise zu verbinden, um auf eine Frage eine fachmännische Antwort zu bekommen. Und das ist dann echt nicht lustig, da Du dann eventuell in einem Traum hängst, eine Antwort möchtest und der Guide, den Du fragst, Dich mit großen Augen anguckt, aber nichts zum Besten gibt. Da kannst Du auch mit der Wand reden.

Meine grundsätzliche Einstellung dazu ist übrigens: Wenn es um ein neues, mir noch unerschlossenes Thema geht, darf gerne ein neuer Guide dazu auftauchen, doch mag ich es, wenn er mir vorgestellt wird. So habe ich die große Bitte an meinen Haupt-Guide geäußert, mich doch bitte über ihn mit dem neuen Guide zu verbinden. Dadurch bin ich mir sicher, dass sich nicht irgendeine fremdenergetische Wesenheit bei mir einschleicht – was nicht ungewöhnlich wäre, da sich da draußen ja doch so einiges herumtreibt.

Wenn es um Guides geht, muss Dir auch klar sein, dass sie ihren komplett eigenen Charakter haben. Manche sind ganz lieb, andere direkt. Manche geben Hilfestellung, manche einen Tritt in den Arsch. Ich finde das super so. Wenn Du in eine tiefe Verbindung hineingehst, weißt Du, womit Du rechnen kannst, und manchmal braucht man einfach einen Tritt, der dann hoffentlich auch so tief geht, dass er das Hirn erreicht.

Meine Wahrnehmung subtiler Energien und der Umgang mit Erwartungen

Informationen bezüglich subtiler Energien erschließen sich mir sehr unmittelbar, sobald ich meine Aufmerksamkeit darauf richte. Diejenige energetische Ebene, auf die ich meinen Fokus lege, geht für mich auf und dann kann ich die Informationen auslesen. Ich kann beispielsweise innerhalb weniger Sekunden feststellen, zu welchem Prozentsatz jemandes Chakren arbeiten und ob die Energie frei von unten nach oben durch sie fließt. Zusätzlich zeigt sich mir der Grund für eine mögliche Dysbalance.

Ich werde natürlich gerne in meinem Freundes- und Bekanntenkreis gefragt, ob ich nach dem einen oder anderen Problem schauen und es auch beheben könnte. Und während ich an sich sehr gerne helfe, merke ich immer mehr, wie wichtig es mir ist, dass jeder Mensch selbst Verantwortung für sein Leben, seine Herausforderungen und seine Transformation übernimmt. Wenn ich ein Problem in die Hände gedrückt bekomme, mit dem gewissen ›Andreas, kannst Du mal machen‹-Impuls, minimiert das oft meine Freude am Helfen, besonders dann, wenn die Person immer wieder meine Unterstützung möchte, ohne selbst aktiv etwas an ihrem Leben zu verändern.

Designierter Erwartungs-Erfüller zu sein ist nicht mein Ding. Die Erwartungshaltung anderer ist für mich sehr stark und unangenehm spürbar, sie fühlt sich an wie ein An-mir-Zerren, da sie ja direkt an mein Energiegefüge geht. Da kann es passieren, dass man nach einem Wochenendseminar zwei Wochen Urlaub braucht. Das ist einer der Hauptgründe, warum ich heute keine Einzelsitzungen mehr und kaum noch

Seminare gebe. Die Erfahrung hat gezeigt, dass ich, wenn ich allein vor der Kamera sitzend tief in das Feld der zukünftigen Zuschauerschaft des Videos zeitlos eintauche, viel tiefere Lösungen darstellen kann. Viel tiefer, als wenn ich im Seminar ständig die Bedürftigkeit (die ich auf der menschlichen Ebene komplett verstehen kann) spüre und dadurch abgelenkt bin, oder von der ein oder anderen Person in Flow und Trance unterbrochen werde, weil wieder irgendetwas zwickt oder zwackt.

Große Bühnenauftritte wie beim *Find Your Flow Festival* vor über 8.000 Menschen sind da einfacher, da meine Arbeit dort eher die eines Dirigenten der entsprechenden Energien und Lösungen ist, die dann frei durch Stimme, Ton und Reflexion entstehen. Je mehr Menschen, umso leichter die Energiearbeit, da das Potenzial der Energie viel höher ist und die kleinen Dramen darin einfach untergehen. Das klingt nicht schön, ich weiß das, und grundsätzlich bin ich dafür, dass jedem geholfen werden soll. Doch dazu gehört auch, dass, wenn jemand Veränderung möchte, er die vollkommene Verantwortung für sein Leben übernehmen und selbst in die Bewegung und Transformation kommen muss. Tut er das, sind wir, ich und mein Team, immer bereit, die bestmögliche Hilfestellung zu geben, um der Person zu helfen, bei sich anzukommen.

Impulse und Anregungen für den Umgang mit diesem Buch

Erst 1, dann 2, dann 3 – die Reihenfolge ist mit Bedacht gewählt

Wenn Du Band 1 und 2 schon gelesen hast, weißt Du es bereits: Die Inhalte von *Zurück zum Ursprung* sind mit Bedacht gewählt und bauen aufeinander auf. Damit Du den besten Erfolg auf Deinem Weg zu Dir selbst und so wenig Überforderung Deines Systems wie möglich hast, ist es gut, die Bücher nacheinander zu erleben und auch innerhalb eines jeden Bandes die Kapitel der Reihe nach durchzugehen.

Nachdem Du Dich einmal mit den Inhalten eines jeden Bandes in ihrer vorgegebenen Reihenfolge beschäftigt hast, kannst Du gerne im Buch herumspringen und Dir im Sinne der energetischen Hausapotheke herauspicken, was Du gerade brauchst.

Schauen wir uns den Dreischritt Muskel-Skelett-Apparat – Organe – Energetik einmal genauer an:

Im ersten Buch dreht sich alles um die strukturelle Ebene. Wir beginnen hier, weil die Basis jeglicher energetischen Aufrichtung darin liegt, dass die Energie in der Wirbelsäule bestmöglich frei fließen kann. Wir sorgen also in Band 1 dafür, dass Deine Wirbelsäule und Dein Muskel-Skelett-Apparat wieder optimal mit Energie (Chi) durchströmt werden und keine Blockaden den freien Fluss des Chi behindern. Wirbel, Knochen, Gelenke, Muskeln, Sehnen und Faszien richten sich dadurch neu aus und kommen in die für Dich optimale Balance.

Mit dem optimierten Energiefluss können wir uns anschließend den Organen widmen. Im zweiten Buch gehen wir somit zur Organebene über, da die Organe durch die strukturelle Vorarbeit nun bereit sind, von negativen Emotionen, Verhinderungen und Blockaden befreit und mit Energie geflutet zu werden. Stoffwechselvorgänge werden aktiviert und kommen dadurch wieder in Schwung. Der Körper gewinnt an Energie und die Organe regulieren sich immer mehr.

Nachdem wir den physischen Bereich (Muskel-Skelett-Apparat und Organe) in die Balance gebracht haben, ist der Körper gut vorbereitet, und wir können uns nun in Band 3 dem Bereich der Energetik widmen. Hier befassen wir uns mit den feinstofflichen Systemen und Körperebenen. Wir können diesen Bereich jetzt so richtig mit Energie sättigen, was wir auf vielfältige Weise tun werden.

Vielleicht fragst Du Dich, was schon so Schlimmes passieren kann, wenn man die Reihenfolge nicht einhält? Die Antwort liegt in der Energie: Steigst Du – anders als von mir empfohlen – auf Deiner Reise mit *Zurück zum Ursprung* ohne Klärung des physischen Bereichs direkt mit dem dritten Band der Energetik ein, kann es sein, dass Du einen Energiestau erzeugst und dadurch mehr Schaden als Nutzen verursachst.

Querverbindungen zu den Inhalten der anderen Bände

Alle drei Bereiche – Struktur, Organe, Energetik – hängen miteinander zusammen. Ist Dein Magenmeridian aus dem Lot, ist es recht wahrscheinlich, dass auch Dein physischer Magen Unterstützung brauchen kann. Ist Dein Wurzelchakra aus der Balance, macht es Sinn, sich auf der strukturellen Ebene das Becken und die dazugehörigen Glaubenssätze und Emotionen anzuschauen. Solltest Du also bei der Beschäftigung mit einem oder mehreren Themen der Energetik merken, dass es auch nach dem Ausgleichen noch irgendwie ›hängt‹, dann schau Dir bitte die passenden Themen in Band 1 und 2 dazu noch einmal an.

Direkt in den Ursprung: Blitzschnell ans Feld von *Zurück zum Ursprung* andocken

Zurück zum Ursprung ist ein Bewusstseinsfeld und damit ein Bewusstseinszustand, in den Du von einem Augenblick zum anderen eintreten kannst. Du hast Dich durch Deine Beschäftigung mit Band 1 und 2 mittlerweile so oft mit diesem Feld verbunden, dass Du jederzeit ganz einfach hineintreten kannst. Wenn Du mitten im Tohuwabohu Deines Alltags stehst und Dir gerade alles zu viel wird, dann erinnere Dich: Es gibt einen anderen, besseren Zustand. Es gibt das Feld von *Zurück zum Ursprung*. Geh dann einfach im Geist oder auch mit Deinem Körper einen Schritt nach vorne und betritt dieses Feld. Das braucht keinen größeren Prozess. Das Feld ist da, Du musst Dich nur hineinbegeben.

Du kannst Dir das so ähnlich wie beim Hüpf-Spiel ›Himmel und Hölle‹ vorstellen. Eines der auf den Boden aufgemalten Felder ist *Zurück zum Ursprung*. Es ist das stabilisierende, kraftgebende, sinnliche, lebensverstärkende Feld. Wenn Du Dir erlaubst, immer wieder ins Feld von *Zurück zum Ursprung* ›hineinzuhüpfen‹, wirst Du merken, wie Du Dich spürbar entspannst, die Stressoren in Deinem Körper herunterfahren und Dein Energiewert steigt. Du wirst ein Gefühl von Ausbreitung nach außen und Verbindung zu Dir selbst und zum Leben über Dein Herzfeld bekommen. Du wirst geerdet und gleichzeitig federleicht sein. All das geht im Bruchteil eines Augenblicks.

Wann immer Du in das Feld von *Zurück zum Ursprung* eintrittst, verbindest Du Dich mit Deinem eigenen Ursprung – und in Deinem Ursprung, Deiner Herkunft, ist das Wissen verankert, wie Du mit Energie umgehst. Es mag Dir in diesem Leben nicht bewusst sein, doch Du hast viele Male einen Körper erfahren und hast Dich dabei auch mit der Disziplin der Energetik beschäftigt. Auch wenn Du das heute nicht mehr weißt, kannst Du jederzeit an dieses Wissen andocken, indem Du Dir den Raum gibst, es durch Dich selbst wieder zu erfahren.

Wenn Du Dein Wissen zum Feld von *Zurück zu Ursprung* auffrischen oder weitere Möglichkeiten zum Andocken ans Feld ausprobieren möchtest, findest Du viele Informationen dazu in den beiden ersten Bänden der Buchserie oder eben im Onlinekurs.

Vertraue Deinem Seelenbewusstsein

Eines ist ganz wichtig: Du weißt alles, was wir hier machen. Das heißt, nimm Dir bitte den Stress raus, dass Du etwas wissen musst. Du brauchst nichts wissen. Dein Unbewusstes und Dein Seelenbewusstsein sind voll darüber im Bilde, worum es geht. Du musst Dir auch nicht merken, wo was lokalisiert ist – die Meridiane, Nadis und Chakren zum Beispiel. Es reicht, wenn Du die Absicht setzt, Dich mit diesen Phänomenen auseinanderzusetzen und Dich vertrauensvoll darauf einzulassen.

Vollständigkeit ist Dein Normalzustand

Beobachte Dich während der Zeit Deiner Beschäftigung mit *Zurück zum Ursprung* im Alltag und nimm immer wieder bewusst wahr, wie es Dir geht. Wenn Du Dich richtig vollständig, wohl und gut fühlst, dann erfährst Du Deinen ursprünglichen Normalzustand. Solltest Du merken, dass Du gerade aus dem Lot bist, der optimale Zustand sich noch nicht recht einstellen will oder Dir immer wieder entgleitet, dann geh kreative Wege, um Dir mögliche physische, emotionale oder energetische Verletzungen (wieder) ins Bewusstsein zu bringen, damit Du im Anschluss damit arbeiten kannst.

Eine wunderbare Möglichkeit hierzu ist, darum zu bitten, dass Du Informationen in Deinen Träumen bekommst. Folgende Frage kannst Du dafür vor dem Schlafengehen stellen: »Gibt es noch irgendetwas Wichtiges für mich, was ich nicht weiß oder noch nie bewusst wahrgenommen habe, was jetzt für mich dran ist und in mein Bewusstsein kommen kann?«

Wenn sich die Information dann zeigt, kannst Du sie in die Arbeit mit diesem Buch einfließen lassen. Du kannst zu allen Themen oder Fragen Deines Lebens um Hinweise aus Deinen Träumen bitten. Eine weitere Möglichkeit, Informationen zu erhalten, findest Du unter dem Stichwort *Aura.*

Gut ist dann auch noch, dass Du beim Fragen nach Antworten darum bittest, dass sie sich Dir in einer Form zeigen, dass Du sie verstehst, und zu einem Zeitpunkt in Dein Bewusstsein kommen, in dem Du aufnahmefähig bist, sonst passiert es Dir wie vielen: Die Antwort steht direkt vor Dir und Du schnallst es nicht, weil Dich irgendetwas ablenkt oder Deine Aufmerksamkeit woanders gefangen ist. Deswegen ist es so wichtig, auch für den nötigen Raum für Wahrnehmung zu sorgen.

Unsere freie Aufmerksamkeit im Alltag ist heute oft gleich null. Wir sind ständig im Handy gefangen, beantworten Nachrichten, meinen uns mitteilen zu müssen. Wogegen wir früher in den Achtzigern einfach mal nur waren, in die Landschaft oder Leere blickend, innerlich auftankend, atmend. Schenk Dir solche Momente, denn in denen kommen die Antworten leichter.

Ich empfehle ein bewusstes Konsumieren der digitalen Medien und eine regelmäßige Abstinenz (Digital Detox) davon, denn in einem digitalen Überkonsumieren finden wir eine der größten Herausforderungen des heutigen Alltags. Ständige Verfügbarkeit hält uns in Anspannung, und so kannst Du, wenn Du das digitale Detoxen in Dein Leben bringst, Dich energetisch wieder gut auftanken und Deine Aufmerksamkeit nimmt vor allem wieder am wirklichen, analogen Leben teil.

Gemeinsam kann es leichter gehen

Wenn Du gerne Begleitung während Deiner Reise wünschst, wähle Dir für dieses Buch einen Partner, der mit Dir gemeinsam auf die Reise geht. Solltest Du bei uns den Onlinekurs *Zurück zum Ursprung* buchen oder gebucht haben, dann bekommst Du auf Anfrage einen Partner von uns zugeteilt.

Wenn Du mit einem Partner arbeitest, dann sei Dir bewusst, dass ihr beide viel Raum braucht. Und so ist es unabdingbar, die Individualität und die Zeit des anderen vollständig zu respektieren und keinen Energieraub zu betreiben. In vollkommener Akzeptanz des anderen und seines Seins kann man sich gegenseitig wunderbar bereichern.

Melde Dich, wenn Du es noch nicht gemacht hast, auch gerne zum ›Daily Smile‹ an. Die kurzen, täglichen E-Mails unterstützen Dich in einem positiven Lebensstil und helfen Dir, mit dem Feld von *Zurück zum Ursprung* in Kontakt zu bleiben. Das geht ganz einfach über meine Homepage www.andreasgoldemann.com.

Hydriert-Sein hilft!

Wenn Du die beiden ersten Bände von *Zurück zum Ursprung* schon gelesen hast, wirst Du sicherlich merken, dass dieser Punkt in jedem Buch wieder vorkommt. Das ist beabsichtigt, weil er so unwahrscheinlich wichtig ist. Dein physischer Körper braucht genügend Flüssigkeit in Form von Wasser. In diesem Buch geht es um Energetik. Informationen, Emotionen und Gefühle erleben wir zuerst in unserem ätherischen Körper und unserem Astralkörper. Sie haben größten Einfluss auf den physischen Körper. Der kann jedoch erst dann schnell reagieren und sich von psychischen Belastungen befreien, wenn er genügend Wasser in sich trägt. Wasser ist ein Informationsträger. Im besten Falle gehen Informationen innerhalb von Sekunden durch den ganzen Körper und das geht nun mal leichter, wenn Du gut mit Wasser versorgt bist.

Wichtige Begriffe und Konzepte

Das menschliche Energiefeld

Zuerst einmal darfst Du verstehen, dass ich hier meine eigene Wahrnehmung wiedergebe. Wenn es um Einsichten in das Energiefeld, die Aura und den Energiekörper geht, dann widerspricht meine Wahrnehmung dem ein oder anderen, der auch sichtig ist. Für mich ist meine Wahrnehmung Wahrheit, da ich mit ihr gearbeitet habe, nicht nur mit mir, sondern auch mit sehr vielen Menschen. Die Veränderungen, die sich aufgrund der Arbeit in ihnen und für sie ergeben haben, sind für mich die Bestätigung meiner Wahrnehmung. Wundere Dich also nicht, falls Du woanders etwas anderes liest oder hörst.

Das menschliche Energiefeld ist in seiner Ausdehnung nicht an den Körper gebunden. Es umgibt ihn und hat normalerweise einen Durchmesser von etwa achtzehn Metern. Im Zentrum dieses Feldes findest Du Dein Herz mit dem sogenannten Center Point, in dem optimalerweise alle Deine Körper verankert sind. Interessant ist die Beobachtung, dass das Energiefeld sehr fein auf die Ablehnung der Verantwortung für das eigene Leben und den damit einhergehenden negativen emotionalen Zuständen und auch starken Erwartungshaltungen an die Zukunft reagiert. Es schrumpft regelrecht, bis zu einem Durchmesser von drei Metern.

In dem Augenblick, in dem Du Dich in solch einem Zustand befindest, kommt es oft vor, dass Du Dich wie eingesperrt fühlst – und so ist es auch. Dein eigenes Energiefeld verdichtet sich und lässt Dich diese Dichte spüren. Alles verlangsamt sich. Die Gedanken werden schwer und das Leben scheint eine Bürde zu sein. Wenn Du Dich dagegen wieder vollkommen auf das Leben einlässt und die volle Verantwortung übernimmst, dehnt sich Dein Energiefeld augenblicklich wieder aus. Dies zeigt, wie wichtig es ist, die Verantwortung für Dein Seele-Sein und Deine Inkarnation mit all ihren Herausforderungen vollkommen anzunehmen. Zu erkennen, dass Du Dich in dieses Leben zuerst hineingeträumt und dann hineingeboren hast.

Mit der Verantwortung kommt Deine Möglichkeit, absolute Freiheit zu erfahren. Deine Energie bleibt dann bei Dir und ist nicht, wie sonst, wenn Du Verantwortung ablehnst oder auf jemand anderen oder eine Institution überträgst, eben dort. Indem Du volle Verantwortung übernimmst, hältst Du Deine Energie bei Dir und erlaubst Dir automatisch, ohne es zu wissen, Dein Energiefeld damit zu füllen. Dadurch entsteht auch das sogenannte Charisma, das aus einem Zustand der tiefen Präsenz und einem Gut-Sein mit sich und der Übernahme der vollkommenen Verantwortung entspringt.

Dein Energiefeld vibriert, schwingt, pulst. Es hat all diese Eigenschaften auf einmal und reagiert ganz fein auf jede Veränderung Deiner Gedanken und Gefühle. In ihm ist auch eine Blaupause der energetischen Strukturen Deines physischen Körpers enthalten. Die Meridiane, Nadis und Chakren sind nicht nur in Deinem physischen Körper, sie sind auch in Deinen weiteren Energiekörpern. Das ist wie ein Überlappen.

Wenn Du außer Dir bist, verrutschen Dir die Energiekörper und ein direktes Versorgen der physisch-körperlichen Strukturen mit Energie (Chi) findet dann nicht mehr optimal statt. Ein Wiederverbinden und Wieder-Überlappen oder Verankern (es ist hier schwierig den richtigen Begriff dafür zu finden) im Center Point ist durch tiefe gelebte Präsenz, bestmöglich mehrfach am Tag, ganz leicht zu erreichen. Hier sein, den Körper spüren, die Gedanken beobachten, jedoch nicht in ihnen verhaftet bleiben, sondern sie ziehen lassen. Und zu guter Letzt, die feinen Empfindungen der Seele spüren – und diese drei Dinge in einer guten Drittelung der Aufmerksamkeit –, sorgen dafür, dass Dein Energiefeld ausgeglichen ist. Wenn Du Dir dann noch erlaubst, Dein Energiefeld vollkommen mit Deinem Bewusstsein auszufüllen, bist Du in Dir angekommen – Gleichmut und Mitgefühl, mit einem gleichzeitigen Bewusstsein, vollkommen genährt und geschützt zu sein, verbunden mit allem Leben, allem Sein, führt in einen Zustand der Glückseligkeit.

Matrix und mediale Chirurgie

Die Matrix ist die Blaupause, also der Bauplan, dem alles Leben zugrunde liegt. In ihr ist jede Information enthalten. Die Matrix ist nicht gebunden oder festgelegt. Sie ist das Quantenfeld, in dem jede Möglichkeit, alles, existiert. Du kannst Dir das so vorstellen, dass alle Momente und alle Zustände, die Du erlebst, und gleichzeitig die, die Dir möglich sind, vielschichtig und vielfältig in ihr vorhanden sind.

Mal angenommen, Du hast Dich verletzt, dann befinden sich beispielsweise in der Matrix die heile Information von der Zeit vor der Verletzung und die verletzte Information. Das ist dann so, als würde die verletzte Information die heile überlagern. Dies betrifft Deinen physischen Körper, Deine Psyche, Dein Unterbewusstsein und Dein Energiefeld, mit all Deinen Energiekörpern, die alle auf die verletzte Information reagieren.

Wenn Du Dich zum Beispiel geschnitten hast oder operiert worden bist, ist es möglich, dass nicht nur das Fleisch verletzt ist, sondern auch ein Meridian durchtrennt wurde. Dann fließt dort an diesem Punkt keine Energie mehr, was die Heilung erschwert. In der medialen Chirurgie (Psychic Surgery) nehmen wir diese Verletzungen wieder aus der Relevanz zu Deinem Körper heraus und deaktivieren den Einfluss dieser Möglichkeit. So beginnt der Körper, sich wieder nach der heilen Information auszurichten. Darauf reagieren dann auch Dein Energiefeld und der Rest von Dir und alles stabilisiert sich wieder.

Bei Verlust eines Körperteils, bei einem Unfall oder einer Operation setzen wir das verlorene Teil wieder in die Matrix. So können sich nach dem Wiedererhalt der Körper und das Energiefeld wieder als vollständig erleben. Ja klar, der Körperteil wächst auf einer physischen Ebene meistens nicht nach (dritte eigene Zähne sind nachweislich möglich – russische Heilweisen), doch im Energiefeld vervollständigt sich der Energiefluss und das Empfinden, das alles an seinem Platz ist. Das gibt der Person das Gefühl, dass nichts fehlt. Phantomschmerzen, die vorher den Verlust des Körperteils angezeigt haben, beruhigen sich in den meisten Fällen und tauchen nicht mehr auf.

Voraussetzung für den Erfolg der medialen Chirurgie ist, dass Du an ihr Funktionieren glaubst und dieser Möglichkeit vertraust. Solltest Du mediale Chirurgie ablehnen, wird Dir nach Deinem Glauben geschehen, und es wird schwer, im feinstofflichen Feld zu arbeiten. Auch diese Möglichkeit, dass es schwer ist, im feinstofflichen Feld zu arbeiten, ist in der Matrix enthalten, denn in ihr existieren alle Möglichkeiten und Potenziale, alle Zeitlinien und alle Ebenen der Existenz. Sie ist das Quantenfeld, das alles enthält. Wenn alles darin enthalten ist, ist alles möglich, getreu Deinem Glauben.

Vielleicht sagst Du jetzt: »Du machst es Dir aber einfach!« Ja, klar, warum nicht? Ich habe so oft erlebt, dass die mediale Chirurgie funktioniert hat, und so oft, dass sie nicht funktioniert hat, weil der Glauben fehlte. In den Naturreligionen ist dieser Glaube tief verankert und zeigt sich oftmals in Spontanheilungen, im Auffinden von verlorenen Familienmitgliedern, dem Träumen der Zukunft. Uns wurde dieser Glaube durch die institutionalisierten Religionen umgeschrieben und verleidet. Es ist Zeit, ihn wieder zu beleben.

AURA

Die Aura bildet sich aus den feinstofflichen Energiekörpern, die auch in Verbindung zu den Chakren stehen. Jedes Chakra ist verbunden mit einer Auraschicht. Je gleichmütiger und mitfühlender der Mensch oder auch ein Tier oder eine Pflanze ist, desto kraftvoller, stabiler und größer ist die Aura.

Die Aura ist in konstanter Veränderung, da unsere Gedanken und Emotionen ständig die Lichtzufuhr und Funktion unserer Energiekörper und Chakren beeinflussen. In der Aura finden sich viele Farben, die jeweils auf einen bestimmten Gemützustand hin auftauchen oder verschwinden.

Auf spirituellen Messen findest Du oft einen Stand, der Aura-Fotografie macht und auch meist noch die Farbgebung und Größe der Aura interpretiert. Sei Dir bewusst: So ein Foto ist nur eine Momentaufnahme, die den aktuellen Zustand abbildet, zu dem das Foto gemacht worden ist. Sollte sich Dein Gemützustand aufgrund irgendeiner Situation verändern, verändert sich Deine Aura sofort mit. Wenn man hier wirkliche Aussagen treffen wollte, müsste man einen Menschen wochenlang mit einer entsprechenden Filmkamera begleiten und die jeweilen Gemützustände, Gedanken und Emotionen sowie die Absichten und Handlungen notieren und auswerten.

Die Aura zu sehen kannst Du lernen, indem Du Deine Augen und Dein Sehzentrum trainierst, andere Lichtfrequenzen wahrzunehmen. Dazu gibt es eine ganz einfache Übung:

Setz Dich vor einen Ganzkörperspiegel mit einem am besten beigefarbenen hellen Hintergrund ohne irgendwelche Gegenstände hinter Dir. Dein Abstand zum Spiegel sollte, in sitzender Position, eine Handbreite zu Deinen Knien betragen. Schau nun in das linke oder rechte Auge Deines Spiegelbildes (nicht beide!) und schau so hinein, als wenn Du tiefer blicken möchtest. Der sogenannte Fokuspunkt Deines Blickes sollte dabei zehn bis fünfzehn Zentimeter hinter dem Kopf im Spiegelbild liegen. Entspann Dich und lass Dich einfach darauf ein, mach das für etwa zehn bis fünfzehn Minuten. Schon bald wirst Du die erste Lichtschicht über Deinen Schultern sehen, und dann die zweite usw.

Um die Aura zu sehen, brauchen wir einen weichen Blick, der nichts will. Unser Wille hält uns in der Zeit, in dem Raum, in dem wir gerade sind. Doch das hilft hier nicht. Wir wollen den Raum ja öffnen für mehr als das, was normal wahrnehmbar ist. Loslassen, atmen, weich blicken – so funktioniert es gut.

Machst Du diese Übung regelmäßig, kann es passieren, dass sich plötzlich um das Auge im Spiegel, durch das Du siehst, ein anderes Gesicht formt. Wundere Dich nicht: Hier schaut das Gesicht einer Deiner parallelen oder vorherigen Inkarnationen zurück. Manchmal passiert es sogar, dass Dich ein nicht menschliches Gesicht anschaut. Entspann Dich, Du brauchst nicht zu erschrecken. Du bist so viel mehr.

Wenn Du Freude an dieser Übung hast, kannst Du auch mit Absichten damit arbeiten. Lass Dir einmal zeigen, welche Inkarnation für Dich noch wichtig zu betrachten ist. Das Gesicht wird auftauchen, und wenn Du dranbleibst, öffnen sich Traumebenen, die Dir zeigen, warum dieses bestimmte Leben für Dich jetzt relevant ist. Du kannst Dir mithilfe dieser Übung auch zeigen lassen, wo Verletzungen in Deinem Energiefeld oder Deiner Aura sind und wie diese herauszunehmen sind. Das Ganze geht viel leichter als gedacht. Es ist nur eine Frage der Hingabe, ein Abenteuer, ein Experiment, Dich tiefer zu erfahren. Eins ist es auf jeden Fall: es ist es wert.

Sieben Energiekörper

Wir haben sieben Energiekörper, die unsere Aura ausmachen. Vier davon befinden sich in einem niedrig-schwingenden Bereich – das sind der physische Körper, der ätherische Körper, der Astralkörper und der Mentalkörper. Im höherschwingenden Bereich sind die drei Körper die Seele, Adonai und die Monade.

Der erste Energiekörper ist der **physische Körper** und damit die fleischgewordene Materie, die sich hier auf der dreidimensionalen Erde direkt als Ausdruck Deines Gott-verbundenen Geistes (Monade, siebter Energiekörper) und der Idee des bestmöglichen Körpers für diese Inkarnation zusammengefunden hat.

Der zweite Energiekörper ist der **ätherische Körper** (auch Ätherkörper genannt), der von den feinstofflichen Körpern dichteste Energiekörper. Er ist nur etwas größer als der physische Körper und wird in der Aura durch ein helles Licht um den physischen Körper herum wahrgenommen. Er ist auch physisch spürbar, als eine Schicht, die den materiellen Körper umgibt. Da er direkt mit dem physischen Körper verbunden ist, reagiert der ätherische Körper ausgezeichnet auf physische Behandlungsmethoden wie Massagen, Akupressur und Akupunktur. Seine zentrale Aufgabe ist es, den Menschen mit Chi (Lebensenergie) zu versorgen. Die Meisterdrüsen unseres physischen Körpers werden im Ätherkörper durch die sieben Hauptchakren repräsentiert und werden von diesen auch durch die Einfuhr von Licht genährt.

Des Ätherkörpers wichtigste Chakren, durch die er mit Energie versorgt wird, sind das Solarplexuschakra, das direkt das Licht der Sonne aufnimmt, und das Wurzelchakra, das tief mit unserer Mutter Erde in Verbindung steht und durch sie genährt wird. Ein liebevoller Umgang mit dem physischen Körper unterstützt auch den Ätherkörper. Veränderungen im physischen sowie im Ätherkörper geschehen gleichzeitig und beide Körper wirken direkt aufeinander ein.

Der dritte Energiekörper ist der **Astralkörper**, der gleichzeitig auch unseren Emotional- oder Gefühlskörper repräsentiert. Er liegt direkt zwischen dem Ätherkörper und dem Mentalkörper. Hier finden wir die meisten Farbveränderungen in der Aura, da der Astralkörper sehr stark auf Gefühlsschwankungen reagiert. Emotionen und Gefühle sind eine lebendige Substanz mit ihrer ganz eigenen Dynamik. Sie benötigen liebevolle Aufmerksamkeit und Achtsamkeit im Umgang mit ihnen und somit eine gewisse Pflege. Meditation und das Üben von Gleichmut und Dankbarkeit befrieden den Astralkörper. Wenn der Astralkörper im Frieden ist, fühlen wir uns wohl, unser Körpergefühl schwelgt in Geborgenheit und unsere Gehirnfrequenz ist im Alphazustand. Der Astral- bzw. Emotionalkörper ist der Energiekörper, der uns am meisten herausfordert und die meiste Aufmerksamkeit von uns braucht.

Der vierte Energiekörper ist der **Mentalkörper**. Sein Energiegefüge ist weitaus feiner als das des Astral- bzw. Emotionalkörpers. Der Mentalkörper speichert positive wie negative Gedanken. Auch fremde Gedanken können sich in ihm ablegen, und wenn wir nicht merken, dass diese nicht zu uns gehören, können diese jahrzehntelang als übernommene Glaubensmuster unser Leben beeinflussen. Gleichzeitig verfügt der Mentalkörper über ein weitaus größeres Potenzial an Objektivität, Kreativität und Intellekt. Inspiration, Vision, Intuition sowie das Erinnerungsvermögen sind über den Mentalkörper in uns verankert. Er ist der Sitz unserer Intelligenz und unserer kognitiven Fähigkeiten.

Der fünfte Energiekörper, und damit der erste der drei höherschwingenden Energiekörper, ist der **Seelen- oder Kausalkörper**. Er ist die Schicht Glückseligkeit, die anmutig im Frieden der Liebe, der Weisheit und in der Verbindung zu allem Leben ist. Unser Seelenkörper steht gleichzeitig in Verbindung mit der geistigen und der materiellen Welt. Sein Hauptziel ist die Inkarnation mit der Absicht der Entfaltung der Seele, unserem unsichtbaren, höheren Bewusstsein. Im Seelenkörper befinden sich auch die Hellsinne, mit denen wir multidimensional wahrnehmen können, wenn wir uns darauf einlassen. In ihm liegt das Mysterium der Individualität der Inkarnation mit der direkten Verbindung mit dem göttlichen Geist. Der Seelen- oder Kausalkörper bringt nur das direkte, wahrhaftige Selbst zum Ausdruck. Für ihn gibt es keine positiven oder negativen Zustände. Alles ist – gleichwertig. Menschen, die sich in Emotionen und Dramen verlieren, haben wenig Zugang zu ihrem Seelenkörper und spüren ihn oft jahrelang gar nicht. Sie halten sich in ihrem Bewusstsein überwiegend in den niedrigen vier Energiekörpern auf.

Nach dem Tod werden die direkten Lebenserfahrungen als Informationen in der fünften Herzkammer des Herzchakras des Seelenkörper abgespeichert, mit dem Ziel, ein ähnlichen Lebensmuster in die nächste Inkarnation mitzunehmen. So transportieren wir unsere Talente und Potenziale von einem Leben in das nächste. Das Ganze birgt aber auch die Gefahr, dass wir Traumata, die wir in dem einen Leben erlebt haben, direkt auf das nächste übertragen, wenn wir sie nicht in unserem Herzchakra befrieden. Je heller und lichtvoller der Seelen- oder Kausalkörper eines Menschen ist, desto weiter entwickelt er sich in seiner Hingabe an das große Ganze und seinen Ursprung in der Liebe und dem Gleichmut.

Der sechste Energiekörper ist **Adonai** (hebräisch, der Herr). Es ist der am wenigsten bekannte unter all den Energiekörpern. Adonai repräsentiert unsere tiefe Sehnsucht nach dem ›Ich Bin‹, ›Ich Existiere‹, ›Du bist‹, ›Du Existierst‹, ›Wir Sind‹, ›Wir Existieren‹. Er macht unsere wahre Identität aus und offenbart die einem jeden Menschen eigene Individualität aus dem Zentrum des eigenen geistigen Willens. Um Adonai zu spüren, müssen wir unsere Angst vor unserer Individualität, die im Widerspruch zum kollektiven Bedürfnis unseres Beitragens steht, überwinden und erkennen, dass wir nur dann, wenn wir uns selbst über unseren eigenen Willen leben und in das Leben einbringen, das Kollektiv bereichern und unterstützen können. Adonai braucht Deine bedingungslose Hingabe zu Dir, Deinem Körper in seiner zeitgegebenen Form und dem gottgegebenen Geist, der alles durchdringt.

Der siebte Energiekörper ist die **Monade**, auch als ketherischer Körper oder Spiritkörper bezeichnet. In ihm liegt unsere spirituelle Kraft, das reine göttliche Sein. Die Monade steht in direkter Verbindung zur Quelle, unserem Ursprung, und stellt die absolute Substanz der ursprünglichen, göttlichen Einheit dar. Die Monade kennt keine Trennung, sondern lebt die allumfassende Verbindung zu allem Leben, durch alle Zeiten und alle Ebenen der Existenz. Wenn wir mit der Monade in Verbindung stehen, wirken wir auf alle Zeiten ein und können über die Verbindung von Herz, Seele und Adonai Veränderungen, die wir hier im Jetzt bewirken, auf die Vergangenheit und somit auf die Zukunft übertragen, denn eine geheilte Vergangenheit bewirkt, dass wir eine neue Zukunft gestalten können. Die Monade kennt keine Einschränkungen. Was schon existiert im Bewusstsein, das ist und wirkt überall. Achtsamkeit ist das höchste Gebot im Umgang mit diesem unserem höchstschwingenden Energiekörper, da sich in Übereinstimmung mit der Monade alles, was man spürt und wünscht, in alle Richtungen manifestiert – und das nicht nur in diesem Leben.

MERIDIANE, NADIS, CHAKREN – KLEINES BASISWISSEN

Du wirst zu den Meridianen, Nadis und Chakren viel in den folgenden Kapiteln erfahren. Hier kommt zu Deinem besseren Verständnis ein wenig Grundlagenwissen vorneweg:

Wir Menschen besitzen drei verschiedene feinstoffliche Energiesysteme: Meridiane, Nadis und Chakren. Jedes dieser Systeme hat seinen eigenen Schwingungsbereich innerhalb des Ätherkörpers, dem Energiekörper, der dem physischen Körper am nächsten steht. Physisch lokalisiert, liegen die Meridiane knapp unter unserer Haut, etwas tiefer verlaufen die Nadis und noch mal etwas tiefer befinden sich die Chakren. Die Chakren liegen im Inneren unseres Körpers direkt vor unserer Wirbelsäule und dort wiederum innerhalb der Prana-Röhre. Selbstverständlich sind die Energiesysteme auch mit den anderen Energiekörpern in Verbindung, doch die meiste Interaktion mit dem physischen Körper findet eben durch den Ätherkörper statt.

Wenn wir uns vorstellen, wir könnten die Energiefrequenzen von Meridianen, Nadis und Chakren hören, dann wäre der Meridian-Sound ein tiefes Brummen. Die Frequenz der Nadis würden wir entsprechend als mittelhohe Töne und die der Chakren als hohe Töne wahrnehmen.

Meiner Erfahrung nach ist es gut, auf der Ebene der Energetik mit den Meridianen zu beginnen und durch ihr Ausgleichen eine gute Basis für das spätere Ausbalancieren der Nadis und Chakren zu schaffen. Gerade bei der im Vergleich zu den Nadis und Chakren ›gröber‹ schwingenden Energie der Meridiane ist es wichtig, dass diese gut durchgängig sind, bevor wir mit den höheren Schwingungen arbeiten.

Vom Loslassen des Loslassens

Oft ist es so, dass Menschen, wenn sie Ablösearbeit gemacht haben, Zweifel haben – Zweifel, ob sie es richtig gemacht haben, ob das Loslassen auch wirklich funktioniert hat. Sie hinterfragen, ob sie auch tatsächlich alles losgelassen haben und nichts zurückgeblieben ist, sodass sie in einen Zustand anhaltender Lösung kommen können.

Das Ding ist: In dem Augenblick, in dem Du zweifelst, kommt das Ganze zu Dir zurück, und Du hängst wieder in demselben Thema drin. Das liegt daran, dass Du die Energie nicht freigegeben hast. Um richtig loslassen zu können, ist es Voraussetzung, zu verstehen, wie das mit dem Loslassen eigentlich funktioniert.

Hier ein Beispiel aus der Matrixarbeit, das ich früher in Einzelsitzungen genutzt habe. Kurz zum besseren Verständnis vorneweggeschickt: Du hast eine Blaupause, einen Bauplan. Wenn Du Dich verletzt hast, liegt die gesunde Information in dem Bauplan, und die Information der Verletzung liegt über dem Bauplan an der Stelle, wo sie aufgetreten ist.

Als Intuitive habe ich mir den Bauplan der betroffenen Person angeschaut – sagen wir einmal, dass sie Schwierigkeiten mit ihrem linken Ellbogen hatte. Ich brachte mich in den entsprechenden Zustand, sodass ich das Problem erkennen, spüren und fühlen konnte. Das habe ich rein beobachtend gemacht, ohne irgendetwas vorwegzunehmen: Ich habe betrachtet und war neugierig, ohne zu bewerten.

Während des Betrachtens erhielt ich dann die Information darüber, was passiert war: Der Ellbogen war nach rechts verschoben worden. Ich wusste also, ich muss die Information in der energetischen Struktur wieder nach links verschieben, dann passt sich das Ganze der Matrix wieder besser an, und die verletzende Information kann sich ganz oder teilweise lösen. Um die Veränderung zu bewirken, setzte ich einen Bewegungsimpuls mit meinem Körper. Ich ging in die Struktur der betroffenen Person hinein und gab einen kurzen Impuls, der so schnell ging wie ein Schnipsen oder Klatschen. Während ich diesen Impuls gab, ging ich wie einen Schritt nach vorne und damit in die Aktion – und danach sofort wieder einen Schritt zurück in die Position des voller Gleichmut Beobachtenden.

Einfach sein, nicht tun (à la Wu Wei) und betrachten, ist hier wesentlich. Ich hielt nicht daran fest, dass sich etwas verändert, sondern ging in die Informationsebene hinein, habe etwas gemacht, und dann nahm ich mich zurück und beobachtete wieder, ohne etwas zu wollen.

Im Nicht-Wollen bzw. Nicht-Tun liegt der zentrale Punkt. Achtung, ich meine nicht, nichts tun! Nichts-Tun ist zum Beispiel faul auf dem Sofa sitzen. Nicht-Tun hingegen ist ein beobachtender, wahrnehmender Zustand des Da-Seins, ein inaktives Beobachten, wie im Vorbeifliegen. Ich bin im Nicht-Tun jedoch völlig präsent und geistig wach. Diese Präsenz sorgt dafür, dass sich Energie aufbaut. Durch mein Ein- und wieder Heraustreten ergibt sich ein Kreislauf wie beim Tanzen – ein Schritt nach vorne, ein Schritt nach hinten – und so entsteht eine ständige Bewegung, die ihren eigenen Rhythmus hat, so wie jeder Mensch auch seinen eigenen Rhythmus und seine eigene Geschwindigkeit hat.

Auch wenn ich mit einer Gruppe arbeite, mache ich es so: Ich erspüre das Problem des Kollektivs im Feld, setze dann über Stimme und Bewegung den Impuls zur Veränderung und gehe dann zurück in die Beobachtung. Wenn ich merke, es gibt noch etwas nachzukorrigieren, dann gehe ich wieder nach vorne, setze den Impuls, gehe zurück und beobachte. Bei mir passiert das so schnell, dass ich durchlaufend töne und die ganze Zeit im Tanz mit dem aktiven und dem passiv-aktiven, beobachtenden Wu-Wei-Anteil des Prozesses bin. Noch einmal zusammengefasst: Die Reihenfolge ist aktiv etwas tun, dann rausnehmen, dann beobachtendes Nicht-Tun.

Hier noch ein anderes Beispiel: Wenn Du einen Basketball in den Korb werfen möchtest, geht das nur, wenn Du ihn loslässt und die Kontrolle nach dem Loslassen komplett aufgibst und gleichzeitig vertraust (innere Geisteshaltung), dass er dort im Korb landet. Wenn wir das als Analogie nehmen und der Ball das Problem und der Korb die Lösung darstellt, müssen wir loslassen, um in die Lösung zu kommen. Wir Menschen jedoch wollen den Ball (das Problem) nicht loslassen, bis er im Korb gelandet ist. Und so funktioniert das mit dem Loslassen einfach nicht.

Wichtig ist in diesem Zusammenhang natürlich auch ganz besonders der Impuls des Werfens. Du musst es wollen und eine klare Absicht dabei haben – nämlich, dass der Ball im Korb landet und Du damit Dein Ziel bzw. Deine Lösung erreicht hast. Das Loslassen braucht einen klaren Impuls. Wenn Du mit wackeliger Energie sagst: »Es wäre ganz nett, wenn ich dieses Problem nicht mehr hätte«, dann ist da keine Energie drin, und die kann dann auch nicht raus, und verwirklicht sich damit auch nicht. Wir müssen klar kommunizieren, auch mit unserer Energie. Wir müssen klar sein mit dem, was wir wollen, und es einfordern – von uns selbst, vom Leben, von unserer Umwelt, von Gott. Und plötzlich passiert etwas. Ich weiß, wir haben gelernt, dass wir immer nett sein und nett um etwas fragen oder bitten müssen. Nett – funktioniert hier aber nicht. Es braucht Klarheit und Wahrhaftigkeit, und es muss sich für Dich erstrebenswert anfühlen, dass Du da hinkommst, wo Du hinwillst. Und es muss von Herzen kommen. Dann geht das Loslassen energetisch auch durch.

Zur Verdeutlichung eine weitere Analogie: Wenn ein Hund langanhaltend bellt und Du ihn zum Aufhören bewegen möchtest, wirst Du nicht erfolgreich sein, indem Du sanft und lieb zu ihm sagst: »Du, es wäre ganz nett, wenn Du jetzt zu bellen aufhören würdest«. Es braucht eine klare Ansage. Die muss nicht laut sein, aber klar, deutlich und bestimmt. Dann geht die Energie durch. Wenn Du loslassen möchtest, ist das nicht anders. Das gilt übrigens auch bei Kindern.

Hier ist noch ein letztes Beispiel: Wenn eine Gruppe Bergwandern geht, ist es wichtig, dass jeder sich in seinem eigenen Rhythmus und seiner eigenen Geschwindigkeit bewegt, sonst wird es extrem anstrengend – nicht nur, wenn Du um der anderen Willen schneller gehst, sondern auch, wenn Du Deine Geschwindigkeit nach unten anpasst. Mir geht es oft so, dass ich ziemlich flink den Berg hochgehe, während die meisten anderen, obwohl oft kräftiger und größer als ich, langsamer unterwegs sind. Ich brauche meinen Rhythmus, sonst bin ich oben am Gipfel total erschöpft.

Wenn Du Dich jemand anderem anpasst, führt dies in die Erschöpfung. Wenn Du zu viel willst, auch. Wenn Du nicht die Kontrolle loslässt, es anderen gleichzutun oder rechtzumachen, wenn Du nicht in Dich hineinspürst und genau merkst, wo Dein eigener Flow ist, bist Du irgendwann erschöpft – und wunderst Dich am Ende, warum Du so erschöpft bist oder etwas nicht funktioniert hat. Es ist also essenziell, dass wir unseren eigenen Rhythmus und unsere eigenen Bedürfnisse spüren und Vertrauen haben, dass die Energie und das, was wir wollen, sich umsetzt.

Lauf jetzt einmal ein paar Schritte durch den Raum und spüre in Dich hinein:

- Wie fühlst Du Dich?
- Wie aufrecht bist Du in Deiner Bewegung?
- Wie ist Dein Kontakt zum Boden?
- Wie viel Erdung spürst Du?
- Hast Du Kraft in Deinen Beinen? Wie stabil sind Deine Knöchel, Knie und Oberschenkel? Hast Du das Gefühl von Standhaftigkeit, Kraft und Ausdruck?

- Wie ist Dein Becken? Kannst Du Dein Gleichgewicht gut halten?
- Wie steht es um Dein inneres Gleichgewicht im Hara unterhalb des Bauchnabels? Bist Du darin stabil, oder ist Deine Hüfte öfter verschoben?
- Wie fühlt sich Deine Atmung an? Ist sie offen, leicht und weich? Oder ist sie das Gegenteil, wenn Du an das Loslassen denkst? Wie weit kannst Du in Deine Brust atmen?
- Wo sind Deine Schultern? Kannst Du sie leicht nach hinten nehmen oder hängst Du eher vorne?
- Streck einmal Deine Arme nach oben. Wie gut geht das?
- Wie gut kannst Du Deine Wirbelsäule drehen und über Deine Schultern nach hinten schauen?
- Wie gut kannst Du Deinen Hals drehen?
- Wie entspannt ist Dein Kiefer? Öffne einmal Deinen Mund und ertaste Deine Kiefermuskulatur. Wie viel Spannung hast Du darin?
- Wie gut siehst Du? Hast Du ein breites Gesichtsfeld? Wie ist Deine periphere Sicht? Hast Du das Gefühl, Du hast Durchblick? Oder bist Du in der Fokusvision, fühlst Dich also, als hättest Du Scheuklappen?
- Wie fühlst Du Dich in Deinem Kopf? Bist Du da frei? Fühlt es sich leicht an, oder hängst Du in einer schweren Wolke?

Du kannst Dich wieder setzten. Mach es Dir bequem und spüre noch einmal in Dich hinein: Wie fühlst Du Dich im Raum? Empfindest Du Dich als in den Raum hineingewürfelt wie ein Statist, der einfach reingestellt wird, oder bist Du derjenige, durch den der Raum entsteht? Deine Interpretation, Dein Sein, Deine Prägungen, also das, was Dich ausmacht, kreieren den Raum. Deine Sichtweise und Wahrnehmung des Raumes entstehen durch Dich. Niemand anders erlebt diesen Raum so wie Du – Du bist in Deiner ganz eigenen Interaktion mit ihm.

Gehen wir nun mit der Selbsterforschung in den Bereich des Loslassens über:

- Was ist es, das Du nicht loslassen kannst? Negative Emotionen? Erinnerungen? Personen?
- Was ist wichtig, und was lässt Dich festhalten?
- Erlebst Du irgendwelche Vorteile für Dich und Personen in Deinem Leben, wenn Du weiter festhältst?
- Hast Du Angst vor einer Begegnung? Dann geht es darum, die Angst loszulassen, nicht die Person.

Wenn es Dir Unwohlsein verursacht oder Du Angst hast, eine Emotion oder eine Verhinderung in Deinem Leben loszulassen, könnte dies daran liegen, dass Du nach dem Loslassen keinen sekundären Krankheitsgewinn mehr hast – was so viel bedeutet, dass Du auf die Vorteile Deiner limitierenden Umstände (z. B. Energie in Form von Aufmerksamkeit und Unterstützung) verzichten müsstest. Wir bauen uns solche Strategien im Laufe unseres Lebens auf, weil sie uns für eine gewisse Zeit helfen, mit dem Leben klarzukommen und uns so zumindest vordergründig dienen. Wenn Du diese Themen dann loslässt und damit in Deine Kraft kommst, kann es sein, dass sich das Beziehungsgefüge in Deinem Umfeld verschiebt und die Personen, mit denen Du in einem unguten unbewussten Energieaustausch warst, den Eindruck haben, durch Deine Transformation einen Nachteil zu erleben, weil Du ihnen energetisch nicht mehr zur Verfügung stehst.

Wenn Du erkennst, dass Du solche Dich limitierenden Strategien nicht mehr brauchst, oder wenn Dir klar wird, wie sehr sie Dich behindern, ist der Moment gekommen loszulassen und im Leben weiterzugehen. Dann ist es an der Zeit, Dich aufzurichten – ja, buchstäblich Rückgrat aufzubauen. All dies geschieht aus Deiner klaren Ausrichtung und aus Deinem Willen heraus – aus einem Willen, der in der Balance ist, natürlich stolz und kraftvoll, und nicht überfordert oder manipuliert.

Spür einmal nach, was Dein Nicht-Loslassen bisher mit Dir gemacht hat – beispielsweise in Bezug auf eine Aufgabe oder vielleicht sogar ein Lebensprojekt. Wie hat sich das für Dich angefühlt? Wie wäre es, wenn Du Dir selbst ab jetzt voller Mitgefühl, Kraft und Energie zur Verfügung stehst und in Deine Wahrhaftigkeit eintrittst? Wie wäre es, wenn Du einfach zu Dir selbst sagen würdest: »Ich entscheide das jetzt und lasse alles Verhindernde aus meinem Herzen entweichen.« Spüre dem so richtig nach. Vielleicht merkst Du sogar, dass Du dabei gähnen musst. Gähnen ist ein Zeichen dafür, dass sich bereits etwas löst.

Wie fühlst Du Dich jetzt? Spürst Du mehr Verbindung zu Dir selbst? Vielleicht bist Du ja auch in einem leichten, positiven Zustand der Nachdenklichkeit, des Nachsinnens, der Dir hilft, in die Klarheit hineinzugehen. Was brennt Dir im Herzen? Was möchtest Du loslassen? Wenn Du es weißt und deutlich spürst, sag zu Deinem gewählten Thema: »Danke für das Lernen. Danke für das, was Du – das, was ich nicht loslassen wollte – mir gezeigt hast. Danke, dass Du für meine Entwicklung da warst. Danke, dass ich Dich erschaffen habe, mich auf Dich eingelassen habe und die Limitierungen, die Du in mein Leben hineingebracht hast, wahrnehmen durfte. Jetzt, nachdem ich es verstanden, akzeptiert und ins Herz genommen habe, ist es Zeit, Dich wieder gehen zu lassen. Es ist der Moment gekommen, Dich mit leichtem Herzen loszulassen, Dich zu Deinem Ursprung zurückzugeben und mich auf meinem Weg weiterzubewegen.« Nimm Dir Zeit, hier gründlich nachzuspüren.

Hier noch eine weitere Anmerkung zum Loslassen: Im Buddhismus wird das Loslassen noch ein wenig anders gelehrt: Dort geht man durch das, wovor man Angst hat, direkt hindurch, öffnet sich der Situation und sagt: »Okay, ich hab die Hosen voll. Hier ist ein Thema in meinem Leben, das mir Sorgen macht und Ängste bereitet. Ich bin blockiert in meiner Bewegung und meinem Sein.«

Kommt ein Schüler mit seinem Problem dann zu einem buddhistischen Meister, wird dieser ihn auffordern, durch die Angst oder die Problematik hindurchzugehen, die Kontrolle über alles aufzugeben, in die Bewegung hineinzugehen und durch die Situation ›hindurchzudiffundieren‹. Der Kontrollverlust, der damit zusammenhängt, baut erst einmal solch eine starke Widerstandsenergie auf, dass, wenn Du durch den Vorhang der Angst durchgegangen bist, Dein System und die Energie zusammenbricht und die Kontrolle völlig aufhört. In dem Augenblick, da dies passiert, findet ein Reset statt und Du erkennst, dass alles eine Illusion war. Napoleon sagte es auf seinem Feldzug nach Ägypten auf seine Weise: »Der Weg ist, wo die Angst ist.« Geh rein und erfahre und spüre die Klarheit, die darin liegt. In dieser Klarheit haben Zweifel keinen Raum.

Danke für alles Belastende, das Du loslässt. Du hilfst dadurch nicht nur Dir selbst, sondern auch der gesamten Menschheit. Alles Belastende ist gebundene Energie, die in dem Moment, in dem Du sie in Liebe loslässt, sich neutralisiert und wieder als wertvolle, neutrale Energie jedem zur Verfügung steht. Wenn Du das tust, wirkst Du wie ein Katalysator, und gerade, wenn es um negative, belastende Energien geht, brauchen wir Katalysatoren. Angst ist eine Aufforderung zur Handlung!

Es geschehe Dir nach Deinem Glauben

Wenn es zwei Sätze im großen Buch der Christenheit zu beachten gilt, dann sind es diese beiden: »Dein Glaube ist Dein Himmelreich.« Und: »Es geschehe Dir nach Deinem Glauben.« Was ist jedoch Dein Glaube und woher kommt er?

Dein Glaubenssystem stammt zunächst einmal nicht aus Dir selbst. Du hast es über Deine Genetik, Deine Ahnenlinie und Dein Familienfeld in Deinen ersten sieben Lebensjahren von Deinen Vorfahren übernommen, die Dich gelehrt haben, so zu denken, zu glauben und zu handeln wie sie. Das kann ganz großartig und liebevoll sein oder auch fatal, lebensverneinend und zerstörerisch. Mit ›zerstörerisch‹ und ›fatal‹ meine ich unterbewusste, negative Programme und Lebensideen, die Du in Deinen ersten Kindheitsjahren wie ein Schwamm unreflektiert aufgesogen und übernommen hast und die unten in der Tiefe Deines Bewusstseins wie Schläfer darauf warten, abgerufen zu werden.

Vielleicht ist Dir schon einmal überrascht aufgefallen, dass Du so handelst, wie Deine Mutter in der Vergangenheit handelte, beispielsweise in einer Situation der Konfrontation – mit Rückzug, Kleinmachen und einem Zusammenziehen Deiner Aura und Deines Körpers. Vielleicht hast Du genau diese Handlungsweise Deiner Mutter, die Du nun selbst an den Tag gelegt hast, damals sogar verurteilt und hast, wenn es einen Konflikt mit Deinem Vater gab, innerlich gedacht: »Bitte steh auf! Wehr Dich!« Oder »Zieh endlich aus und trenne Dich!« Unangenehm berührt stellst Du fest, dass Du Dich ähnlich verhältst. Und wenn Du die Situation tiefer betrachtest, bemerkst Du vielleicht das Gefühl von Kleinsein und Macht- und Wertlosigkeit in Dir, das Du von Deiner Mutter übernommen hast und das in Deinem Alltag durch allerlei Situationen getriggert wird, die scheinbar nichts mit dem Verhalten Deiner Mutter zu tun haben: Ein Kollege, der ähnlich auftritt wie Dein Vater, ein Nachbar, der rücksichtslos rumpoltert und die ganze Zeit schimpft, Dein Kind, das Dir dieselben Impulse sendet, auszubrechen, wie Du es damals mit Deiner Mutter getan hast.

Doch damit nicht genug. Die Einflussnahme auf Dein kindliches, vollkommen offenes Bewusstsein findet nicht nur in Deiner Familie statt, sondern setzt sich weiter fort in der Schule, mit den Lehrkräften, den Priestern, den Landesvätern und -müttern und schließlich den Medien. Die meisten wollen nur eines: Deine Aufmerksamkeit und dass Du Dich ihnen ergibst, Dich fügst, folgst und es ihnen gleichtust. Drum braucht es Dich heute als erwachsenen Menschen in all Deinem Bewusstsein und Wachsein. Es braucht Dein Aufstehen und den Widerstand in Dir, der sagt: »Stopp! Ich bin ich. Ich kann mir ein eigenes Bild machen und erkennen und fühlen, was Wahrheit und Wahrhaftigkeit an sich selbst ist und beides in mir finden und leben. Im Ausdruck meiner Seele, im Aufnehmen des Lebens an sich, und im Urteil, was sich richtig anfühlt.«

Wenn Du Dich als Erwachsener mit diesen Themen beschäftigst, ist es zuerst einmal gut, gar nichts zu glauben, gut zu prüfen, woran Du Dich bindest und zu verstehen, dass Du Deinen Standpunkt und auch Dein Glaubenssystem jederzeit verändern kannst. Freiheit ist letztlich, aus dem eigenen Glauben und nicht aus den Überzeugungen anderer heraus zu handeln. Doch was ist dieser umkämpfte Glaube? Er ist Dein Heiligtum, Dein Gral, der Teil, den Du gut zu beschützen hast. Die Kraft und Macht Deines eigenen Glaubens ist der Grund des großangelegten Versuchs der Beeinflussung und Manipulation, die in allen Lebensbereichen stattfindet. Wie denkst Du über Deine Gesundheit und die Möglichkeit, Dich selbst zu heilen? Wie denkst Du über den Alterungsprozess und den Tod? Ist Dir bewusst, dass doppelt so viele Menschen zwei Jahre vor oder nach der Pensionierung sterben als sonst, weil sie keine Lebensziele mehr haben, an nichts mehr glauben und vergessen haben, ihre Liebe ins Leben zu bringen? Und so geht die Seele einfach, da sie keine Aufgabe mehr in diesem Leben sieht.

Wie denkst Du über Deine Talente und Begabungen? Lebst Du sie, oder glaubst Du, dass man beispielsweise als Künstler kein Geld verdienen kann? Wie denkst Du über Geld? Ist es für Dich etwas, wofür Du hart arbeiten und dienen musst, oder ist es ein Ausdruck von Liebe, der, wenn Du Liebe in das Leben gibst, in Form von Scheinchen zu Dir zurückfließt? Kannst Du Geld als einen Ausdruck der Liebe frei empfangen? Wie denkst Du über Liebe an sich? Hast Du das Gefühl, nie genug zu sein? Kannst Du Dich selbst lieben? Du siehst schon an diesen wenigen Beispielen, wie verzwickt und komplex das alles ist.

Im Glauben liegt Macht oder Ohnmacht. Du bist frei, zu entscheiden, auch wenn Dir jemand anderes glauben machen möchte, dass das nicht so ist. Hier in den *Zurück zum Ursprung*-Büchern geht es im Wesentlichen darum, Dein eigenes (erlerntes) Glaubenssystem zu verstehen und Dich aus den Verhaftungen Deiner damit verbundenen Emotionen und eventuellen Limitierungen zu befreien. Dann beginnst Du, aus Deiner eigenen Wahrheit zu leben, und dies öffnet Tür und Tor für Wunder.

Wunder sind eigentlich nichts Außergewöhnliches. Es gibt sie jeden Tag. Sie passieren, weil Menschen über ihre Begrenzungen hinausgehen. Eine Mutter denkt nicht nach, ob sie ein Auto nicht hochheben kann, unter dem ihr Kind liegt, sie tut es einfach. Ihr Glaube war nicht beschränkt. Beispiele wie dieses gibt es viele, und es geschehen unzählige weitere, jeden Tag.

Und so bin ich überzeugt davon, dass auch Du schon Dinge getan hast, von denen Du nicht wusstest, dass Du sie kannst. Wenn Du aber vorher darüber nachgedacht hättest, hättest Du Dich eventuell nicht getraut bzw. das Zutrauen zu Dir nicht gehabt, sie zu meistern. Da ging es Dir wie einem kleinen Kind, das (noch) nicht weiß, dass es etwas angeblich nicht kann und es einfach tut. Sein Glaubenssystem kennt kein

»Das geht nicht«, nur ein »Ich mach mal«, einfach so. Und dann klappt es auch meistens.

Überprüfe einmal für Dich, wo Dein Glaubenssystem Dich einschränkt. Was gilt es loszulassen? Wo hängst Du in Deinen Beschränkungen fest? Welche lösungsorientierten Glaubenssätze brauchst Du, um in Deinem Alltag mit Leichtigkeit zu bestehen? Denn wenn Du es nicht tust, wird es Dir so, wie oben bereits erwähnt, nach Deinem Glauben geschehen. Im Erkennen und Verändern Deiner Glaubenssätze liegt der größte Teil Deiner persönlichen Freiheit.

Die Brille des Lebens

Dein Glaubenssystem, wie vorher beschrieben, erlaubt Dir, das zu erleben, von dem Du glaubst, dass es existiert oder möglich ist. Entsprechend bildet sich im Außen zu Deinen inneren Bildern eine Resonanz.

Die Situationen, die sich Dir in Deinem Leben präsentieren, sind an sich neutral und beinhalten keine spezifische Bedeutung. Deine Betrachtung, verknüpft mit Deiner inneren Haltung, erlaubt Dir jedoch nur eine bestimmte Wahrnehmung einer Situation. Somit unterliegt die Wahrnehmung Deines Alltags Deiner inneren Welt. Denkst Du positiv über das Leben, zeigen sich Dir positive Momente, Lösungen und die Großartigkeit, die es in sich trägt. Denkst Du negativ über das Leben, macht es Dich eng, Du fühlst Dich verängstigt und Du wirst Momente erleben, die diese Bewusstseinszustände verstärken und auch bestätigen.

Das ist das Verrückte am Mensch-Sein: Wir wollen, dass die Sichtweise, die wir über das Leben haben und die wir in uns als wahr und stimmig spüren, stimmt – und so gehen wir in Resonanz mit dem, von dem wir glauben, dass es existiert. Dass es ist. Das Ganze geschieht unbewusst, vor allem im Umgang mit anderen Menschen. Durch die nonverbale Kommunikation über Licht geben wir dem Gegenüber den Impuls, sich so zu zeigen, wie wir glauben, dass er ist. In dem Moment, da wir den anderen freigeben und erlauben, sich so zu zeigen, wie er aus seinem eigenen Sein ist, können wir erleben, was Wirklichkeit und Wahrheit ist. Tiefer betrachtet wird uns so klar, dass alles, was wir erleben, unseren eigenen Vorstellungen und Glaubenssätzen unterliegt. Wenn Du hierzu noch tiefer eintauchen möchtest, findest Du weitere Informationen in Kapitel 1 von Band 2 im Abschnitt *Realitätsmaschine Gehirn.*

Im Laufe unseres Lebens entwickeln wir unsere persönlichen Filter. Du kannst Dir das wie eine Brille mit einem bestimmten Farbschema vorstellen. Am Anfang unseres Lebens ist noch kein Filter angelegt, und alle Farben und Facetten können sich zeigen. Doch dann werden über den Lauf der Jahre bestimmte Filterfunktionen angelegt. Menschen, die viel negativ denken, legen sich eine Art Graufilter zu, und so sehen und erleben sie nur das, was grau ist. Du kennst das auf andere Art, wenn Du verliebt bist – da hast Du die rosarote Brille auf. Über die Jahre verändert sich die Farbe ein wenig, und Du siehst die Person, die Du so rosarot betrachtet hast, im Laufe der Zeit in einem anderen Licht. Die Person ist dieselbe, die Du damals kennengelernt hast, sie trägt alles in sich. Doch durch Deinen Filter kann sie Dir nur zeigen, was dieser durchlässt. Und so bestätigt sie, Tag für Tag, Deine Vorstellungen, die Du selbst angelegt hast. Veränderst Du Deinen Filter, gibst Du dem anderen wieder die Möglichkeit, Anteile und Verhaltensweisen zu zeigen, die vorher Dein Filter herausgenommen hat.

Wenn Du ein anderes Leben möchtest, weil Dir Dein jetziges zu schwer, zu traurig, zu hart oder zu lieblos ist, gilt es, Deine Glaubenssätze Dir selbst gegenüber im Bereich Deiner Wertigkeit und Selbstliebe und gegenüber dem Leben zu verändern und so jeden Tag ein wenig mehr die Schönheit in Dir und dem Leben zu entdecken. Es gilt, die Brille wieder zu klären, sodass sich alles zeigen kann und Du die bewusste Möglichkeit der Wahl hast. Ich bin kein Fan der rosaroten Brille. Sie macht uns benommen. Genau genommen bin ich kein Fan von irgendeiner Brille. Nein, ich möchte klar sehen. Alles. Denn darin kann ich erkennen, was mir und dem Leben guttut und was richtig ist. Richtig ist das, was uns allen hilft, was Entscheidungen möglich macht, inklusive der, zu erkennen, wie Du Dich bestmöglich um Dich selbst kümmerst und dann voller Kraft ins Leben verschenkst.

Energetische Schutzmassnahmen

Die beste energetische Schutzmaßnahme, die es gibt, ist absolute gelebte Präsenz, im Hier und Jetzt zu sein, also Körper, Geist und Seele in jedem Moment zu einem Drittel Aufmerksamkeit zu schenken und dort zu sein, wo Du bist. Wenn Du dann noch zusätzlich Dein Energiefeld mit Dir selbst ausfüllst und keinen Raum für anderes lässt, bist Du vollkommen geschützt.

Anfangs mag es notwendig sein, dass Du Deine Seele (Dein BA) tief in Deinen Körper einlädst, ihr Raum gibst und Identitäten, die sich aufgrund von Strategien entwickelt haben, kollabieren lässt, um Raum in Dir selbst zu schaffen. Beispiele für solche Identitäten sind das ›arme Ich‹, der ›Clown‹, der ›Hypochonder‹ oder der ›Aufschneider‹. Im Anschluss lässt Du Deine Seele, die nichts will, die einfach ist, liebevoll und vollkommen in Dich dringen und Dich ausfüllen. Wie genau das geht, erfährst Du in Kapitel 10. Versteh mich nicht falsch, Deine Seele ist natürlich schon in Deinem Körper, sonst wärst Du nicht da. Sie ist es jedoch oft nicht zu hundert Prozent, und da, wo dann noch Platz ist, kann sich anderes einfinden: Fremdenergien, eine andere Seele, andere Identitäten usw. Füllst Du Deinen Körper vollständig aus, hat nichts anderes Platz, und wenn Du dann noch Dein Energiefeld wie oben beschrieben mit Dir ausfüllst, bist Du gut geschützt.

Auch die Übung *Die Tore der Winde schließen* ist hier sehr hilfreich. Du kannst außerdem bestimmte Körperhaltungen einnehmen, die Dein Feld verdichten. Hierzu findest Du mehr im weiteren Verlauf dieses Teils unter *Körperstellungen für mehr mentale und energetische Stabilität.*

Zentralseele

Von 2000 bis 2005 nahm ich an einer Forschungsgruppe am Institut von Dr. Franz Minister teil, bei der es um die Themen außerkörperliche Erfahrung und luzides Träumen ging. In dieser Zeit beschäftigten wir uns eingehend mit diesen Bewusstseinszuständen, erfuhren sie intensiv und arbeiteten mit ihnen. Wir erlebten damals in dieser Gruppe, dass Seele im außerkörperlichen Zustand wie eine amorphe Masse (Zentralseele jedes einzelnen) ist, die wie eine Gehirnzelle aussieht, und an deren ›Synapsen‹ die verschiedenen Inkarnationen mit ihren jeweiligen Körpern hängen. Diese Zentralseele wiederum ist wie ein klitzekleiner Teil der Weltenseele, die Du Dir dann wie ein Gehirn vorstellen kannst. Diese Weltenseele wiederum trägt das kollektive Bewusstsein allen Lebens, und über sie sind wir alle miteinander verbunden.

Im Zuge unserer Forschungen erfuhren wir, wie wir gleichzeitig auf verschiedenen Bewusstseins- und Existenzebenen existieren und die Informationen aus all diesen Ebenen gleichzeitig in die individuelle Zentralseele fließen. Das Wort Zentralseele habe ich so gewählt, weil in ihr alles zentral gespeichert ist und wir über sie Zugang zu allem, was wir sind, haben. Da hier alles multidimensional abgelegt ist, existiert keine zeitliche Dimension, alles ist jetzt und auch in allem enthalten.

Verantwortungsvoller Umgang mit veränderten Bewusstseinszuständen

Es steht uns eine unendliche Menge an Informationen zur Verfügung, und doch können wir als Mensch lediglich einen winzig kleinen Teil davon verarbeiten; deshalb filtern wir das für uns Wesentliche heraus und der Rest bleibt unbewusst und wird als nicht relevant abgelegt. Dieses Unbewusste ist in unserer Zentralseele gespeichert und muss bewusst angefragt werden. Würden wir die Informationen all unserer

Leben bewusst wahrnehmen, würde es unser Gehirn völlig überfordern und wir würden überschnappen.

In unserer Forschungsgruppe waren einige Teilnehmer, die die Absicht hatten, ihre Verbindung zur Schöpfung und ihr erworbenes Seelenwissen zu verstehen und zu integrieren. Diese Idee wurde von ihren Guides mit folgender Begründung als nicht machbar erklärt: Du bist so viel mehr, als Dein menschlicher Verstand in seinem Intellekt greifen kann. Dein Bewusstsein, das seit Anbeginn der Zeit in vielen Formen existiert, ist so groß, dass Deine Neuronen und Synapsen die Gateways zu diesem Wissen nicht herstellen können und es so zu einer vollkommenen Überladung Deines Gehirns und auch Deines Bewusstseins kommen würde. Eine eventuelle Derealisierung und Entpersonalisierung können wir nicht riskieren. Und so geben wir immer nur Bruchteile der Großartigkeit, die Du darstellst, frei, damit Du Dich immer besser verstehen kannst. Das ist zu Deinem eigenen Schutz. Selbstverständlich kannst Du Dir Stück für Stück immer mehr Deiner eigenen Existenz anschauen, doch immer nur so viel, dass Du es selbst integrieren und verstehen kannst.

Es passiert auch immer wieder, dass Menschen, beispielsweise auf Seminaren, ihre Kundalini-Energie (Sexualenergie) aktivieren und dadurch eine außerkörperliche Erfahrung erleben, bei der das Bewusstsein aus dem Körper hinausgeschoben wird. Dies ist nicht weiter schlimm, solange sich die Person gut wieder in sich verankern kann und sich dessen, was geschieht, im Moment bewusst ist. Es entsteht hingegen ein großes Problem, wenn man sich nicht wieder richtig in den eigenen Körper ›hineinsetzen‹ kann und dadurch eine Derealisierung eintritt. Oft passiert dies infolge von Fremdriten, die nicht Bestandteil des eigenen Kulturkreises sind, beispielsweise wenn Europäer schamanische Rituale in Südamerika praktizieren, die ein anderes Energiegefüge voraussetzen. Sollte Dir einmal so etwas passieren, habe die Absicht, Deinen Körper wieder vollständig nur durch Dich alleine zu bewohnen.

Ich erzähle Dir all dies nicht, um Dir Angst zu machen, sondern um Dir zu verdeutlichen, wie wichtig es ist, dass Du vorsichtig mit veränderten Bewusstseinszuständen wie außerkörperlichen Erfahrungen umgehst und dass Du immer mit geistiger Führung (Guides, Schutzengel usw.) arbeitest. Und wenn es Dich wirklich interessiert, aus dem eigenen Energiegefüge arbeitest, ohne den Einfluss von bewusstseinsverändernden oder energiegebenden Substanzen.

Was wir hier im Rahmen von *Zurück zum Ursprung* machen, ist sicher und ungefährlich für Dich. Wir gehen an die Bereiche heran, die für Dich in diesem Leben wichtig und dienlich sind. Unter anderem geht es dabei darum, von Dir abgespaltene Anteile zu Dir zurückzunehmen und Dich dadurch zu vervollständigen und in Deine volle Kraft zu kommen.

Spontane außerkörperliche Erfahrungen

Haben wir einen Überfluss an feinstofflicher Energie, kann es passieren, dass sich unser Bewusstsein lockert und auf Reisen geht. Dies kann im Extremfall auch in Form einer außerkörperlichen Erfahrung (AKE) stattfinden. Wenn Du intensiv mit Deinen Nadis und Chakren, Deinem Haupt-Chi und der

Verknüpfung von Mutter Erde und Vater Himmel arbeitest, kann es sein, dass Du solch eine außerkörperliche Erfahrung oder eine Astralreise machst und aus Deinem Körper einfach einmal hinausgehst.

Mach Dir dazu keine Gedanken oder Sorgen. Wichtig ist, dass Du weißt, wie Du wieder in Deinen Körper zurückkommst: Du benutzt dafür einen leichten Impuls wie beispielsweise diesen: »Ich möchte ganz sanft und stabil wieder zurück in meinem Körper sein.« Dieses Kommando reicht vollkommen aus, um in Deinen Körper zurückzukehren.

Wie gesagt, fürchte Dich nicht und hab einfach im Kopf, dass es nur diesen kleinen gedanklichen Impuls braucht, um wieder in Deinen Körper mit seinem normalen Wachbewusstsein einzutauchen.

In all den Jahren, in denen Menschen sich mit *Zurück zum Ursprung* beschäftigen, ist es äußerst selten passiert, dass jemand davon berichtet hat, dass er in Zusammenhang mit der Beschäftigung mit *Zurück zum Ursprung* eine AKE hatte.

Wir alle machen übrigens während des Träumens regelmäßig außerkörperliche Erfahrungen, indem wir einen Teil unseres Bewusstseins abspalten und in andere Realitäten eindringen. AKEs ereignen sich auch in Situationen, in denen Gefahr für Körper, Geist und Seele besteht, wenn wir ganz tiefe Angst haben oder auch beim Sex, wenn dieser entweder ungewünscht oder aber die Energie so hoch ist, dass mit dem Orgasmus und der Ekstase ein Austreten geschieht.

Sollte es Dir also tatsächlich einmal passieren, dass Du versehentlich aus Deinem Körper aussteigst, kannst Du ganz einfach in ihn zurückkehren, indem Du, wie oben beschrieben, den gedanklichen Impuls dazu gibst.

Zeit und Raum sind nicht linear

Unser Gehirn braucht die Linearität, um verstehen zu können. Zeit und Raum sind jedoch alles andere als linear. Ich kann aus meiner Erfahrung sagen, dass alles – alles – jetzt ist. Diese Gleichzeitigkeit ermöglicht es uns so beispielsweise, in ein ›vergangenes‹ Leben hineinzuschauen und Teile daraus in einer Rückführung wiederzuerleben oder auch in die Zukunft zu reisen. Der Blick in die Zukunft ist möglich, weil die Information bereits im Feld vorhanden ist. Wir können so ›fischen‹ gehen, wie man das in der Fachsprache nennt. Gemeint ist damit, dass wir sozusagen eine metaphorische Angel ins Feld reinhalten und schauen, welche Information sich uns jetzt als gerade wichtig zeigt.

Wir erlebten in unserer Forschungsarbeit außerdem, wie wir uns als Menschen mit anderen Seelen, die direkt neben uns stehen und in direkter Berührung mit uns sind, austauschen und tiefe gemeinsame Erfahrungen machen. Es ist auf der anderen Seite auch möglich, dass miteinander vertraute Seelen sich zeitversetzt ebenentechnisch ganz weit voneinander entfernen. Gerade, wenn Verbindungen in einem anderen Leben sehr tief waren, suchen Seelen dann sehr oft nach dem sogenannten Seelenpartner. Da dieser jedoch möglicherweise gerade auf einer anderen Ebene aktiv ist, kann es dann sein, dass in diesem Leben keine Begegnung stattfindet. Dann ist es so wichtig, sich vollkommen auf das Leben und neue Begegnungen einzulassen, da das Gefühl der Vollständigkeit auch mit jemandem, der uns noch nicht vertraut ist, geschehen kann.

Am besten ist es natürlich, Vollständigkeit durch sich selbst zu erfahren und nicht in irgendwelchen Abhängigkeiten, in denen Bedürfnisse befriedigt werden, hängenzubleiben. Dann können wir die Gesellschaft aller Seelen um uns herum richtig genießen und ohne Bewertungen das Potenzial des anderen erkennen und auch schätzen.

Das Ganze ist sehr, sehr multidimensional, denn es gibt so viele verschiedene Räume, in denen wir zusätzlich noch gleichzeitig existieren und die Informationen von einem Leben zum anderen über die Zentralseele zum Teil direkt vermittelt werden. Gerade über die Traumebenen finden wir oft sehr viele Hinweise, wie wir uns vervollständigen können. Wenn es eine Disziplin gibt, die wirklich wichtig für uns ist und aus der heraus wir uns selbst verstehen und mächtig viel lernen können, dann ist es das luzide Träumen, in dem wir Zugang zu all diesen Ebenen haben. Ich persönlich ziehe das luzide Träumen den außerkörperlichen Erfahrungen vor, da hier das Ego weniger Einfluss nimmt und der Wahrheitsgehalt der direkten luziden Erfahrung nicht dem eigenen Willen unterliegt, sondern klar und rein aus der Quelle kommt. Solltest Du Dich für diese Themen interessieren, empfehle ich Dir, Dich mit der Arbeit von Robert Bruce (Astraldynamik) zu beschäftigen.

Ekstase als natürliche Fähigkeit des Körpers

Unser Gehirn ist eine Realitätsmaschine, die in der Lage ist, sofort – wenn sie entsprechend funktioniert – in einen komplett anderen Bewusstseins- und Energiezustand zu wechseln. Wir wissen dies, weil man, wenn man mit der Energie des Körpers arbeitet, in einen hoch ekstatischen Zustand hineinkommen kann, für dessen Erreichung keinerlei von außen zugeführte bewusstseinserweiternde Substanzen wie psychoaktive Pflanzen oder Drogen nötig sind. Wir brauchen lediglich dafür zu sorgen, dass wir ein sehr hohes Energieniveau haben, das kontrolliert in unserem Körper fließt und die Belohnungszentren sowie entsprechende Drüsen erreicht.

Es ist wichtig, dass Du verstehst, welches Geschenk Du mit Deinem Körper bekommen hast. Unser Körper – eigentlich die Gesamtheit unseres physischen Körpers und unseres nicht-physischen Bewusstseinskörpers – ist in der Lage, diese Verbindung zur Ekstase, diesem Gefühl von Glück, Leichtigkeit, Liebe und Kraft, ganz allein aus sich heraus herzustellen. In unserem Körper können Seele und Geist, Himmel und Erde zusammenkommen. Dieser Zustand ist nur deshalb möglich, weil wir einen Körper besitzen, der auf der physischen Ebene existiert, um zu spüren, zu riechen, zu fühlen, zu sehen, zu hören und zu schmecken, am Leben teilzuhaben. Gleichzeitig können wir aufgrund unseres Bewusstseins, unserer Individualität des eigenen Geistes, entsprechend nach außen wirken, sodass wir über die eigene Schöpferkraft zur Schöpfung beitragen.

Deine ganz persönliche Schöpferkraft unterliegt Deinem Geist. Du wirst in diesem Buch viele Gelegenheiten haben, damit zu spielen und zu beobachten, wie viel Einfluss Dein Bewusstsein auf Deinen physischen Körper, Deine Energiekörper und Dein Umfeld hat.

Polarität

Wir leben in einer dualen Welt, zu der das fundamentale Element der Polarität gehört. Selbst in unserem Körper haben wir Polaritäten. Jeder von uns neigt energetisch entweder ins Positiv oder ins Negativ hinein. Wenn ich hier von ›positiv‹ und ›negativ‹ spreche, meine ich dies im Sinne von elektrischer Polarität und nicht im Sinne von ›gut‹ und ›schlecht‹. Wir besitzen auch Polarität in Form unseres Mann- oder Frau-Seins und in unseren weiblichen und männlichen Energien. Auch unsere Emotionen sind polarisiert.

Die Polarität in uns stellt sich über den Körper, unsere Emotionen, unsere Empfindungen und die ihnen zugeordneten Gefühle dar. Wenn es keine Polaritäten gäbe, wäre alles, was wir erleben, für uns nicht einzuordnen. Wir könnten den Unterschied zwischen heiß und kalt, schwarz und weiß, gut und schlecht, liebevoll und hasserfüllt, Mann und Frau, Opfer und Täter usw. nicht zuordnen. Würden die Polaritäten wegfallen, wäre Wachstum nicht mehr möglich.

Wir dürfen also das Thema Polarität durchaus als positiv betrachten! Wenn wir als androgyne Wesen ohne Herausforderungen im Paradies herumhüpfen und einen Apfel nach dem anderen vom Baum pflücken würden, wäre das sehr schnell sehr langweilig.

Unsere eigene Polarisierung hat ihre Berechtigung und kann und darf sich im Laufe der Zeit auch verändern.

Mentales Trainieren

Manifestation findet unter anderem durch Wiederholung und Erinnerung statt. Wenn ich beispielsweise lang im Flieger sitze und keine Möglichkeit habe, meine täglichen Yoga-Übungen zu machen, dann gehe ich sie Detail für Detail im Geist durch und stelle mir vor, wie ich die verschiedenen Körperhaltungen einnehme. In dem Augenblick, in dem ich in Gedanken die Realität nachbilde, stellt sich der Effekt auf Körper und Bewusstsein ein, auch ohne physische Umsetzung. Hierzu gibt es mittlerweile beeindruckende Studien, und im Berufssport ist Mentaltraining längst ein fester Bestandteil.

Ich stelle mir also eine Bewegung, die ich gut kenne, in ihrer vollkommenen Form vor, und mein Körper folgt dieser perfekten, im Geist angelegten Form. Hierdurch kannst Du natürlich nicht nur im Flieger Deinem Körper etwas Gutes tun, Du kannst durch mentales Trainieren (Mental Rehearsal) Dich auch darin unterstützen, dann, wenn es darauf ankommt, die bestmögliche Performance abzuliefern.

Mental Rehearsal funktioniert mit allen möglichen Dingen, zum Beispiel auch mit unserer Atmung, der optimalen Zungenstellung oder einer bestimmten Geisteshaltung. Und irgendwann dann ist Deine Atmung dauerhaft offen oder Deine Zunge liegt optimal, ohne dass Du Dich bewusst daran erinnern musst, wie es optimalerweise zu sein hat. Der Körper folgt dem Impuls. Es ist lediglich eine Frage der Disziplin und des Tuns. Wiederholung ist hier das Schlüsselwort. Dran denken, dran denken, dran denken, bis es von selbst läuft.

Die Grösse des eigenen Energiefeldes verändern

Dein Herz ist das Zentrum Deines Energiefeldes. Du kannst es als zentralen Punkt Deines Seins wahrnehmen, von dem aus das, was Du freigibst, wie eine Kugelwelle nach außen abstrahlt. Du kannst Deine Energie steuern und Dein Energiefeld, das normalerweise einen Durchmesser von etwa achtzehn Metern hat, in seiner Größe verändern. So kannst Du Dich beispielsweise in einer Gesellschaft, in der Du Dich befindest, zum Verschwinden bringen. Indem Du Deine ganze Resonanz nach innen nimmst, wird keiner wirklich wahrnehmen, dass Du da bist. Auf diese Weise kannst Du Dich bei Bedarf in Dich selbst zurückziehen. Selbstverständlich kannst Du Dein Energiefeld auch ausdehnen, beispielsweise indem Du zu Dir selbst sagst: »Mein Feld ist unendlich und erreicht das Ende dieses Universums. Es dehnt sich ganz sanft und liebevoll aus.«

Du kannst Deine Energie übrigens nicht nur im Raum, sondern auch in der Zeit ausdehnen – je nachdem, wie offen Du für Deine eigenen Möglichkeiten bist, und natürlich auch entsprechend der Absicht, die Du hast. Die Ausdehnung geht ganz leicht und ist nicht erschöpfend, solange sie in Liebe, Freude und Mitgefühl stattfindet. In dem Augenblick, da sie sich über Willen, Durchsetzungsvermögen oder Übergriffigkeit ausdehnt, strengt das an und Du musst diese Anstrengung über Deine Aufmerksamkeit aufrechterhalten. Irgendwann bricht das Energiefeld dann zusammen.

Raum einnehmen

Es ist wichtig, dass wir den uns zugedachten Raum in unserem Leben einnehmen. Ich teile gleich eine Übung mit Dir, bei der es darum geht, Dich in Deiner Energie zu zeigen, Deinen Platz im Leben einzunehmen, Dich weiter nach außen auszudehnen und anders wahrgenommen zu werden – als potenzieller Partner, Abteilungsleiter, was immer Du Dir für Dich vorstellst. Wenn Du Dich mit der Welt verbinden, Dich mit allem zeigen möchtest, was Dich ausmacht, Dich in Deinem eigenen Sein, Deiner Individualität mitteilen möchtest und gleichzeitig damit spielen willst, wie die Welt auf Dich reagiert, kannst Du dies ganz einfach tun. Du musst lediglich in der Lage sein, ein klares Signal zu geben und Dich nach außen auszudehnen. Hier kommt die Anleitung, zuerst für die Damen und dann für die Herren. Es ist absolut nicht zu empfehlen, die Übung des jeweils anderen Geschlechts zu machen.

Für die Damen: Nimm kurz bewusst wahr, wie Du Dich gerade fühlst. Geh dann in Kontakt zu Mutter Erde und Vater Himmel. Lege hierzu die Fingerspitzen Deiner beiden Zeigefinger rechts und links auf das kleine, hervorstehende Knöchelchen hinter dem Ohr, das auf Druck etwas sensibel reagiert, und verbinde Dich mit Deinem Sexualchakra. Das Halten dieser Punkte führt dazu, dass Du beginnst, Dich auszudehnen.

Fühle, wie sich Dein Energiefeld erweitert, Du ein gewisses Lustgefühl und den Impuls bekommst, Dich in Deiner Weiblichkeit darzustellen. Spüre, welche Schwingungen aus Deinem Körper kommen – auf der Herzensebene die pure Liebe und auf der Sexualebene eine Vibration, die sehr individuell ist. Die auf Deine persönliche Weise sagt: »Hallo, hier bin ich, ich – Frau! Mit allem, was ich bin.«

Spüre die Ruhe, in der Du bist, und welche Verbindung Du mit der Umwelt hast, wie Du alles so sein lassen kannst, wie es ist, ohne es verändern zu wollen. Weil Du in Dir ruhst, darf alles andere auch existieren, auf seine eigene Art und Weise. Das ist ein wirkliches Teilen des Lebens. Du ruhst in Dir, dadurch ziehst Du Menschen an, die ebenfalls in sich ruhen, und gemeinsam könnt ihr eine wunderbare Zeit haben – ohne etwas zu wollen, ohne sich gegenseitig ausgleichen zu müssen, ohne Bedürftigkeit und ohne die Energie des anderen zu brauchen.

Viele Frauen haben über die Jahre (und den sozialen Wandel) den Kontakt zu ihrer Weiblichkeit verloren. Spiele wieder einmal damit! Solltest Du beim Durchführen der Übung nichts fühlen, hast Du höchstwahrscheinlich noch nicht den richtigen Punkt hinter den Ohren gefunden.

Der beschriebene Zustand hält zwei bis drei Stunden an, wenn Du die Übung intensiv machst. Je länger Du die Punkte hinter den Ohren hältst, desto tiefer gehst Du in diese Erfahrung hinein, und desto länger bleibst Du in ihr. Entscheide also selbst über Intensität und Zeitdauer.

Für die Herren: An der Außenseite Deiner Handgelenke (das ist die Seite Deines kleinen Fingers) befindet sich jeweils ein Knöchel, der auf Druck empfindlich reagiert. Drücke mit dem Daumen der rechten Hand auf den Knöchel der linken Hand und umgekehrt und verschränke damit Deine Hände ineinander.

Geh in die Verbindung mit Deinem Sexualchakra sowie mit Mutter Erde und Vater Himmel, und fühle, wie sich

Dein Energiefeld ausdehnt und die Energie stark zu fließen beginnt, insbesondere über die Augen. Es ist eine Energie, die sagt: »Schau mich an, hier bin ich in all dem, was mich ausmacht, mit meiner ganz eigenen Qualität.« Du wirst stabil wie ein Baum, strahlst viel Energie nach außen, nimmst mehr Raum ein und kannst Dich besser durchsetzen.

Durch Deine Verbindung der Dreieinigkeit – Du, das Kind, Mutter Erde und Vater Himmel – fahren Erd- und Sexualenergie richtig hoch. Sie erreichen dann automatisch Dein Herz, das Organ des Feuers, das dann seine Liebe und seine ganz eigene authentische Qualität mit der Umwelt teilt.

Spüre, in welcher Ruhe Du bist und welche Verbindung Du mit Deinem Umfeld hast, wie Du alles sein lassen kannst, wie es ist, ohne es verändern zu wollen. Weil Du in Dir ruhst, darf alles andere auch existieren, auf seine eigene Art und Weise. Das ist ein wirkliches Teilen des Lebens. Du ruhst in Dir, dadurch ziehst Du Menschen an, die ebenfalls in sich ruhen, und gemeinsam könnt ihr eine wunderbare Zeit haben – ohne etwas zu wollen, ohne sich gegenseitig ausgleichen zu müssen, ohne Bedürftigkeit und ohne die Energie des anderen zu brauchen.

Körperstellungen für mehr mentale und energetische Stabilität

Die Körperstellungen für mehr mentale und energetische Stabilität, die ich Dir hier zeigen möchte, kommen aus dem Bereich der Kampfkunst und der intuitiven Energetik. Mithilfe verschiedener Körperkorrekturen kannst Du dafür sorgen, dass Du energetisch stabiler bist. Besonders hilfreich ist es, diese Haltungen zu trainieren, um sie dann in Krisenmomenten automatisch einzunehmen.

In unserem Kulturkreis stehen wir gern mit leicht nach außen gedrehten Füßen und durchgestreckten Knien – Kaiser Friedrich lässt grüßen. In dieser Haltung fließt jedoch keine Energie, und wir sind leicht angreifbar.

Dreh, im Sitzen oder im Stehen, Deine Zehen leicht nach innen und die Fersen etwas nach außen. Verlagere nun Dein Körpergewicht auf die Außenkanten Deiner Füße, sodass es Deine Knie leicht nach außen drückt. Dabei zieht sich automatisch das Fußgewölbe nach oben. Die beiden großen Zehen sollten dabei locker auf dem Boden bleiben.

Entspanne nun leicht Deine Knie. Das geht besonders einfach, wenn Du den Po ein bisschen zusammenkneifst, Deinen Bauchnabel etwas Richtung Wirbelsäule ziehst und dabei das Schambein ein wenig (1–2 cm) nach oben kippst. Achte darauf, dass Deine Zunge entspannt im Mund liegt und ihre Spitze leicht hinter den oberen Schneidezähnen anliegt. Lass dann Deinen Blick mit aufrechter Wirbelsäule auf einer Ebene zum Horizont schweifen. Du kannst dabei Deinen Kopf nach links und rechts drehen, doch schau nie nach oben oder unten, da sonst die Krümmung Deiner Wirbelsäule dafür sorgt, dass Du wieder energetisch instabil wirst.

Wenn Du nun in Dich hineinspürst, wirst Du merken, wie Chi in Deinen Körper hineinkommt und die Energie im Körper auf und ab fließt. Es fühlt sich bisschen so an, als würde Dich ein kleiner Faden vom Scheitelpunkt aus nach oben ziehen. Nimm wahr, wie die Energie sich aufbaut.

Nimm nun die Füße wieder auseinander und beobachte, was passiert. Spürst Du, wie Du wackelig und instabil wirst und die Energie nachlässt? Geh jetzt ein weiteres Mal in die Körperstellung, die ich Dir gerade gezeigt habe – Zehen zueinander, Gewicht auf die Fußaußenkante, Knie leicht gebeugt, Schambein nach oben, Blick zum Horizont – und spüre, wie die Energie erneut steigt. Benutze diese Haltung im Sitzen, Stehen oder Gehen zu Deiner eigenen Unterstützung, wenn Du mit negativen Neuigkeiten oder einem verbalen Angriff konfrontiert wirst.

Wenn Du diese Haltung regelmäßig übst, wirst Du merken, dass Du die Fußstellung nach einer gewissen Zeit nicht mehr brauchst, um in den Zustand der fließenden Energie zu kommen. Es reicht dann, Dich in das Gefühl dieser Körperstellung zu begeben.

Kleine Kinder benutzen übrigens diese Art des Gehens und Bewegens auf ganz natürliche Weise. Sie haben jede Menge Energie und stürzen selten, weil sie mehr Stabilität im Zentrum haben. Leicht nach innen gedrehte Füße zu haben, ist eine ganz natürliche Fußstellung. In Süd- und Mittelamerika beispielsweise gehen sehr viele Menschen so – und sie haben sehr viel Energie! In der Kampfkunst wird diese Fußhaltung für mehr Stabilität genutzt. Im Qi Gong auch, um das Chi im Körper fließen zu lassen.

Probiere diese Haltung einmal in der Gegenwart von jemandem aus, der Dir viel Stress bereitet. In dem Augenblick, in dem Du Dich in die Körperstellung und damit in die Energie hineinbegibst, verliert der andere die Absicht zum Angriff oder des Energiegewinns durch Dich, weil er durch Deine Haltung in die Reflektion des eigenen Ichs kommt und damit

mit sich selbst konfrontiert wird. Dadurch löst sich seine Absicht auf. Viel Spaß dabei!

Ich habe diese Körperhaltung einmal in der direkten Körperarbeit herausgefunden und finde sie eine super Lösung, da wir, wenn wir mit etwas Mentalem konfrontiert werden, oftmals nicht die Schlagfähigkeit haben, zurückzukontern. Durch das Physische in der Haltung der Übung brauchst Du nichts Mentales. Dein Körper ist immer da. Nutze ihn.

Frieden sein

So schnell passiert es, dass wir aus der Balance geraten, oft in Bezug auf Situationen aus der Vergangenheit oder mögliche Erfahrungen in der Zukunft. Optimalerweise sollten wir von uns sagen können: »Ich bin im Frieden mit dem Hier und Jetzt. Ich bin im Frieden mit der Vergangenheit, und ich schaue voller Freude in die Zukunft.« In welchen Bereichen bist Du schon in diesem Zustand? In welchen noch nicht? Oftmals triggern zwischenmenschliche Beziehungen, gesundheitliche Themen, finanzielle Situationen oder energetische Muster aus unserem Familienfeld großen inneren Unfrieden.

Der wichtigste Frieden ist der Frieden mit Dir selbst – mit Deinen Handlungen, Deinen Erfahrungen, Deinem Leben. Er sorgt dafür, dass Du völlig in der Ruhe und im Gleichgewicht bist und Dich die Dinge, die um Dich herum passieren oder passiert sind, nicht mehr stören.

Wenn wir in Unfrieden geraten, ist oft Vieles zusammengekommen, das wieder in Fluss gebracht werden muss. Hier ein kleiner Vergleich: Gerodete Bäume werden in Kanada oft in einen Fluss geworfen, dessen Strömung sie dann bis zur Schneidestation oder zum Ort des Abtransportes bringt. Während die Stämme im Wasser treiben, kann es passieren, dass sie sich an verschiedenen Punkten ineinander verkeilen und eine Art Stau entsteht.

So ähnlich kann es auch in unserem Leben passieren – wir verhaken uns manchmal. Für das Ent-Haken ist es wichtig, den zentralen Punkt im Gewirr zu kennen, bei dem wir ansetzen können, um das Ganze wieder in Fluss zu bringen. Die kanadischen Holzfäller fliegen dazu mit dem Hubschrauber über den ›Baum-Stau‹ und sehen aus dieser Perspektive genau, wie sie die Baumstämme wieder in Bewegung bringen können. Deine Intuition ist Dein Hubschrauber. Sie gibt Dir den Hinweis dazu, wo Du verhakt bist. Um mit Deiner Intuition zu arbeiten und an diesen Hinweis zu kommen, brauchst Du allerdings innere Ruhe. Und damit Du in die Ruhe kommen kannst, brauchst Du Vertrauen, insbesondere zu Dir selbst.

Halte Dir vor Augen, dass Du hier und jetzt am Leben bist, das heißt, Du hast in diesem Leben bereits absolut gewonnen. So kannst Du auch darauf vertrauen, dass Du wieder gewinnen wirst und Dein Leben erneut in Fluss kommen wird – und trau Dir zu, dass das ganz leicht gehen kann!

Steh einmal auf und fühle in Dich und Deinen Körper hinein. Erlaubst Du Dir, in vollkommenem Frieden zu sein? Was würde es für Dich bedeuten, wenn Du im Frieden wärst? Wie viel Freiheit würde daraus entstehen? Was würde es für andere bedeuten, wenn Du im Frieden bist? Welche Verantwortung ergäbe sich daraus? Viele Menschen haben eine große Sehnsucht nach innerem Frieden, es fällt ihnen jedoch schwer, ihn sich zu erlauben.

Wir bewegen uns in einer Gesellschaft des Unfriedens – im religiösen, wirtschaftlichen, sozialen und familiären Bereich. Was spürst Du, wenn Du in diese Bereiche hineinspürst? Ist es wichtig? Was hat es mit Dir zu tun? Wie fühlst Du Dich in Bezug auf Deinen Frieden in dem Raum, in dem Du gerade bist? Fühlst Du Dich dort wohl, wo Du bist?

Geh nun einmal in die Knie. Wie viel Kraft hast Du? Wie ist Deine Balance, wie gut kannst Du auf einem Bein stehen? Über den Körper können wir ein tiefes Vertrauensverhältnis aufbauen. Wenn mehr Energie im Körper fließt, fallen uns unsere Bewegungen leichter, wir haben mehr Energie in den Beinen, sind stabiler im Beckenbereich, aufrechter und mehr in der Balance. Erlaube Dir, Deinem Körper vollkommen zu vertrauen. Vertraue darauf, dass er weiß, was er tun muss, wenn Du ein Kommando gibst. So wächst Dein Selbstvertrauen immer mehr, auch dahinein, dass Dein Unterbewusstes genau weiß, wo es hinmuss, um die Knötchen aufzumachen – oder die Verhakungen, um im Beispiel der Baumstämme zu bleiben.

Spür die Stille, die mit dem Vertrauen einhergeht. Wie fühlt es sich an, wenn alle Verhinderungsprogramme, die Dein Vertrauen in Dich selbst stören, plötzlich wie weggewischt sind? Wie fühlt es sich an, zu wissen, dass Dein Körper auf Deine Kommandos reagiert und Du ihm absolut vertrauen kannst, hierdurch Dein Selbstbewusstsein steigt und Deine Ausrichtung automatisch erfolgt, sodass Du ganz entspannt in Dir selbst ruhen kannst? Wie fühlt es sich an, in dieser Ruhe das Leben ganz leicht, ganz liebevoll zu betrachten? Dich ganz liebevoll zu betrachten? Wie fühlt es sich an, wenn Du Dich in Deinem Alltag selbst verwöhnst und immer achtsamer und liebevoller mit Dir umgehst? Wenn Du einmal wieder für Dich selbst atmest? Ein Mensch, der sich vollkommen liebt, wird nicht krank.

Wie fühlt es sich an, durch Deine Selbstliebe tiefste Heilung zu erleben? Wie fühlt es sich an, die Achtsamkeit im Alltag entwickelt zu haben, die dafür sorgt, dass Du immer mehr und mehr zu Dir selbst kommst? Wie fühlt es sich an, für die Menschen um Dich herum der lebende Ausdruck von Freude, Frieden und Selbstliebe zu sein?

Spüre den Frieden und die Ruhe in Dir, dieses bewusste Sein – und genieße.

Seele leben

Da wir in unserem Leben so oft ganz weit weg von uns sind und immer wieder nur noch im Verstand leben, ist es von Vorteil, wenn wir uns verschiedene Techniken zunutze machen, die uns helfen, in tieferen Kontakt mit unserem Seelenbewusstsein zu kommen. Im Nachfolgenden findest Du eine Möglichkeit, dies zu tun. Da jeder von uns anders ist und individuelle Herangehensweisen benutzt, stehen Dir gerade für dieses Thema verschiedene Möglichkeiten zur Verfügung.

Du kennst bestimmt dieses klare Gefühl, dass etwas richtig oder falsch (aber nicht unbedingt logisch) ist, gegen das sich schließlich oft unser Kopf durchsetzt, weil er eine andere Vorstellung davon hat, wie die Dinge sein sollten. Im Nachhinein müssen wir dann immer wieder feststellen, dass wir eine falsche Entscheidung getroffen haben. Sicher hast Du aber auch schon erlebt, wie sich ganz leicht eins zum anderen fügt, wenn wir der Führung unserer Seele vertrauen. Beim Motorradfahren erlebe ich es oft, wie es ist, wenn die Seele vollkommen steuert. Ich fühle dann, was in den nächsten Kurven kommt, und merke bereits vorher, wenn etwas nicht ganz ›koscher‹ ist und zum Beispiel Kies auf der Straße liegt. Meine Seele bzw. meine Intuition hat die Führung übernommen und sagt mir, wenn nötig: »Hallo! Sei achtsam, pass auf!«

Eines der kraftvollsten Dinge, die wir in unserem Leben lernen können, ist, unsere Seele wieder hinter das Steuerrad unseres Lebens zu setzen und hinzuhören, was wirklich wichtig ist, was sich richtig anfühlt, und dahinein ganz tief zu vertrauen. Lass uns also die Seele einladen, immer mehr das Steuer zu übernehmen, sodass unser Leben leichter und der Umgang miteinander wieder so richtig menschlich wird.

Was meine ich mit Menschlichkeit? Für mich ist es die Empfindung des Mitgefühls im Erleben der Umwelt meines Gegenübers, in einer tiefen Verbindung und gleichzeitig in einer absoluten Wertschätzung allen Lebens zu sein. Dazu gehört für mich die Bereitschaft, zur Hilfe zu stehen, wenn von außen gefragt wird, ohne jedoch auf eigene Faust eingreifen zu wollen. Ganz im Sinne des Wu Wei, des Nicht-Tuns und Nicht-Wollens, geht es für mich darum, aktiv zu beobachten, nur zu handeln, wenn es gebraucht und darum gebeten wird, und dann in den Zustand des aktiven Beobachtens zurückzukehren.

Nimm Dir einmal einen Moment Zeit, bewege Dich im Raum und komm mit Dir in Kontakt. Wie viel Leichtigkeit, wie viel Natürlichkeit, wie viel Menschlichkeit und wie viel bewertungs- und urteilsfreie Beobachtung lässt Du in Deinem Leben zu? Kannst Du Dich an Ereignisse in der Vergangenheit erinnern, bei denen Du nicht auf Deine Seele gehört und auf die Gewinn-Verlust-Rechnung Deines Kopfes vertraut hast – und Du Dich schließlich gegen das, was Dein Bauch Dir gesagt hat, entschieden hast? Wie war das Resultat?

Wir leben in einer Gesellschaft, die den Intellekt, das Wissen und die Methode fördert, damit die Strukturen, in denen wir leben, funktionieren – basierend auf unserem erlernten Glauben, dass wir sie brauchen. Gleichzeitig entfernen wir uns durch all das, was heute auf uns einströmt und womit wir informiert werden, immer weiter von dem, was uns wirklich ausmacht. Wir sind von all den vielen Reizen, denen wir den ganzen Tag lang ausgesetzt sind, überfordert, und versuchen, sie zuzuordnen, um irgendwie unseren Platz in diesem Tohuwabohu zu finden. So mancher Mensch stellt sich dann die Fragen: Wo gehöre ich überhaupt hin? Wo ist mein Platz? Die Antwort ist einfach: Du bist im Zentrum Deiner Wahrnehmung und damit der Mittelpunkt Deiner Welt. Du interpretierst und dokumentierst dieses Leben und entscheidest, was wichtig ist und wohin Du gehst.

Verbinde Dich einmal mit Deinem Zentrum, komm in die Ruhe und nimm von hier aus Kontakt mit allem auf, was ist. Wenn Du Dir das vollkommen zugestehst, spürst Du klar, wohin es Dich zieht und wovon es Dich wegdrückt, worauf Du Dich zubewegen möchtest oder was nicht passt – und Du beginnst, immer mehr Dich selbst, Dein Bewusstsein, Deine Seele zu hören. Ich ermutige Dich, immer mehr und immer öfter in Deine Mitte zu kommen. Steh nicht mehr am Rand, wenn Du Dein Leben betrachtest, sondern geh direkt ins Zentrum. Dies hat nichts mit Egozentrik oder Narzissmus zu tun. Das Leben entsteht und geschieht durch Dich hindurch und um Dich herum.

Lass uns nun die Seele, das göttliche Bewusstsein, einladen. Hierzu musst Du zunächst all Deine Körper in die Überlappung bringen. All unsere Körper – physischer Körper, ätherischer Körper, Astral- oder Emotionalkörper, Mentalkörper, Kausalkörper, spiritueller Körper, Lichtkörper usw. – haben einen gemeinsamen Zentralpunkt im Zentrum unseres Herzens. Wenn sie dort einrasten und damit alle überlappen, sich verankern und ineinandergreifen, dann fühlen wir uns voll, sind komplett in der Ruhe und in einem Zustand des Hörens und Da-Seins. Gib einfach den Gedankenimpuls und spüre nach, was passiert. Spürst Du die tiefe, liebevolle Ruhe, die in Dir entsteht?

Wundere Dich nicht, wenn während dieses Prozesses ein Moment der Trauer, der Erinnerung, der Verzweiflung oder auch der Verärgerung entsteht. Oftmals verurteilen wir uns selbst dafür, dass wir so lange gebraucht haben, um an diesem Punkt anzukommen. Wir fragen uns, was wir denn eigentlich die ganze Zeit gemacht (oder nicht gemacht) haben. Nimm diese Emotionen und Gedanken an, akzeptiere sie. Es ist egal, was Du gemacht hast. JETZT bist Du hier und das ist großartig und genau richtig. Mach Dich nicht selbst klein. Es gibt keinen falschen oder richtigen Moment. Alles, was in Deinem Leben bisher passiert ist, hat sich auf diesen Augenblick hin entwickelt. Wärest Du Deinen Weg nicht auf Deine eigenen Weise gegangen, wärst Du nun nicht hier. Sei also dankbar und freue Dich über alles, was Du in der Vergangenheit erlebt hast, denn es ist der Nährboden dafür, dass jetzt etwas Neues entstehen kann.

Ankommen. Hier. Immer mehr. Fühl Dein Zentrum, spüre Dich in Deinem Unterleib, Deinem Bauchraum und Deinem

Herzraum. Spüre die Verbindung, Klarheit und Konzentration, die damit einhergehen.

Auf das Ankommen folgt nun die Ausdehnung. Gib Deinen Energiekörpern jetzt den Impuls, Kontakt mit der Umwelt aufzunehmen. Spüre, wie Du Dich ausdehnst und viel weiter wirst. Wenn Du erst einmal so richtig bei Dir bist, geht jeder Impuls ganz schnell und es gibt keine Verzögerung mehr. Die Richtung, in die Du Dich ausdehnst, ist schon da, bevor Du sie gedacht hast. Und auch die Bewegung ist schon da.

Es braucht das Ankommen und Ausdehnen, damit wir Seele in jedes Molekül, jede Schwingung, jede Faser, jedes kleinste Teilchen unseres Körpers und unser Bewusstsein bringen können. Das heißt nicht, dass das vorher nicht da war – stelle es Dir eher so vor, dass die Verbindungen wie ›taub‹ waren, weil das Tages- oder Ego-Bewusstsein so viel mehr Präsenz hatte und wir uns buchstäblich aus dem Leben herausbetäubt haben.

Jetzt geht es nach Hause. Nimm Dir ein paar Minuten Zeit, dieses Bewusstsein der Vollständigkeit, das Du gerade spürst, wahrzunehmen. Es ist etwas ganz Besonderes. Gib Dir diesen Raum und geh tief mit Dir selbst in Kontakt.

Du hast Dich selbst erträumt

Wir träumen unser Leben. Du hast Dich in dieses Dein Leben hineingeträumt, in Deine Familie geträumt. Deine Seele wusste, was passieren würde, sie hat es vorher schon geplant. Bevor wir in ein Leben hineingehen, treffen wir vorgeburtliche Absprachen mit allen Menschen, mit denen wir während unserer Inkarnation engere Berührung haben. Wir gehen dann in unseren Inkarnationen in verschiedene Blickpunkte und Rollen zu einem übergeordneten Thema, das wir oft als Karma bezeichnen. Dabei erleben wir eine bestimmte Situation aus verschiedenen Rollenperspektiven heraus, beispielsweise das Thema Betrug aus der Rolle des Opfers, des Täters, des Zeugen, des Retters, des Büßers oder des Heilers.

Wenn man dies gänzlich versteht, kann man viel tiefer lieben. Du hast mit den Seelen, die Dir heute als Menschen die größten Probleme machen, die Abmachung getroffen, dass ihr diese Themen miteinander erleben und ausleben werdet. Verstehst Du erst einmal, dass diese Menschen Deine Trainingspartner sind und Dir gegenüber Eure Absprache einhalten, kannst Du viel leichter die Liebe jenseits des sich auf der dreidimensionalen Ebene entfaltenden Dramas spüren.

Ein ›Täter‹ beispielsweise gibt Dir die Gelegenheit, Dich aus der Opferrolle heraus wahrzunehmen und Dich daraus zu befreien und noch darüber hinaus: Er gibt Dir die Möglichkeit, Dich aus Deinen karmischen Zyklen zu befreien. Das biblische Thema des ›Halte auch die andere Wange hin‹ bekommt durch das Verstehen eine viel tiefere Erkenntnis über Dich und die Dynamiken, die Du lebst und erlebst.

Wenn vorher nicht auf einer genetischen Ebene eine negative Disposition da war, hat Dein Traum Dich und Deinen Körper nach Deinem Bauplan in aller Perfektion erschaffen. Dein späteres Erleben mit all seinen Erfahrungen hat Dich dann eventuell mit Verletzungen geistiger oder physischer Natur konfrontiert, die sich auf Deinen Körper mit all seinen Ebenen ausgewirkt haben. All dies kann jedoch wieder in seine ursprüngliche, perfekte Form zurückgebracht werden.

Wir erträumen unser Leben nicht nur in der Vorbereitung auf unsere Inkarnation, wir erträumen es auch jeden Tag während unserer Inkarnation. Da wir prä-kognitive Wesen sind, das heißt, unser Leben und seine Erfahrungen bereits im Voraus wissen (leider jedoch aufgrund unserer Wahrnehmungsfilter nicht bewusst wahrnehmen), träumen wir auch unsere zukünftigen Geschehnisse voraus. Wir geben also die Richtung vor, die wir später einschlagen, und gehen damit manchmal ein Risiko ein. Würden wir unsere Prä-Kognition wirklich nutzen, würden wir viele Momente vermeiden, die später Leid erzeugen. Der wichtige Teil hierin liegt im Wahrnehmen des Traumes, da aus ihm alles entsteht. In dem Moment, da Du das verstehst, kannst Du Dich wieder gesund und vollständig träumen.

Entpuppt sich unser Leben als nicht nur schön und genussvoll, hat das oft damit zu tun, dass wir alles Mögliche an Begrenzendem mit uns herumschleppen. Alte karmische Verpflichtungen, abgespaltene Seelenanteile, verlorene Körperteile, (vor-)geburtliche und frühkindliche Belastungen und Traumata wirken sich stark darauf aus, mit welcher Energie wir unserem Leben begegnen und wie wir es gestalten. Jedes Thema für sich genommen und die Kombination aller Themen noch viel mehr halten uns oft weit von unserer eigenen, wirklichen Tiefe fern. Aus dieser Tiefe und ihrer bewussten Wahrnehmung jedoch können wir unser Leben bewusst gestalten und erschaffen, uns selbst und das, was wir nach außen ausdrücken und ins Leben hineingebären.

Wenn Du Dein Leben bewusst erträumst, dann lass beim Träumen auch noch Platz für Wunder. Öffne Dich für sie und erlaube dem Universum, das vielleicht noch viel schönere und größere Pläne für Dich hat, Dir diese Wunder zu schenken! Konkret bedeutet das: Du gehst in eine vollkommen klare Absicht in Bezug auf das, was Du Dir für Dein Leben wünschst, und forderst diese ein. Im Anschluss daran lässt Du dann vollkommen los und legst die Aufgabe als erledigt ab – mit einem Gefühl der tiefen Dankbarkeit, dass das, was Du brauchst, bereits geschehen ist.

Während ich das Buch hier schreibe, bin ich in tiefem Kontakt mit meinen Lesern, also auch mit Dir, und ich spüre jetzt bereits ihre Neugierde und Vorfreude. Bewusste Kreation macht Spaß, und wenn wir erst einmal begriffen haben, wie einfach das Ganze geht, dann hält uns nichts mehr auf.

Leben nach dem Tod

Wie es nach dem Tod weitergeht, hängt vom Glaubenssystem des Einzelnen ab. Denk daran, Deine Seele ist frei. Wenn Dein Bewusstsein jedoch nach dem Tod noch sehr eng mit Deinem gelebten Leben verknüpft bleibt und Dein Egobewusstsein noch stark und selbstgerecht davon überzeugt ist, dass es nach dem Tod kein Leben gibt, dann kann eine Erdgebundenheit das Ergebnis sein. Erdgebundene Seelen gibt es viele und grundsätzlich ist es auch kein Problem, erdgebunden zu sein, wenn man noch etwas zu erledigen hat und auch weiß, dass es danach weitergeht. Ist das Bewusstsein jedoch auf einen neuen Körper ausgerichtet, fürchtet aber den Übergang ins Licht, kann es sein, dass man sich einen anderen Körper zu eigen macht. Das wäre dann eine Besetzung. Auch hierfür gibt es Absprachen, und wenn man Besetzungen ablöst, sollte man vorher immer danach gesehen haben, welche Verbindung zwischen dem Besitzer des Körpers und der Besetzung besteht.

Mit den Ängsten des Menschen in Bezug auf das Leben nach dem Tod wird extrem gespielt, beispielsweise dadurch, dass die Kirche, um die Glaubenden an sich zu binden, irgendwann die Absolution erschaffen hat, die dem Menschen suggerieren sollte, dass (nur) die Kirche ihn frei macht und er nur durch sie in den Himmel kommt.

Der Himmel ist lediglich ein Konzept, und die Hölle genauso. Wenn Du also mit der Überzeugung stirbst, den ›Himmel‹ nicht verdient zu haben und ein schlechter Mensch gewesen zu sein, gehst Du nach dem Tod in einen energetischen Bereich, der eher dunkel ist und niedrig schwingt. Nicht, weil Du wirklich schlecht oder böse warst, sondern weil Deine eigenen Überzeugungen, Dein eigenes Glaubenssystem, in der nicht-materiellen Welt den Raum und die Form schaffen, die zu Deinen Überzeugungen passt und bestimmt, wo Du mit Deinem Bewusstsein hingehst. Wenn also Dein Glaubenssystem sagt, dass es nach dem Tod ins Grab geht und dass es das dann war, dann kann es sein, dass das genau das ist, was Dein Bewusstsein macht und dort für eine Weile verhaftet bleibt, bis es jemand an seine göttliche Natur erinnert und es aus seinem bestehenden Zustand herausholt.

Nach vielen außerkörperlichen Erfahrungen wurde mir klar, dass Raum und Zeit, Form und Funktion von Dir in diesem Zustand vorgegeben werden. Doch diese Vorgabe unterliegt Deinem Glaubenssystem. Wenn Du glaubst, Jesus wird Dich an der Himmelspforte abholen, so wird genau das geschehen. Wenn Du glaubst, Deine Liebste oder Dein Liebster, der oder die vor Dir gegangen ist, wird auf Dich warten, dann wird das so sein. Ich könnte hier noch Tausende Beispiele geben, da jeder von uns ein eigenes Glaubenssystem hat. Des einen ist lichtvoll, des anderen voller Schatten und Dunkelheit. Sei Dir also bewusst, dass es eine der großen Aufgaben des Lebens ist, sich auf einen lichtvollen Tod und eine liebevolle Heimkehr einzustellen und sämtliche Ängste und Befürchtungen davor abzulegen. Am einfachsten tust Du das, wenn Du einmal rekapitulierst und erkennst, dass Du lebst, atmest, vibrierst und das als ein Geschenk annimmst. Dankbarkeit ist der Schlüssel zur Liebe, in der wiederum das Wissen um das Licht liegt.

Ins Tun kommen

Ein neues Leben braucht viel Mut und Deinen absoluten Willen sowie die Verpflichtung und das Bekenntnis Dir selbst gegenüber, dass Du Dich dafür entschieden hast.

Doch was ist das, ein neues Leben, und was geht damit einher? Für mich war es die Entscheidung, nicht mehr den herkömmlichen Weg eines gewöhnlichen Lebens zu gehen. Mich vollkommen auf das, was ich in mir trage, einzulassen und nicht konform nach den Regeln der Gesellschaft einen 9-to-5-Job zu machen, der mich zwar sicherlich ernährt, mich jedoch niemals zufriedengestellt hätte. Menschen hinter mir zu lassen, die sich im Kollektiv immer schön über alles und jeden beschwert haben und die Verantwortung für ihr Leben und die Momente, die sie erleben, immer wieder im Außen sehen wollten. Und ganz klar die Nörgler und Zweifler, die wenig geregelt kriegen, jedoch einen großen Teil der Menschheit ausmachen, loszulassen. Selbst aus dem Nörgeln und Zweifeln bewusst auszutreten und auch darauf zu achten, nicht wieder in dieselbe Falle und dasselbe Fahrwasser zu gelangen, da dieses Kollektivbewusstsein täglich mehr und mehr über die Medien genährt wird. Seien wir doch mal ehrlich, der Staat will keine selbstständig denkenden Menschen. Er möchte sie konform nach seinen Regeln, unterwürfig und gefügig. Voller Angst und Ohnmacht, dann kann er sie gut über seine Medienmaschinerie steuern und informieren. Die letzten Jahre haben uns ja ein gutes Bild davon vermittelt.

Als Intuitive und Klangheiler in einer Leistungsgesellschaft, die schulmedizinisch geprägt ist, zu arbeiten, stellt Dich vor Herausforderungen. Das fängt damit an, dass Dein Umfeld, wenn es sich nicht in derselben Szene bewegt, Dich für bekloppt erklärt. Dass es schwierig ist, anfangs die Möglichkeit, die Deine Arbeit mit sich bringt, nach außen zu kommunizieren. Dass Du Dich selbst ständig hinterfragst, da am Anfang ja auch Unsicherheit in Dir lebt.

Für mich hieß es, das Gewohnte, scheinbar Sichere, hinter mir zu lassen und einen Sprung ins kalte Wasser zu machen, ohne zu wissen, was mich dort erwartete. Zwischenzeitlich ist das ein Normalzustand für mich geworden, und ich habe beschlossen, grundsätzlich meiner Intuition zu folgen. Es hat sich am Ende immer als der richtige Weg herausgestellt. Meine Entscheidung, zum Beispiel, in meinem Auto zu leben und fünf Jahre auf Spendenbasis die USA zu bereisen, in den spirituellen Glaubensgemeinschaften Vorträge und Heilungen anzubieten, war anfangs mega-scary, hat sich dann aber über die Zeit als ein wahrer Segen der Freiheit herausgestellt.

Ich lernte dadurch, dass immer gut für mich gesorgt ist. Dass Geld, an dem es mir früher regelmäßig mangelte, eine Form von Energie und Liebe ist, die zu mir kommt, wenn ich Liebe lebe – im Tun und auch sonst im Umgang mit mir und meinem Umfeld.

Als ich von den USA zurückkehrte und in Deutschland so richtig mit der Klangheilung anfing, hielten mich meine Familie und meine alten Freunde zuerst für absolut verrückt. Und so brauchte es anfangs wieder einen inneren und einen räumlichen Abstand zu ihnen, um mich persönlich frei leben zu können.

Wenn Du ein Mensch bist, der sich über die Meinung anderer Menschen formt, der konform mit der Gesellschaft lebt und sich davon abhängig macht, wie man ihn betrachtet, dann wird sich die Frage eines neuen Lebens nicht stellen. Wenn Du aber tief in Dir spürst, dass da mehr ist in Dir und dem Leben, wenn Du weißt, Du bist noch lange nicht in Deinem Potential, und wenn Du weißt, dass es noch so viel mehr gibt als des Menschen Schulweisheit – andere Räume, Dimensionen, Lebenszeiten – dann mach Dich auf den Weg. Sei Dir aber auch bewusst, dass es dann vielleicht gilt, den einen oder anderen Menschen loszulassen, Altes hinter Dir zu lassen und es Dich braucht in Deiner vollkommenen Verantwortung für all das, was Dich ausmacht und was Du ins Leben bringst.

So wie mit allem im Leben kostet Dich auch ein neues Leben etwas. Darüber musst Du Dir unbedingt im Klaren sein. Es wird Dich Zeit kosten, Dich darauf vorzubereiten, wenn Du etwas lernen musst, das Dich dorthin bringt. Vielleicht auch Geld. Es wird die Aufgabe von Gewohnheiten, die Dir eventuell lieb waren oder in denen Du verhaftest warst, kosten. Es wird Zeit kosten. Zeit, die Du vorher vielleicht mit lieben Menschen verbracht hast, die Du jetzt auch immer noch wertschätzt, sie aber, um Dich zu verändern, nur noch einmal in der Woche anstatt jeden zweiten Abend siehst. Es mag auch bedeuten, Deine Netflixabende zu streichen, um Dich weiterzubilden, oder morgens drei Stunden früher aufzustehen, um eine gute Praxis von Energiearbeit mit Dir selbst zu etablieren. Es kann sein, dass Du Deine Kommunikation in der Familie, mit Deinem Partner und Deinen Kindern total verändern musst, um Freiräume zu erwirken, die Du brauchst, um die Zeit für Deine Veränderung zu haben. Das geht nicht immer ohne Konflikte vonstatten. Bleibe in der Liebe zu Dir und zu den anderen und es werden sich Lösungen finden. In erster Linie steh für Dich und Dein Leben ein.

Ich weiß nicht, wie Du Deinen Tag gestaltest, doch ich bin mir sicher, wenn Du ihn Dir einmal genau ansiehst, wirst Du Vieles finden, was Du nicht brauchst – beispielsweise Zeitdiebe wie Fernsehen und Social Media, Menschen, die nur labern, aber nichts tun, oder auch die gedachten sozialen Erwartungen, deren Erfüllung Deine Wochenenden und Feierabende nur blockiert. Wenn Du wirklich etwas verändern willst, wenn es ganz tief in Dir brennt, dann findest Du Deine Wege. Ja – anfangs wirst Du Widerstand erleben, vom Außen und vom Innen, doch wenn Du beharrlich bleibst, entsteht sie, die Freiheit, die Du Dir wünschst.

Schön, dass ich Dich auch in diesem dritten Band der *Zurück zum Ursprung*-Reihe auf Deinem Weg zurück zu Dir begleiten darf! Ich weiß es mit absoluter Gewissheit, dass Du wieder zu Deinem Ursprung zurückfinden kannst, und bin mit all meiner Liebe in diesem Prozess bei Dir.

Kapitel 1

Embryonale Mittellinie

Eine tiefgreifende Entdeckung

Manchmal weißt Du etwas, obwohl Du noch nicht einmal verstanden hast, worum es geht. Es scheint nur logisch zu sein, und das von einem Standpunkt aus, den Du Dir noch gar nicht bewusst erschlossen hast. Auf einer intuitiven Ebene, unterbewusst, ist Dir klar, dass etwas funktioniert oder Wahrheit ist, auch wenn sich Dein zu diesem Zeitpunkt vorherrschendes Glaubenssystem noch gegen dieses Wissen sperrt. So ging es mir einige Jahre, bevor ich mit meiner heutigen Tätigkeit als Intuitive und Klangheiler begann.

Mein damaliges Leben hatte noch so gar nichts mit meinem heutigen zu tun, und ich tat Energetik und geistige Heilung wie sämtliche esoterischen Disziplinen als absoluten Nonsens ab. Doch was war geschehen, welchen inneren Einblick bekam ich damals und warum ist das so wichtig, von einem heutigen Standpunkt aus?

Nun ja, ich hatte mich beim Beach-Volleyball verletzt. Der Ball traf bei einem Match direkt auf meine rechte Daumenspitze und verschob mir das Daumengrundgelenk. Eine ziemlich fiese Verletzung, da wir unsere Hände ja ständig benutzen. Was nach so einer Verletzung schwierig oder bei sehr starkem Schmerz sogar gänzlich unmöglich ist, ist das Festhalten von Gegenständen, die Dir dann manchmal ohne Kontrolle über sie einfach aus der Hand gleiten. Erlebt wird das wie ein richtiger Eingriff in die Autonomie des Verletzten.

Da ich zu dieser Zeit meines Lebens sehr im Struggle war und weder finanzielle Ressourcen noch eine Krankenversicherung hatte, blieb mir nur das Warten darauf, dass mein Daumen von selbst heilte. Zeit sollte hier alle Wunden heilen, nur blöd, wenn Du dadurch einen Teil Deiner Bewegungsfähigkeit einbüßt. War halt so, geht schon, weiter gehts, mehr schlecht als recht. Einige Monate später traf ich auf dem Wochenmarkt auf einen Bekannten, der Osteopath war. Angeregt durch ein Gespräch setzte er mir dort im Vorübergehen mein Daumengrundgelenk wieder, sodass der Knochen und die Sehnen wieder in ihrer bestmöglichen Position waren.

Im Zuge des Einrichtens meines Daumens sagte mir mein Bekannter, ich solle mich mit meiner embryonalen Mittellinie verbinden, deren Informationsspeicher sich in meiner unteren Wirbelsäule befinde, und die Information des Heilseins in meinen Daumen ziehen. Er erklärte mir, dass die embryonale Mittellinie eine formgebende, ordnende und organisierende Kraft in uns ist, mit der unsere Gestaltwerdung im Embryo ihren Anfang nahm und die bis zum Tod des diesmaligen Körpers hin wirksam ist. Die embryonale Mittellinie wirke auf alles in unserem Leben ein, auf unsere Aufrichtung und wie wir uns im Leben bewegen und orientieren. Würden wir sie beachten und hinhören, gäbe sie uns Halt und Kraft. Sie sei eine dieser Seelenverbindungen, die unseren Körper direkt mit der Seele verbinden und so mit unserem tiefen Sein zusammenhängen und daher für unsere frühste und spätere Entwicklung von Körper und Seele formgebend sind.

Als ich seiner Aufforderung nachkam, mich mit meiner embryonalen Mittellinie zu verbinden, begann sich ein Prickeln in meinem Daumen einzustellen, und es wurde ganz warm in meinem rechten Handgelenk. Der Schmerz reduzierte sich sofort, und ich hatte innerhalb kürzester Zeit wieder das Gefühl von Kontrolle in meiner Hand. Der Osteopath sagte damals noch: »Oh, Du bist aber schnell! Sowas dauert normalerweise etwas länger, und es ist meist nötig, über

Tage immer wieder die heile Information einzuspielen.« Er empfahl mir, das Ganze täglich so lange weiterzumachen, bis der Schmerz gänzlich verschwunden wäre. Ich folgte seiner Empfehlung, doch so richtig wollte das letzte Fitzelchen Schmerzempfindung nicht gehen. Es war, wie wenn eine Erinnerung, ein Schatten des Erlebten, immer noch da war.

Eines Abends dann lag ich während eines Nickerchens träumend auf meinem Sofa. In meinem Traum sah ich, wie ich, nachdem ich die Information der Mittellinie zu meinem Daumengrundgelenk hatte fließen lassen, die Energie der Mittellinie zu meinem Herzen ziehen sollte. Im Anschluss sollte ich meinen Atem und ein Klopfen auf mein Brustbein nutzen und die mit der Verletzung in Verbindung stehenden Informationen und Eindrücke aus meiner Aura und ihren Schichten hinaus pulsen – insgesamt zwölfmal, um all die Schichten freizusetzen, in denen sich über die Monate der Schmerz und die Erinnerung daran festgesetzt hatten.

Wenig bis gar nichts wusste ich damals über all das, was ich heute als Intuitive und Klangheiler tue, und wachte verwundert aus meinem Traum auf. Als grundsätzlich am Leben interessierter, neugieriger Mensch probierte ich aus, was ich im Traum erfahren hatte, und erlebte ab da absolute Schmerzfreiheit in meinem Daumen. Es war, als ob mein Daumen sich von der Erinnerung des Erlebten getrennt hatte, und ich konnte mich von da an nicht mehr an die Einschränkung und den Schmerz erinnern – als hätten sie nie stattgefunden.

Der Traum erlaubte mir auch, unbewusst loszulassen. Meinen Schmerz, meine Sichtweise des Lebens. Ich erkannte damals, ohne meinen zukünftigen Lebensweg zu ahnen, wie einfach es ist, Menschen zu helfen und wie auf einen Knopfdruck hin eine Information austauschen zu können, die im Falle von Verletzungen dann direkt helfen und den vorher vollständigen heilen Zustand wieder herstellen kann.

Ich wusste damals wenig über Dinge wie Auraschichten, unseren Energiekörper oder die Matrix. Im Gegenteil, all dies war nach wie vor eine Grauzone, die ich weder gerne betrat noch mir tiefer vorstellen wollte. Doch irgendetwas war tief in mir geweckt worden und sollte dann Jahre später Teil meines Lebensweges werden.

Das Wissen um die embryonale Mittellinie und ihre Kraft habe ich bis heute in meinen Seminaren und Onlinekursen fest mit eingebaut und sie als eine der Grundlagen der Lösungen, die meine Teilnehmer erreichen, fest verankert.

Informations-Datenbank für Deine Ursprungsinformation

Die embryonale Mittellinie ist ein Informationsspeicher, eine Stammzellen-Informations-Datenbank, die während der Schwangerschaft im Körper des Babys angelegt wird. Du kannst sie Dir wie ein kleines Päckchen vorstellen, in dem sich eine Art ›Festplatte‹ befindet, auf der all Deine Ursprungsinformation – also alles, was Dich auf einer formgebenden, genetischen Ebene ausmacht – gespeichert ist. Sie befindet sich in Deinem unteren Rücken, im Bandscheibenkörper zwischen dem vierten und fünften Lendenwirbel sowie in den beiden Wirbelkörpern selbst. Die embryonale Mittellinie bildet sich im Mutterleib als erstes aus.

Das Einbeziehen der embryonalen Mittellinie in Dein energetisches Tun macht ein individuelles Arbeiten an Deinen Themen möglich. Wenn Du Deine Aufmerksamkeit auf sie lenkst und Dich bewusst mit ihr verbindest, hast Du ganz leicht und direkt Zugang zu Deiner Ursprungsinformation und damit auch zu Deiner Sexualenergie, mit deren Hilfe Du die Information in Deinen Körper hineinvibrieren kannst. Das Verbinden mit der embryonalen Mittellinie sorgt für ein Zurücksetzen des Zellbewusstseins. Voraussetzung hierfür ist, dass Deine Körperzellen noch voll funktionsfähig sind und wissen, was es bedeutet, gesund zu sein. Gemeint ist hiermit, dass sie noch wissen, wie man Energie (ATP) auf Zellebene mithilfe von Sauerstoff generiert. Degenerierte, mutierte Zellen, die nur noch über Zucker ATP generieren, sollte der Körper selbstständig abbauen können.

Übung: Das Zellbewusstsein in einen ursprünglichen Zustand zurücksetzen

Zur folgenden Übung findest Du ein Video im Downloadbereich.

Ich zeige Dir nun, wie Du Deinen Körper und Deine Aura von der belastenden Information, die sich durch eine Verletzung ergeben hat, entlasten kannst. Wir benutzen dazu die Ursprungs- oder Stammzelleninformation der embryonalen Mittellinie, um Deinem Körper eine vollkommen freie Information zu geben, nämlich die, die kurz nach dem Zeitpunkt Deiner Empfängnis entstanden ist, als Dein Körper unbelastet war – vorausgesetzt, er wurde damals nicht schon durch

Medikamente, Drogen oder genetische Informationen, die im Leib Deiner Mutter auf Dich übertragen wurden, fehlgeleitet. Weil die Information der embryonalen Mittellinie im Normalfall ›unbelastet‹ ist, kann sie gut dafür verwendet werden, die Auraschichten freizusetzen.

Spüre Dich einmal in Deinem Unterleib und in Deiner Ausdehnung nach außen. Wie weit kannst Du die Ausdehnung Deines Energiefeldes wahrnehmen? Hier ist alles von wenigen Zentimetern bis zwanzig Meter oder weit mehr möglich. Fühle dabei auch, wie es Dir geht.

Kreise nun mit Deiner nicht-dominanten Hand (wirkt nährend nach innen) etwa zwei bis drei Zentimeter unterhalb Deines Bauchnabels im Uhrzeigersinn und rege damit die Energie des Nabelchakras an. Berühre dabei Deinen Körper nicht. Das Nabelchakra steht in Verbindung mit Deinem vierten und fünften Lendenwirbel, dem Ort, an dem sich Deine embryonale Mittellinie befindet. Indem Du diese kreisende Bewegung machst, ziehst du den Bereich ähnlich wie bei einer Spieluhr auf. Vielleicht fühlst Du Wärme, Kälte oder ein Kribbeln in der Wirbelsäule. Das ist die Reaktion Deiner embryonalen Mittellinie.

Gib jetzt den gedanklichen Impuls, dass sich die Ur-Informationen aus Deiner embryonalen Mittellinie und Deine Lebenskraft, Dein Chi, in Deinen Geschlechtsorganen ausbreiten dürfen. Stell Dir dies wie einen Fluss der Information und Heilung vor.

Stell dann die Verbindung von der embryonalen Mittellinie zu dem verletzten Teil Deines Körpers her, indem Du mit Deiner nicht-dominanten Hand von Deiner embryonalen Mittellinie in zwei bis fünf Zentimeter Abstand über Deinen Körper streichst, bis Du bei der Verletzung angekommen bist. Das Streichen folgt der Absicht, die Verbindung herzustellen. In Deinem Körper sind Kanäle angelegt, über die die Information fließt.

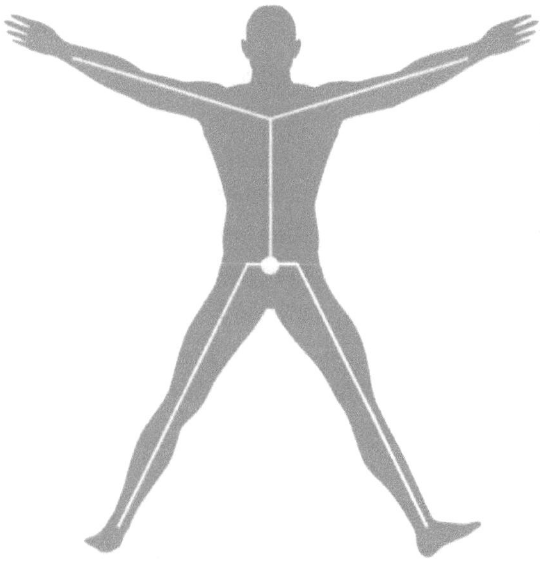

Diese sind sehr einfach angelegt und verlaufen die Wirbelsäule nach oben und unten und von dort aus in die Arme und Beine wie bei einem Strichmännchen.
Wenn die Verbindung steht, dann spürst Du eine Veränderung im verletzten Teil Deines Körpers.

Lass Dir ein paar Minuten Zeit, das so richtig wahrzunehmen.

Im zweiten Schritt reinigen wir nun die zwölf Auraschichten, die sich am nächsten am Körper befinden. Kreise hierzu wieder einige Male mit Deiner nicht-dominanten

Hand vor Deinem Nabelchakra und ziehe dann Deine Hand und damit die Information mit dem Einatmen nach oben in Richtung Deines Herzens und Deines Brustbeins.

Gib der Information nun durch einmaliges Klopfen auf das Brustbein den Impuls, wie eine Welle vom Herzen aus kugelförmig in alle Richtungen in Deine erste Auraschicht zu gehen und allen Stress, der in dieser Schicht liegt, mit sich zu nehmen. Mit Deinem Ausatmen vollzieht sich diese Welle.

Wiederhole dies elf weitere Male, sodass Du nacheinander alle zwölf Auraschichten entlastest. Dafür, dass die Übung funktioniert, ist es nicht nötig, dass Du Dir alle einzelnen Auraschichten genau vorstellen kannst, es reicht, wenn Du mit Deiner Absicht jede einzelne befreist.

Nimm Dir zum Abschluss einige Minuten Zeit und spüre in Dich hinein. Fühlst Du die Stille im Geist und auch in Deiner Aura? Kannst Du die Souveränität fühlen, die nun in Deinem Energiefeld liegt?

Sollte Dir ein wenig schwindlig oder übel sein, so geht dies in der Regel schnell vorbei. Sei Dir bewusst, dass Du sehr viel Stress und belastende Information aus Deiner Aura befördert hast. Das tiefe Atmen kann ebenfalls kurzfristig Gefühle des Schwindels auslösen.

Mach Dir keine Gedanken, wenn Du bei der Übung gar nichts spüren solltest. Vertraue Dir. Vertraue darauf, dass der

Prozess stattgefunden hat, und gib Zweifeln oder alten Emotionen nicht nach. Geh, falls nötig, aus der Verhaftung, indem Du Dich ein wenig bewegst, und lass Deine Gedanken und Gefühle dabei los.

Eine schnelle Transformation geschieht immer dann, wenn Du das, was Du beobachtest oder vielleicht auch erwartest, einfach durch Dein Bewusstsein ziehen lässt – so wie ein Vogel, der an Dir vorbeifliegt, dem Du einen Moment liebevolle Aufmerksamkeit schenkst und ihn dann wieder vergisst.

Nachher-Check:

Spüre noch einmal in Dich hinein:

- Wie ist das Empfinden in Deinem Unterleib?
- Wie weit kannst Du nun die Ausdehnung Deines Energiefeldes wahrnehmen?
- Wie fühlst Du Dich und wie fühlt sich Dein Energiefeld an?

Kapitel 2

Meridiane

Schokolade und Emotionen – eine verhängnisvolle Beziehung

»Tod durch Schokolade« – was im umgangssprachlichen Bereich eine Werbebotschaft für die verführerische Macht von Schokolade ist, betraf mich zwar nicht im Extrem des Todes, aber immerhin mit einer ausgewachsenen Allergie gegen die Speise der Götter.

Tja, da war ich dann konfrontiert mit meiner Liebe zu dem Geschmack von Schokolade und der Notwendigkeit, auf sie zu verzichten. F..k. Was tun?

Die Lösung meines Problems kam, wie so oft, auf überraschende Weise zu mir. 2011 befand ich mich auf einem Workshop in Port Angeles und schlief, da ich mein Auto nicht dabeihatte, in der Akupunkturpraxis meiner lieben Freundin Kathryn Cooper, die auch die Veranstalterin des Workshops war. Kathryn fragte mich an einem freien Tag, ob sie etwas für mich tun könne und ich irgendwas behandelt haben wolle.

Da ich wusste, dass sie sehr viel Erfahrung im Bereich Allergien hatte, sagte ich: »Ja, wenn wir das mit der Schokolade lösen könnten, wäre das echt super!« Gesagt, getan. Schon bald fand ich mich auf der Behandlungsliege wieder, vollgepiekst mit verschiedenen Nadeln, die mal mehr und mal weniger tief in mir steckten. Grundsätzlich mag ich es gar nicht, wenn mich jemand piekst, doch Kathryn hatte ein Händchen und Jahrzehnte Erfahrung, da tat es gar nicht weh, und ich war schon bald tief träumend eingeschlafen.

In meinem Traum fand ich mich wieder einmal meinem Guide gegenüber. Er sagte zu mir: »Lass uns einmal das Thema mit der Schokolade genauer ansehen. Was hast Du mit und durch Schokolade erlebt?« Im Traum sah ich mich in meine

Kindheit zurückversetzt, vor dem Kühlschrank unseres Hauses, in dem wir damals lebten. Ich öffnete ihn und ja, da war Schokolade. Die war nicht interessant, die war ja immer da. Mein Vater hatte den Anspruch, dass Schokolade immer im Kühlschrank zu sein hatte, da er während des Krieges und auch später fast nie Schokolade bekommen hatte. Da sie für ihn so etwas wie eine glücksbringende Substanz war, musste sie immer verfügbar sein und somit war sie für mich nicht wirklich interessant. Ich erinnerte mich jedoch anschließend in meinem Traum daran, dass ich, wenn etwas Negatives geschehen war, beispielsweise eine Verletzung oder irgendwelche Ungerechtigkeiten zwischen meinem Bruder und mir, mit Schokolade getröstet wurde.

Für mich hätte der erste Satz da oben wohl besser »Trost durch Schokolade« heißen müssen. Mein Guide zeigte mir den Zusammenhang. Mein Unterbewusstsein meinte, dass, wenn ich Schokolade aß, vorher ein negatives Erlebnis passiert sein musste, und löste dann damit eine körperliche Reaktion aus. Ich aß Schokolade, und mir ging es miserabel. Mein Körper reagierte mit Widerstand auf das emotionale Muster, das mit dem Essen von Schokolade verbunden war. Ich fragte ihn, ob ich das auflösen könne. Er sagte, das passiere bereits durch die Behandlung und mein Verständnis dessen, worum es ging.

Seit damals habe ich keine allergische Reaktion, wenn ich Schokolade in Maßen esse, einfach ein wenig zum Genießen. Wenn ich es übertreibe, widersteht sie mir einfach.

Ich denke, wir sollten Lebensmittelallergien immer zusätzlich auf eine emotionale Bindung dazu ansehen. Gerade das Trösten und das Ablenken von einem unguten Zustand durch den Geschmackssinn spielen hier eine große Rolle. Solltest Du also selbst eine Unverträglichkeit oder Allergie erleben, prüfe einmal nach, ob in Deinem Leben etwas Ähnliches passiert ist.

Doch noch einmal zurück zu Kathryn und der Akupunktur. Akupunktur funktioniert und ist eine kraftvolle Heilmodalität. Mithilfe der Akupunktur wird der Fluss unserer Meridiane ausgeglichen und optimiert, was den physischen Körper enorm in seiner Heilung unterstützt. Wenn dann noch das Verständnis dazukommt, was das energetische Ungleichgewicht ausgelöst hat, ist das optimal.

Energieleitbahnen Meridiane

Meridiane sind Energieleit- und Informationsbahnen in unserem Körper, die unseren Energiehaushalt mitsteuern. Sie sorgen dafür, dass unsere Organe und Strukturen mit Energie versorgt werden und miteinander kommunizieren können. Du kannst Dir Meridiane wie dünne Leitungen vorstellen, in denen die Energie von Endpunkt zu Endpunkt gleichzeitig in beide Richtungen hin und her saust. Jeder Meridianpunkt ist ein kleines Chakra, das weitere Energie in die Leitung speist. Ist solch ein Meridianpunkt blockiert, fließt dort keine Energie mehr in die Leitung, und sie ist gleichzeitig unterbrochen.

Unser Körper kommuniziert, wie soeben erwähnt, über die Meridiane zwischen den Organen und balanciert sich dadurch im Energiefluss aus. Unsere Meridiane und ihre Informationsleitfunktion können durch verschiedene Umstände blockiert werden. Dies kann im Laufe der Zeit zur energetischen Unterversorgung eines Organs und zu allerlei körperlichen Problemen führen. Du kannst Dir das so vorstellen, als würden sich dann, bildlich gesprochen, Knötchen bilden, in denen die Energie blockiert ist oder sich ganz stark aufbaut und nicht weiterfließen kann. Folgendes kann hierfür beispielsweise verantwortlich sein: Wenn wir uns über längere Zeit nicht richtig bewegen (können) und damit unsere Muskulatur verkürzt ist; Operationen wie beispielsweise das Entfernen eines Zahns oder Organs; Narben; ein Unfall, bei dem Gewebe verletzt wurde; viel Stress oder traumatische Belastung sowie gespeicherte negative Emotionen.

Ein gutes Beispiel sind unsere Zähne und ihre Organverbindung. So kann es sein, dass unser Herzmeridian nicht durchschaltet, wenn uns ein Weisheitszahn fehlt. Wenn ein Organ entfernt wurde, kann es ebenfalls sein, dass die Energie an der Stelle, wo das Organ eigentlich wäre, stagniert oder sich negativ geblockt aufbaut.

Wenn durch eine Meridianblockade nur 50 Prozent oder gar nur 10 Prozent der benötigten Energie zur Verfügung stehen, ist die logische Konsequenz, dass die Funktionsfähigkeit unseres Systems nicht mehr richtig gewährleistet ist. Deshalb ist es ratsam, dass Du, wenn Du einen Organ- oder Zahnverlust erlitten hast, dieses Organ oder diesen Zahn im Geist in Deinen Energiekörper wieder in Dich einsetzt. Du kannst beispielsweise zu Dir selbst sagen: »Mir fehlt hier unten links ein Weisheitszahn, den nehme ich jetzt wieder zu mir zurück, sodass er in meinem Energiekörper wieder vollständig integriert ist.« Du wirst merken, dass sich der betreffende Meridian dadurch wieder freischaltet und Du Dich energetisch wieder aufrichtest. Unterbrechungen im Fluss eines Meridians können auch durch Narben entstehen. Indem man die Narben bewusst wieder aus dem Energiekörper entfernt, ermöglicht man es, dass die Energie wieder in Fluss kommt.

Die chinesische Medizin leistet durch die Akupunktur sehr wertvolle Unterstützung beim Ausgleichen der Meridiane. Eine weitere kraftvolle Modalität ist die aus Südamerika stammende Apitherapie. Hierbei werden Bienen, die so gezüchtet wurden, dass sie keine Widerhaken am Stachel haben, in Gläsern über die blockierten Bereiche des Körpers geführt. Die Biene erkennt die Blockade, empfindet sie als unharmonisch und sticht in den entsprechenden Punkt, worauf dieser sich wieder öffnet.

Das Ganze muss jedoch nicht so aufwändig sein: Bei *Zurück zum Ursprung* verwenden wir Sound, Aufmerksamkeit und Liebe, um einen optimalen Energiefluss in unseren Meridianen zu erreichen.

Ausgleichen der Meridianpaare

Meridiane funktionieren nach dem Yin-Yang-Prinzip, das dafür sorgt, dass ein Ausgleich in unserem Körper geschieht. Unsere Meridiane gehören paarweise zusammen – der eine ist jeweils ein Yin- und der andere ein Yang-Meridian. Das Prinzip des Yin steht für das Mystische, den Mond, das Weibliche, das Empfangende und das Dunkle (es wird durch den dunklen Bereich des Yin-Yang-Symbols repräsentiert), während das Prinzip des Yang das Durchdringende, die Sonne, das Gebende und das Helle repräsentiert. Das eine braucht das andere, so, wie wir Menschen generell die Gegensätze in unserem Leben brauchen. Wichtig ist, dass wir eine Balance in diese Gegensätze hineinbringen, sodass die beiden Meridiane eines Paares sich gegenseitig ausgleichen und harmonisieren, aber auch stimulieren können.

Durch das Lösen der ›Knötchen‹ und Blockaden in den einzelnen Meridianen harmonisieren wir das gesamte Meridiansystem. Hierdurch

- lässt Du energetische Spannungen los
- verschwindet körperlicher und geistiger Stress
- harmonisierst Du Körper und gleichzeitig Geist
- kommt Dein vegetatives Nervensystem in Balance
- hast Du mehr Energie
- funktionieren Deine Organe besser
- hast Du mehr Kontakt zu Dir selbst (und Deinem Körper)
- wächst Dein Energieverständnis für Deinen Körper und auch die Energiekontrolle

Wir werden im Folgenden die verschiedenen Meridianpaare durchgehen und den Meridianen mithilfe von intuitiven Zeichnungen, die ich erstellt habe, den Impuls einer energetischen Dehnung geben, der dafür sorgt, dass die Energie in ihnen wieder optimal fließt. Spüre immer nach, was sich jeweils verändert und wie viel wohler Du Dich nach dem Ausgleichen fühlst. Nimmst Du eine Reaktion wahr, dann schenke dem mit dem Meridian verknüpften Organ in den nächsten Tagen ein wenig mehr Liebe und Aufmerksamkeit. Solltest Du merken, dass es bei dem einen oder anderen Meridian noch ›hängt‹, dann geh gerne in Band 2 zurück und tauche noch einmal in die Inhalte der entsprechenden Organkapitel ein.

Du bist außerdem herzlich eingeladen, die Meridian-Session aus dem *Zurück zum Ursprung*-Onlinekurs zu machen. Dazu musst Du Dich lediglich über meine Website im Bereich Kurse für meinen *Zurück zum Ursprung*-Kurs interessieren und Dich für die drei kostenfreien Sessions anmelden. Die Session zu diesem Kapitel ist die dritte und wird Dir nach ein paar Tagen zur Verfügung gestellt.

Solltest Du das physische Dehnen bevorzugen, so empfehle ich Dir die Makko-Ho-Meridian-Dehnübungen – weitere Informationen hierzu findest Du am Kapitelende.

Mach nun erst einmal eine grundlegende Bestandsaufnahme:

- Wie fühlst Du Dich?
- Wie schwer ist Dein Gewebe? Welche Schwingung ist in Deinen Gewebeschichten?
- Wie geht es Deinem Kiefer und Deinen Augen?
- Wie ist Deine Atmung?
- Wie fühlst Du Dich im Kopf?
- Mit welchen Stellen im Körper hast Du Probleme? Spüre diese Punkte jetzt bewusst, geh dabei jedoch nicht zu tief in die Aufmerksamkeit zu den einzelnen Punkten.

LUNGENMERIDIAN UND DICKDARMMERIDIAN

Lunge (Yin):	chronischer Kummer, Trauer, Sehnsucht, Lebensmüdigkeit, fühlt sich unfrei, enttäuscht, verzweifelt, kann nicht loslassen, kein Zugehörigkeitsgefühl
Dickdarm (Yang):	dogmatisches Denken, perfektionistisch-überkritisch, zwanghaft, kontrollierend, pedantisch, zynisch, geizig, kann nicht loslassen, greift gerne über, will besitzen
Element:	Metall
Zahnzuordnung:	Sechser und Siebener
Gewebe- und Hormonzuordnung:	Haut, Gefäßwände, Endothel-Zellen Darmschleimhaut, Serotonin

Lungenmeridian und Dickdarmmeridian sind der chinesischen Tradition entsprechend dem Element Metall zugeordnet. Unser Lungenmeridian (Yin) ist mit chronischem Kummer und Trauer verbunden. Kummer und Sorgen belasten die Lunge und das ihr zugeordnete Gewebe, die Haut. ›Dünnhäutige‹ Menschen haben oft Probleme mit der Lunge.

Der Dickdarmmeridian (Yang) steht für dogmatisches Denken. Wenn wir zu dogmatisch sind, hängen wir oft in eingefahrenen Vorstellungen fest und wollen keine Veränderung annehmen, was sich in Form von Trägheit auf unsere Verdauung auswirkt. Auch der Dickdarm hat eine energetische Beziehung zur Haut. Würde man uns von innen nach außen krempeln, wäre der Dickdarm Teil unserer Außenhaut. Somit ist der Dickdarm, genauso wie der Rest unseres Verdauungssystems, in gewisser Weise Teil unseres Äußeren, obwohl er im Inneren unseres Körpers liegt. Er ist also immer konfrontiert mit dem, was uns im Außen begegnet, und verdaut die Eindrücke, die damit in Verbindung stehen. Fällt ihm das leicht, geht es ihm gut. Wenn nicht, dann entstehen oft Verdauungsstörungen.

Hast Du noch die Zähne, die sich oben und unten jeweils links und rechts vor den Weisheitszähnen befinden, die ›Sechser‹ und ›Siebener‹ genannt werden? Durch diese Zähne fließen der Lungen- und der Dickdarmmeridian. Solltest Du einen oder mehrere dieser Zähne verloren haben, kannst Du die möglicherweise vorhandene Blockade wieder auflösen und dem Körper die Information der Vollständigkeit zurückgeben. Verbinde Dich dafür mit einer Zeit in Deinem Leben, zu der diese Zähne noch gesund in Dir waren, und lass Deinem Bewusstsein den Raum, sich auszugleichen. Hab Vertrauen – das geht und es geht ganz einfach. Der springende Punkt ist das Vertrauen zu Dir und Deinem Körper. Diese kleine Übung kannst Du auch mit anderen fehlenden Zähnen oder Organen machen.

Nimm nun in Zusammenhang mit dem Lungen- und dem Dickdarmmeridian Kontakt mit Dir auf und spüre in Dich hinein – Du kannst dabei gerne auch ein paar Meter laufen:

- Wie gut funktioniert Deine Atmung?

- Wie frei sind Deine Atemwege?
- Wie viel Ruhe liegt in Deinem Atem?
- Lege Deine Aufmerksamkeit auf Deine Lunge. Kannst Du gleichzeitig auch Deinen Dickdarm spüren? Gib Dir Zeit zum Hineinfühlen. Was nimmst Du wahr?

Zum Ausgleichen der Meridianpaare verwenden wir intuitive, symbolische Zeichnungen. Sie entsprechen nicht der konkreten Lage der Meridiane im Körper. Die Zeichnungen sind von mir gechannelte Symbole, die direkt mit Deinem Bewusstsein arbeiten. Sie sind wie Codes, die in der Tiefe auf Deine Energetik einwirken und sie harmonisieren.

Deine Aufgabe besteht darin, die Bilder tief auf Dich wirken zu lassen, nachdem Du Dich jeweils in Deinen Körper eingefühlt hast. Am besten geht das, wenn Du mit weichem Blick darauf schaust. Das heißt, Du fokussierst die Zeichnung nicht an, sondern schaust quasi durch sie hindurch. Verbleibe so für zwei, drei Minuten, während Du Deine Zunge entspannst und tiefe Bauchatmung praktizierst. Hierfür atmest Du sanft durch die Nase ein und sanft wieder durch Nase oder Mund aus – zuerst in den Bauch, dann in die Flanken Deines Brustkorbes und zuletzt in die Spitzen Deiner Lunge. Lass Dir Zeit beim Atmen. Sollten Dir viele Gedanken durch den Kopfgehen, dann atme länger aus als ein. Du wirst dadurch ein wenig träumelig und lässt los. Das ist ein guter Zustand, um die Energetik Deines Körpers über die Symbole der Zeichnung auszugleichen.

Bitte fotografiere meine Zeichnungen nicht und sende sie auch nicht an jemanden anderen, der nicht in diesem Prozess

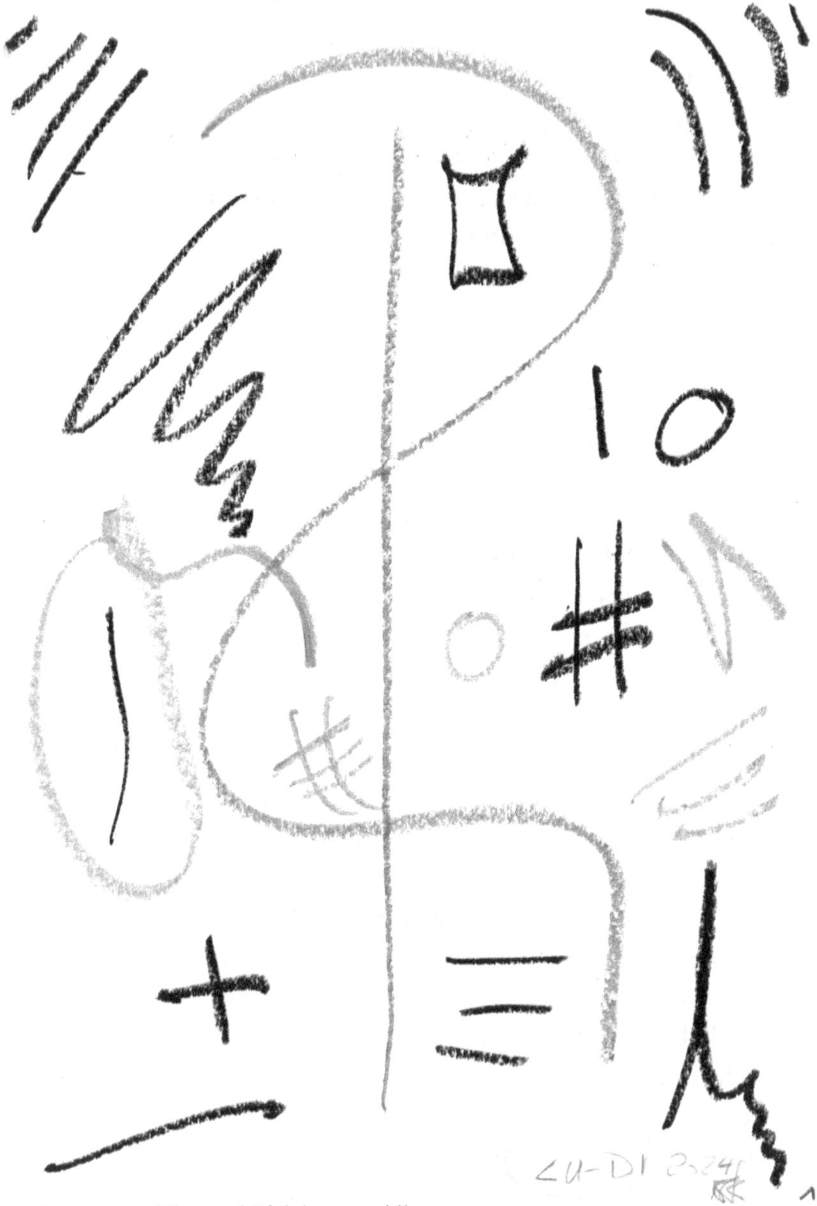

Lungenmeridian und Dickdarmmeridian
© Andreas Goldemann

von *Zurück zum Ursprung* ist, da die Person nicht vorbereitet ist auf die Kraft, die auf sie einwirkt. Und ich freue mich auch, wenn das Copyright gewahrt wird.

MILZ-PANKREAS-MERIDIAN UND MAGENMERIDIAN

Milz-Pankreas (Yin):	wenig Selbstwertgefühl, Selbstbestrafung, oft abhängig, überbesorgt, lebt sich durch andere, fühlt sich nicht gut genug, kann sich nicht abgrenzen, fühlt sich abgelehnt, kann und will nicht loslassen bzw. kann und will sich nicht trennen, wenn nötig
Magen (Yang):	Heimatlosigkeit, fühlt sich machtlos, überlastet, überfordert, Groll, Hass, lustlos, Abneigung, will etwas nicht verarbeiten, will nicht erwachsen werden, Ablehnung von Verantwortung
Element:	Erde
Zahnzuordnung:	Vierer und Fünfer
Gewebezuordnung:	Bindegewebe, Lymphsystem
Muskel-Skelett-Apparat:	Kiefer, Kieferhöhle

Unser Magenmeridian (Yang) steht in Zusammenhang mit dem Empfinden von Heimatlosigkeit und dem Gefühl, nicht dazuzugehören. Das ihm zugeordnete Gewebe ist das Bindegewebe. Ist der Magenmeridian aus dem Gleichgewicht, empfinden wir oft Druck im Bindegewebe im Bereich vom unteren Rand des Solarplexus bis zum Bauchnabel, der dann bis in die Leisten zieht.

Der Partner des Magenmeridians ist der Milz-Pankreas-Meridian (Yin). Dieser Meridian ist verbunden mit unserem Selbstwertgefühl und unserem Lymphsystem, das Teil unseres Immunsystems ist.

Milz-Pankreas-Meridian und Magenmeridian sind dem Element Erde zugeordnet. Sind sie ausgeglichen, stellt sich Leichtigkeit ein, eine Art von Verschmitztheit und ein nicht so Ernstnehmen des Lebens.

Achte darauf, Deine Bauchspeicheldrüse (Pankreas) und damit auch den Milz-Pankreas-Meridian zu entlasten. Dies kannst Du tun, indem Du auf Zucker und Alkohol verzichtest, sowie phasenweise insgesamt auf Kohlenhydrate. Denk daran: In der Natur kommt Zucker in seiner Reinform, Glukose, nur in zwei Jahreszeiten in Mengen vor: im Spätsommer und im Herbst, mit dem Ziel des Fetteinlagerns für den Winter. Im Winter selbst gibt es normalerweise keinen Zucker (nein, nix, keine Weihnachtsplätzchen!) und wir hungern uns das Fett wieder von den Rippen, um dann im Frühjahr schlank und rank wieder das Jahr zu begehen.

In unserem Gehirn arbeitet der hochentwickelte präfrontale Kortex der Fantasie und der Kreation überwiegend mit Omega-Fettsäuren. Im Gegensatz dazu braucht derjenige Bereich unseres Gehirns, der Gedankenkreisel dreht und an alten Dingen festhält, extrem viel Zucker. Hier kann sich ein Teufelskreis ergeben, da Du, wenn Du viel grübelst oder über Vergangenes nachdenkst, nach Zucker süchtig wirst und dadurch dieser Gehirnbereich keine Ruhe mehr gibt. Vorsicht ist hier selbst mit Stevia und anderen Süßungsmitteln geboten: Auch sie triggern die Bauchspeicheldrüse und das Gehirn – und, ja, die Industrie weiß das.

Wenn wir eine gewisse Zeit kohlenhydratlos gelebt haben, schaltet der Körper auf einen Zustand um, den wir als Babys hatten. In diesem Zustand gehen wir an die Fettstoffe heran, um Kalorien zu gewinnen. Dies befriedigt das Gehirn völlig. Wir sind nicht müde und haben viel Kraft, Ausgeglichenheit und Zufriedenheit – und Fett liefert mehr als doppelt so viel Energie wie Zucker.

Apropos Zucker: Pilze und Darmbakterien lieben Zucker, somit ist es essenziell, auf eine gesunde Darmflora zu achten, denn: Nicht der Keim ist das Problem, es ist das Milieu, die Lebensgrundlage, die Du den Keimen und Pilzen zur Verfügung stellst. Ein übersäuertes Milieu entsteht jedoch nicht nur durch zu viel Zucker, auch stressvolle, negative Gedanken tragen dazu bei. Und da sind wir dann schon wieder bei unserem Magen angelangt, der, wenn der Stress zu viel wird, vollkommen überlastet ist. Du siehst, alles ist ineinander verwoben und darf liebevoll beachtet werden.

Es gibt übrigens verschiedene Arten von Hunger. Neben dem Nährstoffhunger und dem Wasserhunger gibt es noch den Hunger nach Wissen, nach Macht und, ganz klar, den emotionalen Hunger. Dieser muss dementsprechend emotional gestillt werden. Und so braucht es eben nach Tagen der emotionalen Kontraktion Zeiten der Weite, der Stille, des Atmens.

Zum Milz-Pankreas-Meridian und Magenmeridian gehören, energetisch gesehen, die vorderen Backenzähne, die Vierer und Fünfer. Ihr Thema ist unter anderem auch der Rheumatismus.

Nimm einmal Kontakt mit Deinem Magen und Deiner Milz auf:

- Leg Deine Hände unter den linken Rippenbogen und übe etwas Druck aus – so kannst Du Deine Milz gut spüren. Wie fühlt sie sich an? Hat sie Stress?

- Wie gut sind Deine Abwehrkräfte?

- Wie geht es Dir mit Deinem Magen? Kannst Du all das, was das Leben Dir über den Tag hinweg zeigt, leicht verarbeiten? Kannst Du das gut in Einzelteile zerlegen und dann zum Verdauen bereit machen?

- Hast Du Probleme mit Deinem Magen, zu viel Säure oder eine langsame Verdauung?

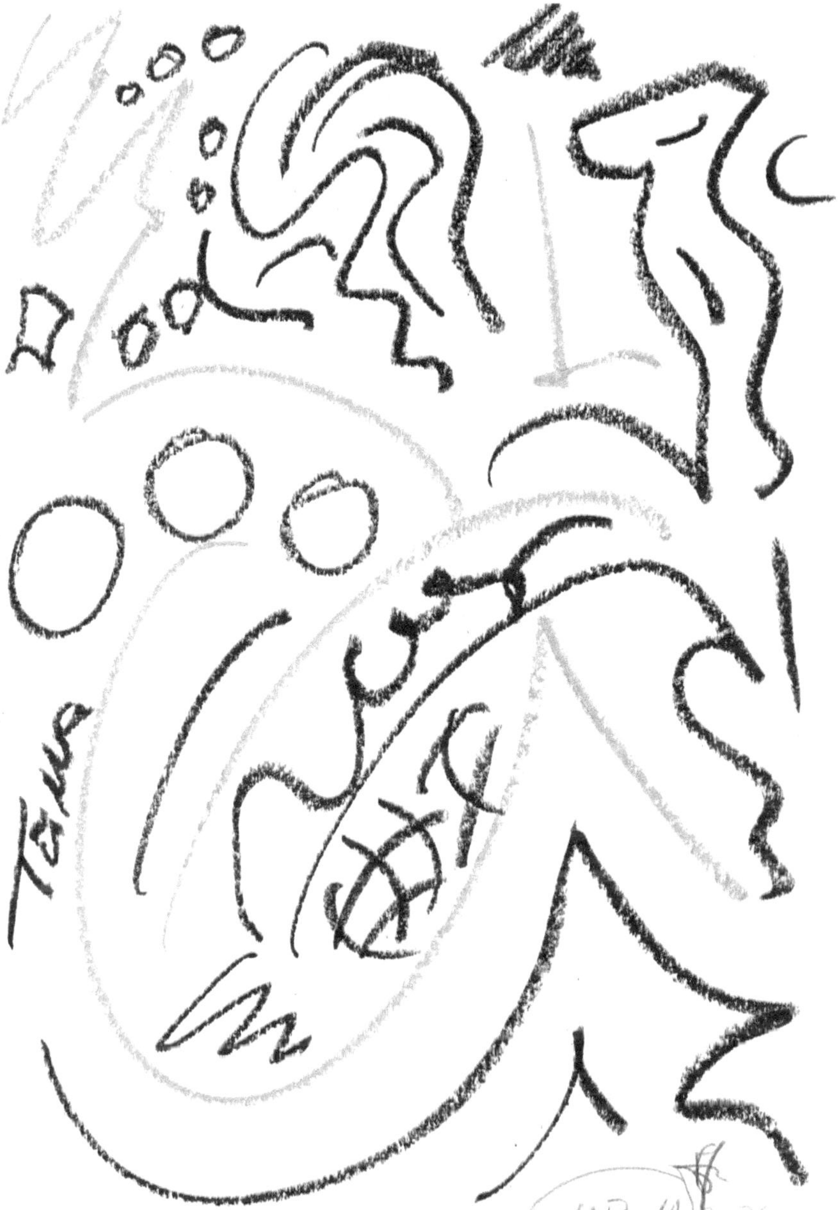

Milz-Pankreas-Meridian und Magenmeridian

Herzmeridian und Dünndarmmeridian

Herz (Yin):	Plötzlicher Schock, gebrochenes Vertrauen, enttäuschte Liebe, Liebessehnsucht, keine Selbstliebe, verletzt, traurig, verbindet sich nicht mit dem Leben, Selbstgerechtigkeit
Dünndarm (Yang):	Fühlt sich verloren, einsam, verlassen, verstoßen; Mangel an Geborgenheit von innen und außen; sucht mütterliche Wärme, Kontakt, Nähe, ist unsicher
Element:	Feuer
Zahnzuordnung:	Weisheitszähne
Gewebezuordnung:	Blutgefäße, Nervensystem
Muskel-Skelett-Apparat:	Arme, Brustwirbelsäule

Unser Herzmeridian steht in Verbindung mit plötzlichem Schock und Schreck. Wenn Du Schocks erlebt hast, die direkt in Deine Struktur hineingegangen sind – beispielsweise einen Unfall, den Verlust eines geliebten Menschen oder Deines Arbeitsplatzes –, dann kann es sein, dass diese sich aufs Herz geschlagen haben. Unsere Seele lebt durch unser Herz, sie ist dort zuhause und in der Einheit mit dem kompletten Leben. Tritt ein Schock auf, ist das wie eine Trennung, und es ist essenziell, dass wir dies erkennen und bearbeiten, denn sonst bleibt die Belastung im Bewusstsein hängen. Das wiederum geht dann auf die Nieren, was die Lebensenergie stark beeinflusst.

Der Dünndarmmeridian reagiert auf Einsamkeit und das Gefühl des Verloren-Seins. Auch das hat etwas mit dem Herzen zu tun.

Die dem Dünndarm und dem Herz zugeordneten Gewebeschichten im Körper sind, wie beim Dreifach-Erwärmer-Meridian und dem Perikardmeridian auch, die Blutgefäße, die mit für den ewigen Kreislauf des Lebens stehen.

Das Meridianpaar steht außerdem in Zusammenhang mit unseren Weisheitszähnen und auch mit unserem Nervensystem. Viele Menschen haben keine Weisheitszähne mehr. Dies macht sich unter anderem durch die Wut im Kollektiv unserer Gesellschaft bemerkbar. Durch die energetische Trennung vom Herzen können wir die Liebe, die Ausgleich und Heilung bewirken würde, nicht vollständig leben.

Fühle in Dich hinein:

- Wie geht es Deinem Herzen?
- Wie fühlst Du Dich in Deiner Körpermitte, dem Bereich vom Herzen bis zum Dünndarm?
- Kannst Du Dein Herz weit öffnen?
- Hast Du ein Gefühl von Kraft und Energie?
- Spürst Du, dass Dein Herz für Dich schlägt und Dein bester Freund ist?
- Hast Du das Gefühl, über Dein Herz, der Verbindung zum Leben, am Leben teilzuhaben, Dich in es hineinzudehnen und tief zu lieben – Dich selbst, das Leben und die Menschen in Deinem Leben?

- Nimmst Du über den Dünndarm die Stoffe und die Fülle auf, die das Leben Dir schenkt, die Momente, die Nahrung und das Licht?
- Nimmst Du auf und hast Du das Gefühl von Genährt-Sein?

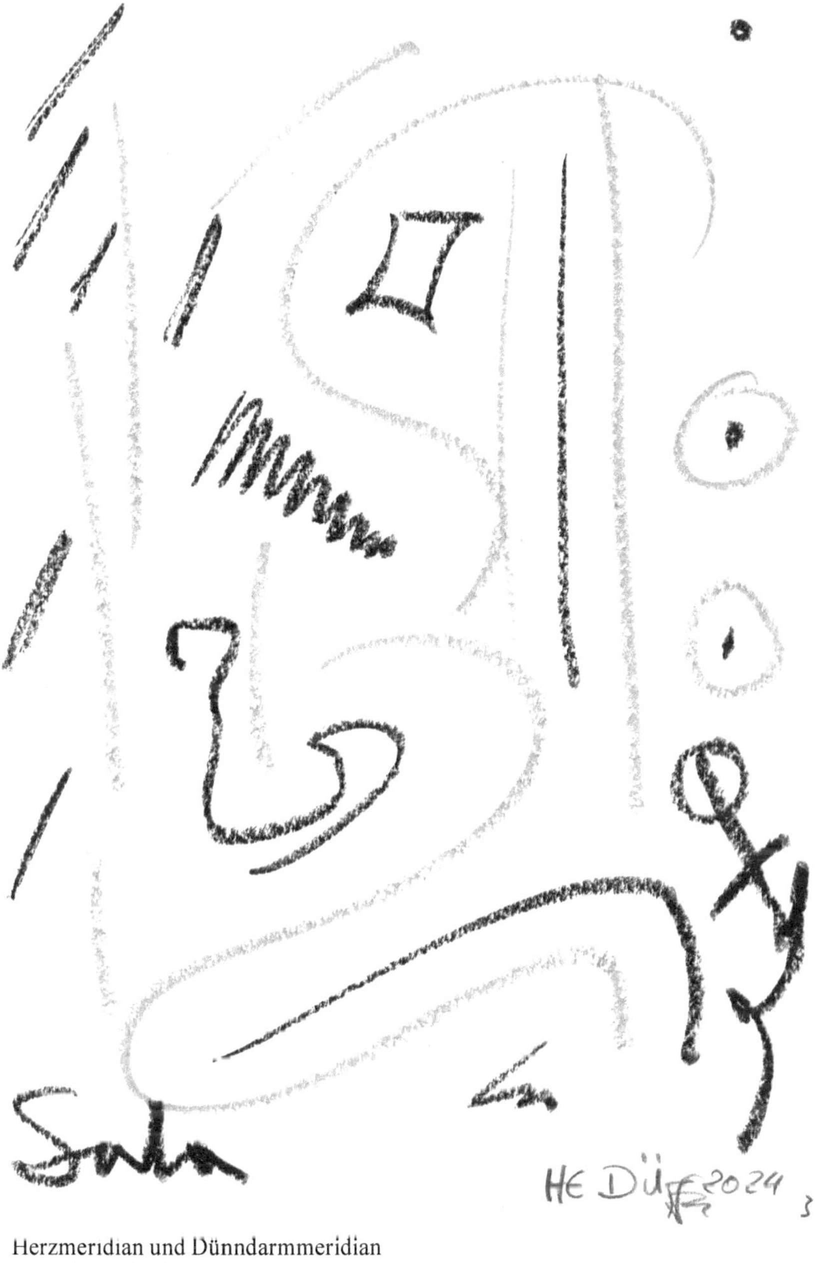

Herzmeridian und Dünndarmmeridian

Nierenmeridian und Blasenmeridian

Nieren (Yin):	Angst, Trauer, Lebensunlust, Lebensmüdigkeit, Schuldgefühle, Machtlosigkeit, Enttäuschung, Schock, Schreck, Egoismus, Hass
Blase (Yang):	Sich schämen, unerfüllte Liebessehnsucht, sich verletzt fühlen, ungeduldig, selbstmitleidig, hat Angst auf eigenen Füßen zu stehen, schnell und lange beleidigt
Element:	Wasser
Zahnzuordnung:	Schneidezähne
Gewebezuordnung:	Knochengerüst

Der Nierenmeridian reagiert hauptsächlich auf Ängste, Trauer und Hass, insbesondere bei traumatischen Lebensereignissen, in denen wir das Leben infrage stellen. Die Niere selbst ist ein Trauerorgan, und so beeinflussen zum Beispiel der Tod eines geliebten Menschen oder der Verlust der Lebensgrundlage die Niere und den dazugehörigen Meridian sehr stark. Da die Niere auch im Zentrum der Lebensenergie sitzt, interaktiv das Zentrum mit unterstützt und gleichzeitig dadurch getragen wird, findet sie gerade in der chinesischen Medizin viel Aufmerksamkeit. Das Erste, was ein TCM-Arzt überprüft, ist das Nieren-Chi. Ist es zu niedrig, kann der Körper schlecht regenerieren bzw. sich aufrechterhalten. Hier stehen

Trauma- und Trauerarbeit im Vordergrund, um wieder mehr Lebens- und damit Sexualenergie aufzunehmen und damit wieder ›potent‹ am Leben teilzunehmen.

Der Blasenmeridian steht stark in Verbindung mit Scham. Scham ist eine Emotion, die völlig unterbewertet ist. Wenn man wirklich tief schaut, hängen wir immer wieder in Bereichen der Scham fest. Wir kritisieren uns oft selbst, und Dinge sind uns peinlich. Wir schämen uns für unsere Haltung, unsere Handlungen, für unser Erleben und unser Interpretieren, und stellen uns dann zurück.

Wenn jemand anderes etwas tut, was wir als peinlich oder nicht konform empfinden, empfinden wir Fremdscham, die uns an unsere eigenen Schamthemen erinnert. Vielleicht hast Du das schon mal erlebt, dass Du den Sender gewechselt hast, wenn im Fernsehen jemand etwas getan hat, das Deine Fremdscham getriggert hat. Dein Blutdruck und Deine Atmung haben sich sogar möglicherweise dadurch verändert, und Du brauchtest eine Weile, bis Du wieder richtig bei Dir ankamst.

Die Lösung für Fremdscham liegt im neutralen Beobachten und in der Akzeptanz des Peinlichseins des anderen. Kraftvoll und stabil in Dir zu ruhen, nach außen zu betrachten und nicht zu reagieren, nicht zu handeln, auch nicht in Dir zu verhandeln, wie Du einen Moment oder eine Situation, eine Person, wahrnimmst. Einfach sein.

Unsere Blase gibt ihre Energie ab und lässt los, wenn ein anderer Teil des Körpers oder ein Verarbeitungsprozess zusätzliche Energie braucht. So kommt es, dass wir manchmal zu wenig Stabilität im Leben haben, da die Energie woanders gebraucht wird, und dann die Blase genau darauf reagiert.

Sie ist der kleinste Verbraucher im Energiesystem der Organe unseres Körpers und ist somit die erste, die ihre Energie zur Verfügung stellen muss, wenn woanders Bedarf ist. Dann ist Loslassen angesagt, in diesem Fall das Loslassen des Urins, da das Halten die angeforderte Energie beansprucht. Da kann es in einem Notfall schon mal zu nassen Hosen kommen. Wenn man das versteht, wird einem auch klar, dass das kein Missgeschick war, sondern lediglich eine Energieumverteilung, die dann oft extrem schamhaft betrachtet wird. Du siehst, hier schließt sich der Kreis.

Das Gewebe, das mit dem Nierenmeridian und dem Blasenmeridian in Wechselwirkung steht, ist unser Knochengerüst – wir haben es somit also genau mit diesem Thema innere Stabilität zu tun, die sich dann wiederum auf unseren Muskel-Skelett-Apparat überträgt.

Mit dem Nieren- und dem Blasenmeridian stehen unsere Schneidezähne in Verbindung, deren Themen Sterilität und Impotenz, sowie seinen Mann bzw. seine Frau stehen sind – was ebenfalls mit Standhaftigkeit und Stabilität zu tun hat.

Nimm einmal Kontakt mit Deinen Nieren und Deiner Blase auf:

- Wie geht es Deinen Nieren? Arbeiten sie vollständig frei, filtern sie Dein Blut und unterstützen sie Dich?
- Bist Du in der Lage, die Abfallstoffe aus dem Inneren Deines Körpers, die es loszulassen gilt, über Dein Blut auszuscheiden?
- Kann Deine Blase den Urin gut loslassen?
- Ist sie entzündungsfrei?
- Arbeiten Deine Blase und Deine Nieren gut zusammen?

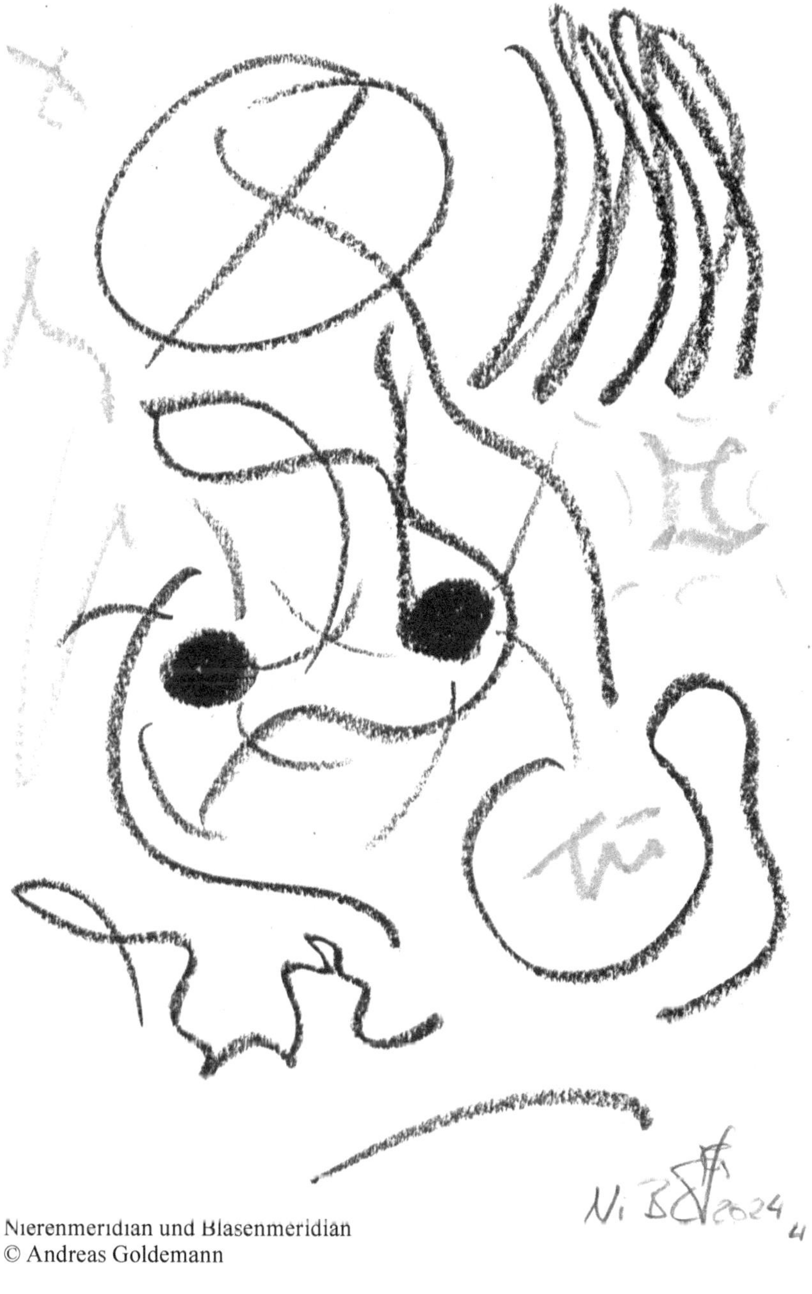

Nierenmeridian und Blasenmeridian

Perikardmeridian und Dreifach-Erwärmer-Meridian

Perikard (Yin):	Hartherzigkeit, Freudlosigkeit, fühlt sich ausgenutzt, versucht verzweifelt sich zu schützen, eingeengt, ideenlos, stur und unnachgiebig
Dreifacher Erwärmer: (Yang)	Unentschlossenheit, Bewegungslosigkeit, Lethargie, Ablehnung von sich selbst und der Umwelt, Erniedrigung
Element:	Feuer
Zahnzuordnung:	keine
Gewebezuordnung:	Blutgefäße

Der Perikardmeridian (auch Kreislauf-Sexus-Meridian oder Herzbeutel-Meridian genannt) hat mit dem Herzbeutel zu tun, deshalb gehört er, wie der Herzmeridian, dem Feuer-Element an. Er ist ein Kreislaufmeridian und ist mit der Emotion der Freudlosigkeit verbunden. Das Herz hat viel mit Freude oder Trauer, Rückzug oder Vorwärtsgehen zu tun. Gerade wenn wir uns vom Leben betrogen und ausgenutzt fühlen, ziehen wir uns oft stark zurück, was häufig mit einer Haltung von Selbstgerechtigkeit, negativer Sicht auf das Leben und dem Gefühl, im Recht zu sein, einhergeht. Man besteht auf seine Sicht, dass alles so hartherzig, freudlos und unnachgiebig ist. Diese Haltung geht dann jedoch nicht nur in das Außen, im

Gegenteil: Sie führt zur inneren Verhärtung und nimmt jede Freude aus dem Leben.

Der Ausgleich dieser Sichtweisen entsteht durch das Balancieren des Meridianpaars und den gleichzeitigen Selbstversuch, dem Leben etwas mehr Freude abzugewinnen, jeden Tag ein wenig mehr. Kleine Tippelschritte sind hier angesagt, da ein Siebenmeilenschritt, wenn er daneben getreten wird und wieder zurückgegangen werden muss, ja wieder das Negativ bestätigt. Ein kleiner Fehlschritt ist leichter zu verzeihen und kostet nicht so viel Kraft. Er lässt einen nicht ewig in der Bestätigung verhaftet bleiben, dass etwas oder man selbst nicht funktioniert.

Der Dreifach-Erwärmer-Meridian ist unser hauptsächlicher Hormonmeridian, der von Drüse zu Drüse verläuft und den Impuls dazu gibt, dass unsere Hormone korrekt gebildet werden. Wenn dieser Meridian gut funktioniert, sind wir reaktionsfähig und gleichzeitig ausgeglichen, da der Rhythmus von Anspannung und Entspannung in der Balance ist und automatisch abläuft. Diese Balance wirkt sich auch auf unsere Energien aus und sorgt dafür, dass wir weder zu viel noch zu wenig Energie in uns haben. Der Dreifach-Erwärmer-Meridian reagiert stark auf Erniedrigung und Degradierung. Eine Erniedrigung kann erst dann stattfinden, wenn wir uns selbst ablehnen, unsere Authentizität in Frage stellen und sie nicht leben, wenn wir unentschlossen sind. Zu finden, worin die Freude liegt, was einem Antrieb geben kann und auch was zum Lachen bringt, wird hier zu einer Lebensaufgabe. Der Weg ist dort, wo die Freude ist.

Beide Meridiane hängen energetisch mit unseren Blutgefäßen zusammen. Ihnen sind keine Zähne zugeordnet.

Nimm einmal Kontakt mit Dir auf:

- Fühle in Dein Herz hinein – wie geht es ihm?
- Hast Du das Gefühl von Raum für Dein Herz in Deinem Brustkorb?
- Kannst Du aus der Anspannung leicht in die Entspannung hineinkommen oder auch reaktionsfähig sein, wenn es eine Anspannung braucht?
- Erlaubst Du es, erniedrigt zu werden, oder erniedrigst Du Dich selbst?
- Wie viel Freude erlebst Du, und sorgst Du bewusst für Zeiten der Freude?

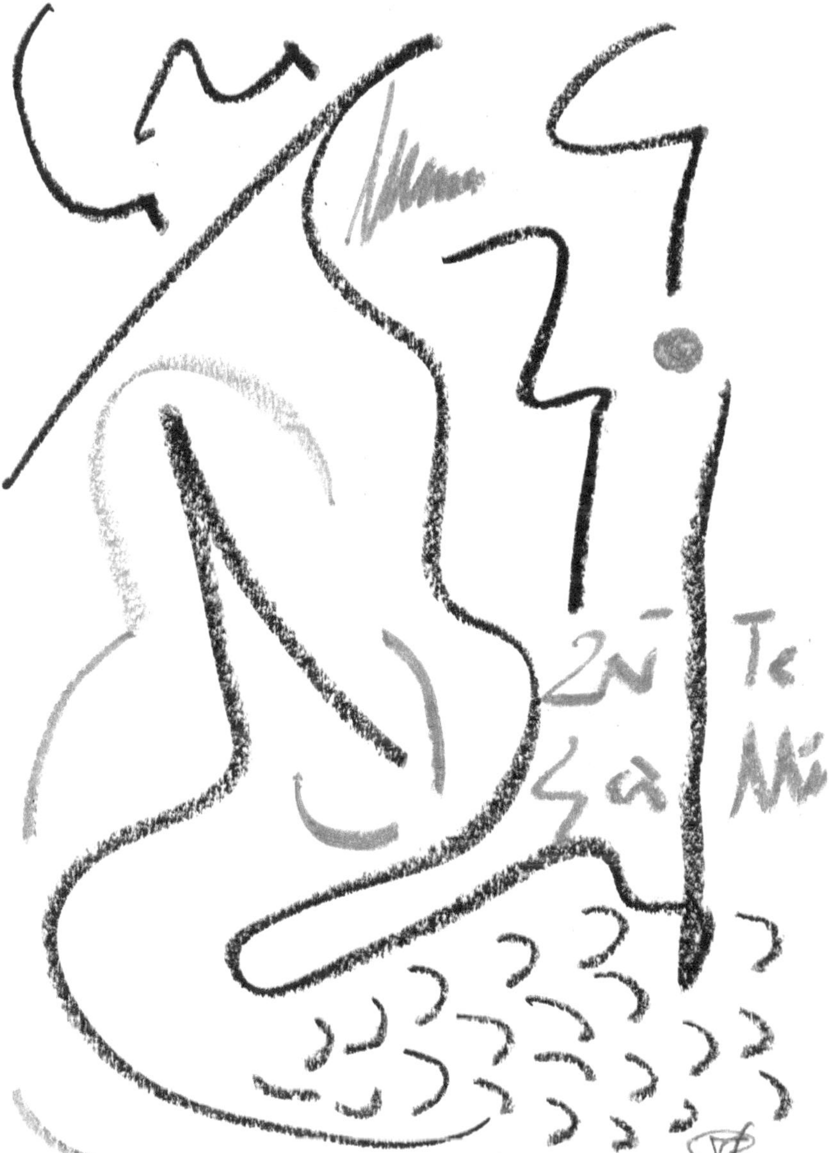

Perikardmeridian und Dreifach-Erwärmer-Meridian
© Andreas Goldemann

LEBERMERIDIAN UND GALLENBLASENMERIDIAN

Leber (Yin):	Wut, Ärger, Unzufriedenheit, erlebt mangelnde Anerkennung, fühlt sich übergangen, nörgelt, ist im (Selbst-) Hass und der Selbstkritik, Verzweiflung
Gallenblase: (Yang)	Groll, Zorn, (Selbst-)Ablehnung, Selbsthass, Verbitterung, verurteilt gerne und viel, ist selbstmitleidig, nachtragend, unfähig sich zu entscheiden, oft in der Opferhaltung, falscher Stolz
Element:	Holz
Zahnzuordnung:	Eckzähne
Gewebezuordnung:	Muskeln, Sehnen, Gelenke

Die Leber ist nach unserem Herzen unser wichtigstes Organ. Sie erschafft das Leben in uns und erzeugt die meisten Bausteine für unseren Körper. Sie ist außerdem unser Pufferspeicher, der als Energiereservoir einerseits Glukose bereithält und andererseits auch vorübergehend belastende Stoffe wie Schwermetalle und Gifte einlagert, damit sie unserem Körper nicht schaden. Unsere Leber braucht Sonnenlicht und Vitamin D, damit sie gut funktionieren kann. Die Menge unserer Kraft steht somit in direkter Verbindung mit dem Lebermeridian.

Unsere Gallenblase hilft mit ihren Säften dabei, die Nahrung zu zerteilen, um Baustoffe (Proteine) aufzunehmen. Der mit ihr in Verbindung stehende Gallenblasenmeridian ist der längste Meridian in unserem Körper. Er verläuft vom Fuß an der Körperseite entlang über den Arm nach oben bis in die Kopfhälfte hinein, links und rechts. Er ist derjenige Meridian, der aufgrund unserer gesellschaftlichen Emotionen das meiste Theater in uns macht, da er sehr viel mit Ablehnung nach außen zu tun hat.

Der Leber- und der Gallenblasenmeridian stehen mit ähnlichen Emotionen in Verbindung. Unsere Leber reagiert stark auf Verärgerung, Wut, Rage und Tobsucht, während unsere Gallenblase mehr auf Groll, Verbitterung und Selbsthass anspringt. Richtest Du diese Emotionen nach innen gegen Dich selbst, ist es, als würdest Du sagen: »Ich mag mich nicht. Ich mag nicht ich sein.« Weiter kannst Du Dich nicht von Dir entfernen.

Für eine gute Zusammenarbeit zwischen Leber- und Gallenblasenmeridian ist es sehr zuträglich, wenn Du Dich freudvoll annimmst, im Gleichmut lebst und einfach Du selbst bist – und darüber hinaus mit all Deinem Sein erkennst und spürst, dass Du genauso göttlich, wichtig und großartig bist wie alles und jeder andere, wie alles Leben.

Auf der körperlichen Ebene ist zu beachten, energetisch und emotional im Fluss zu sein. Hierdurch bilden sich kleine Bilirubin-Steine, die die Gallengänge verstopfen könnten. Die Bilirubin-Steine werden durch den roten Blutfarbstoff gebildet, und so hängt das Feuerelement mit dem Holzelement von Leber und Gallenblase zusammen.

Gallenblase und Leber und somit auch die ihnen zugeordneten Meridiane sind den Muskeln, Sehnen und Gelenken zugeordnet, sowie unseren Eckzähnen. Vampirzähne sind Eckzähne und Eckzähne haben auch mit Zähne-Zeigen zu tun – das passt zum Thema der beiden Meridiane: Wut, Aggression und Zubeißen. Geht es Dir auch so, dass Du, wenn Du mal so richtig wütend warst, Hunger nach Fleisch hast? Beobachte mal.

Nimm einmal Kontakt mit Deiner Leber und Deiner Galle auf:

- Wie geht es Deiner Leber?
- Wie geht es Deiner Gallenblase? Hast Du immer wieder einmal Gallenkoliken?
- Hast Du das Gefühl, dass Du nicht die Lebenskraft hast, die Du brauchst?
- Hast Du den Eindruck, Dein Körper baut ab und bekommt nicht die Ruhe und die Baustoffe, die er braucht, damit er kraftvoll bleiben kann?

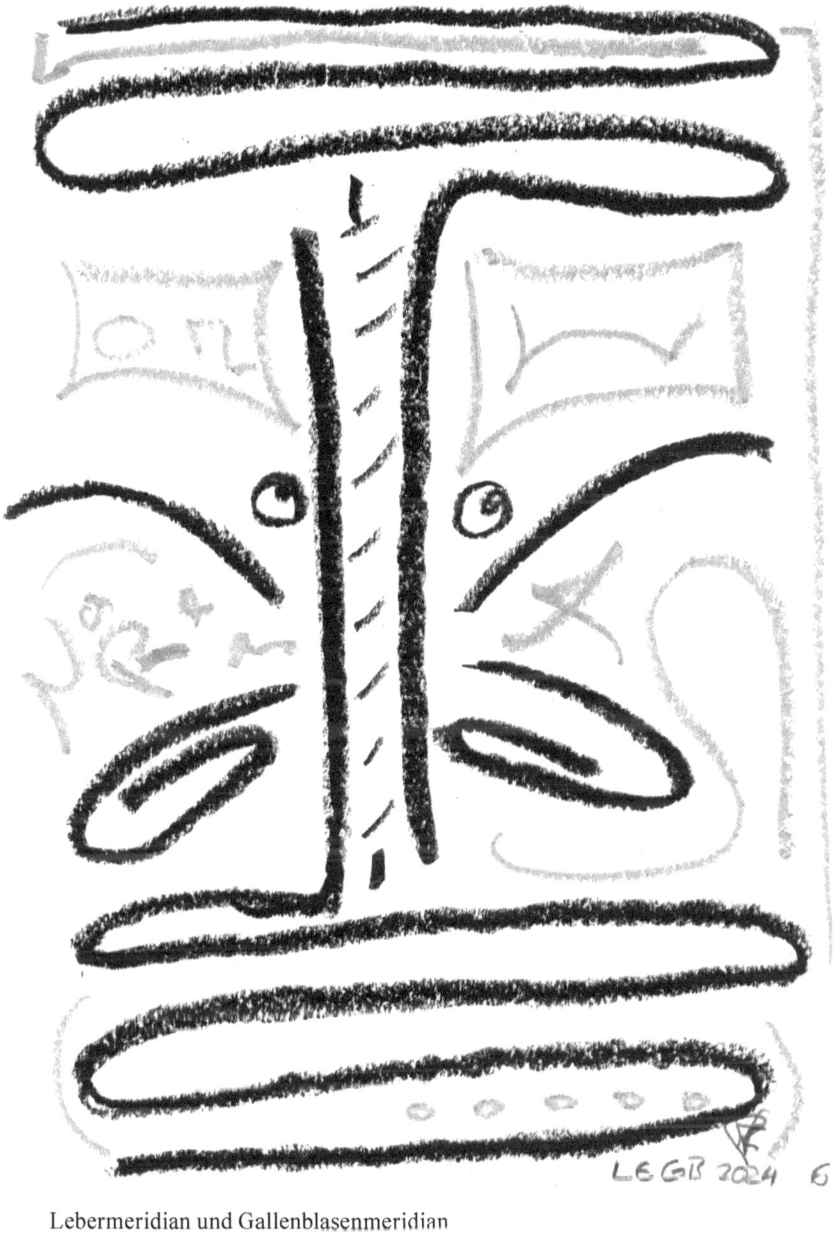

Lebermeridian und Gallenblasenmeridian

GOUVERNEURSGEFÄSS (LENKERGEFÄSS) UND ZENTRALGEFÄSS (KONZEPTIONSGEFÄSS)

Gouverneursgefäß: (Yin)	Schock, Thematiken im Bereich Sexualität und Offenheit
Zentralgefäß: (Yang)	siehe Gouverneursgefäß, Herzensöffnung
Element:	Feuer und Wasser
Zahnzuordnung:	keine
Gewebezuordnung:	die komplette Muskulatur des Körpers einschließlich Sehnen und Faszien
Muskel-Skelett-Apparat:	Wirbelsäule und Knochenstrukturen Haut, Nägel, Zähne in ihrer Substanzstruktur

Unser Gouverneursgefäß verläuft nach dem männlichen, aufrichtenden Yang-Prinzip von unten nach oben – vom Perineum zur Spitze des Steißbeins, dann die Wirbelsäule nach oben und über den Hinterkopf und den Scheitel weiter zur Nasenwurzel und endet schließlich am Gaumen hinter den oberen Schneidezähnen. Das Gouverneursgefäß repräsentiert unsere Souveränität, unseren natürlichen Stolz, einen Zustand des Ich-Bin-Gewahrseins. Es reagiert auf Schock und Trauma, also extreme lebensverändernde Zustände oder Momente, aus deren Erleben sich im Folgenden eine Starre oder ein Stillstand des Lebens und der eigenen Handlungsfähigkeit ergeben können. Themen aus dem Bereich unterdrückte und nicht gelebte Lebensfreude und Sexualität haben großen Einfluss auf das Energieverhalten des Gouverneursgefäßes. Ein typisches Beispiel für Probleme mit diesem Meridian ist Herpes Zoster (Gürtelrose), der meist in Verbindung zu Traumata auftritt, die durch einschneidende Umstände wie beispielsweise den Verlust des Arbeitsplatzes, Tod des Lebenspartners oder Vertreibung geschehen.

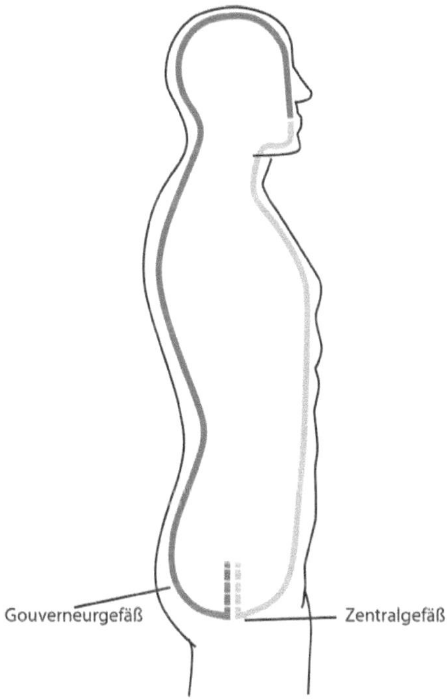

Das Zentralgefäß verläuft nach dem Yin-Prinzip auf der Körpervorderseite von der Zungenspitze über den Kehlkopf, die Brust und den Bauch zum Schambein und von dort aus zum Perineum. Es ist mit denselben Emotionen verbunden wie das Gouverneursgefäß, und zusätzlich noch mit dem Thema Herzensöffnung.

Wichtig ist zu verstehen, dass der Endpunkt des Zentralgefäßes sowie der Anfangspunkt des Gouverneursgefäßes zwar beide im Perineum liegen, sich aber nicht berühren, sondern von dort aus jeweils über einen kleinen Kanal mit dem Sexualzentrum verbunden sind. Diese Kanäle sind nur dann vollständig aktiv und offen, wenn wir gut präsent im Leben stehen.

Um eine vollständige Öffnung und Aktivierung zu erreichen, ist es essenziell, dass wir uns immer wieder bewusst auf uns und das Leben sowie die Kraft und Kreativität der Sexualenergie (Haupt-Chi) einlassen. Des Menschen Aufgabe ist bewusste Schöpfung, das heißt den Alltag mit Lebendigkeit und Ausdruck zu füllen und voller Wahrheit und Klarheit zu erschaffen. Gelebte Authentizität lässt uns voll am Leben teilhaben. Wir sind dann. Nicht gut und nicht schlecht – wir sind. Und dieses Sein ist wahrhaftig, und das spürt man. Du selbst spürst es auch in anderen, die in Deiner direkten Nähe sind. Dieser Zustand gibt und hält den Raum. Er ist still und weit und lässt nichts anderes zu als das Jetzt. In dieser Bewusstheit entsteht im Sexualzentrum eine Verbindung von Gouverneursgefäß und Zentralgefäß.

Anfangs kannst Du Dich mit folgender kleiner Übung unterstützen, um den Kreislauf der beiden Meridiane zu schließen: Leg den vorderen Teil Deiner Zunge ganz sanft hinter den oberen Schneidezähnen am Gaumen ab. Lass gleichzeitig die Zähne bei geschlossenem Mund leicht geöffnet und den Rachenraum wie nach einem Schlucken offen. Hierdurch entsteht der sogenannte inaktive, kleine Energiekreislauf (›small micro-cosmic orbit‹) und die Energien der beiden Meridiane beginnen sich zu verbinden. Die Lebensenergie fließt dann schon ganz sanft in einem Kreislauf aus dem Sexualzentrum über das Gouverneursgefäß ins Zentralgefäß und wieder ins Sexualzentrum zurück. Ein Zustand entspannter Aufmerksamkeit entsteht. Mit ein wenig Routine brauchst Du die

Zunge später nicht mehr hinter den Schneidezähnen anlegen, sondern kannst sie entspannt im Mund ablegen. Die Energie fließt dann schon allein durch ein wenig Aufmerksamkeit im small micro-cosmic orbit.

Fühle einmal in Dich hinein:

- Wie geht es Dir mit dem Empfangen? Bist Du offen für das, was das Leben schenkt?

- Wenn Du eine Frau bist: Bist Du offen für das Leben, das durch eine Empfängnis in Dir entstehen kann? Oder, falls Du bereits Kinder hast: Wie frei warst Du in Deinem ›Ich-Bin‹? Wie gut konntest Du aufnehmen und auch geben?

- Wie aufrecht, stolz, kraftvoll und souverän hast Du Dein Leben bisher gelebt?

- Wie viel Klarheit, Wahrheit und Wahrhaftigkeit dringen durch Dich?

Kannst Du nach dem Durchgehen und Ausgleichen der Meridianpaare wahrnehmen, wie Dein Körper sich entspannt und so richtig weit wird? Wie ein angenehmes Gefühl von Leichtigkeit und Weite durch Deinen Körper geht und Du Dich in Dich hineindehnst und immer mehr ›da‹ und präsent bist?

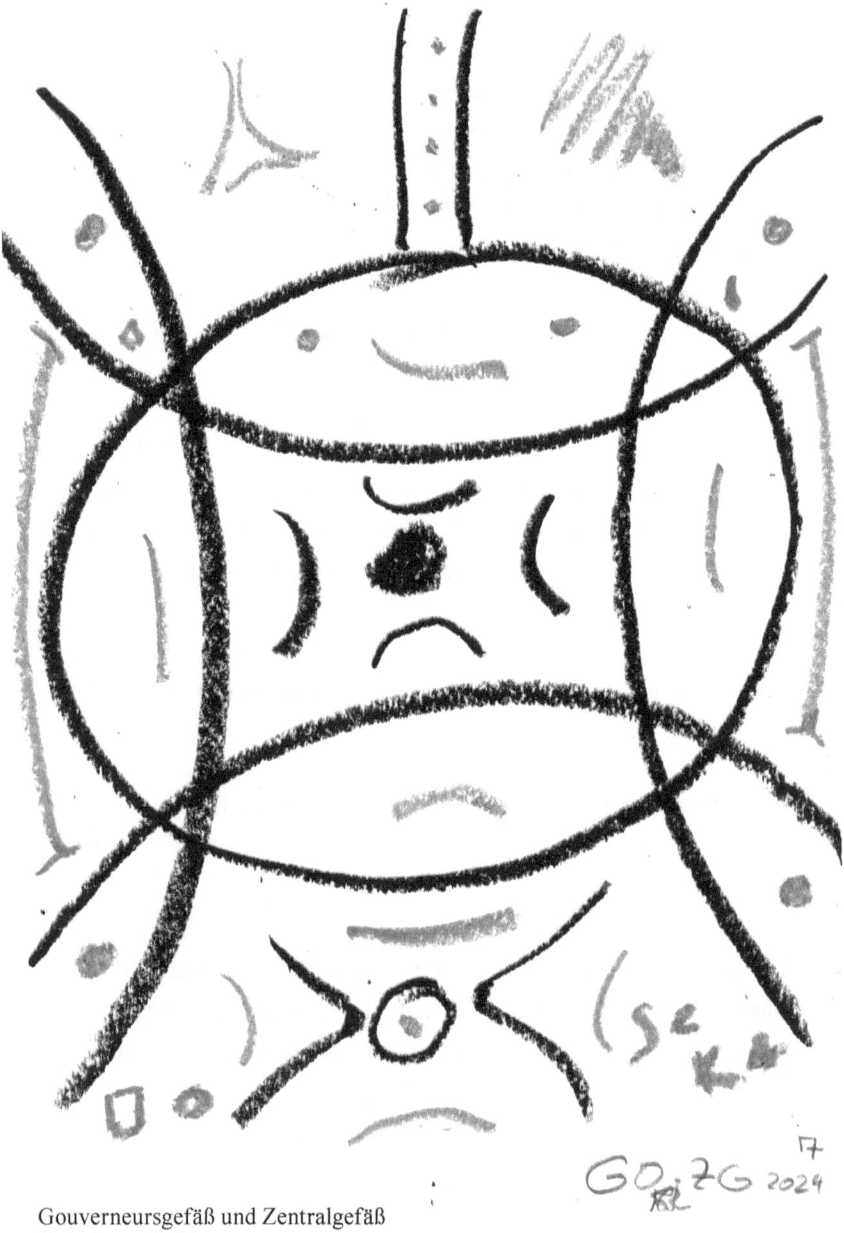

Gouverneursgefäß und Zentralgefäß

MERIDIANE UND ZÄHNE

Erspüre einmal mit Deinen Händen Deinen Oberkiefer und streiche außen an Deinen Wangen entlang.

- Wie weit kannst Du Deinen Mund öffnen?
- Wie gut lässt sich Dein Unterkiefer nach links und rechts schieben?
- Drehe Deinen Kopf in beide Richtungen. Wie geht es Deinem Hals- und Nackenbereich?
- Wie entspannt, wach und klar sind Deine Augen und Dein Geist?
- Wie offen ist Dein Herz?

Unsere Zähne sind mit unseren Meridianen verbunden und haben somit größten Einfluss auf unseren Körper. So können beispielsweise Entzündungen der Zahnwurzel oder eine Amalgambelastung unsere Gesundheit stark beeinträchtigen.

Jedes Mal, wenn wir einen Zahn verlieren, besteht die Möglichkeit, dass der Meridian, der durch den Zahn geht, nicht mehr ›durchschaltet‹, und damit eine Unterbrechung im Energiefluss stattfindet. Du kannst Dir das bildlich so vorstellen, dass man mit dem Ziehen eines Zahnes die bestehende ›Meridianleitung‹ durchtrennt. Manchmal repariert der Körper diese Leitung selbst, manchmal nicht. Wenn er es nicht tut, dann bleibt die Kommunikation und der energetische Austausch zwischen den Organen, den Strukturen und dem restlichen Körper auf der Strecke.

Interessanterweise wird der Meridianfluss normalerweise nicht beeinträchtigt, wenn ein bestimmter Zahn, wie ein

Weisheitszahn, gar nicht ausgebildet ist, da der Meridian dann unabhängig von dem Zahn korrekt im Körper angelegt wurde.

Um Dir im Falle von Zahnverlust zu helfen, Deine Meridiane wieder komplett durchzuschalten, bist Du herzlich eingeladen, Dich bei Interesse über meine Website zur kostenfreien Meridian-Session aus meiner *Zurück zum Ursprung* Zahn-Edition anzumelden.

Tipp: Meridian-Dehnen

Wenn Du zusätzlich noch etwas für Dich und Deine Meridiane tun möchtest, empfehle ich Dir die eingangs erwähnten Makko-Ho-Meridian-Dehnübungen. Sie sind eine Art kleine Gymnastik, ein Durchgang dauert etwa 15 bis 20 Minuten. Du begibst Dich dabei in bestimmte Körperhaltungen und dehnst Dich in die verschiedenen Positionen hinein. Mit dem Dehnen der Muskeln dehnst Du auch die Meridiane und aktivierst und harmonisierst damit auch den Energiefluss im Energiekörper. Dadurch lösen sich auch die eventuell vorhandenen Knötchen, die vorher den Energiefluss verhindert haben.

Für Dein Energieverständnis: Meridiane reagieren auf Emotionen, Verletzungen oder Verspannungen. Solltest Du Übungen wie Makko-Ho praktizieren, aber keine anhaltende Veränderung spüren, so ist es hilfreich, Dir die Emotionen und Glaubenssätze, die mit den jeweiligen Strukturen Deines Körpers zusammenhängen, anzusehen und, wenn negativ, abzulösen, da Du sonst in Deinem Stress und niedrigem

Energievermögen hängenbleibst. Anleitungen zum Ablösen von negativen Emotionen findest Du in Band 1 und 2 der *Zurück zum Ursprung*-Reihe.

Ich selbst praktiziere das Meridian-Dehnen schon seit vielen Jahren. Es ist für mich eine heilige Zeit, die ich mir gerne nehme, weil ich mich morgens dadurch mit meinem Körper tiefer verbinde. Das Meridian-Dehnen unterstützt mich darin, meinen Körper besser zu spüren, meine Aufmerksamkeit auf die Meridiane und ihre Energetik zu lenken und mein Bewusstsein zu erweitern. Sollte ich einmal keine Zeit haben, da ich beispielsweise auf Reisen bin und im Flugzeug sitze, mache ich die Übungen rein mental im Geist durch. Das Ergebnis ist dasselbe: Die Energie macht auf und ich fühle mich weit und gut verankert. Diese Möglichkeit entsteht nach einiger Zeit, und Dein Körper und Bewusstsein erinnern sich dann automatisch an die physische Dehnung und das damit einhergehende Gefühl.

Du kannst während des Dehnens auch gerne tönen. Das Tönen selbst funktioniert ganz einfach: Du begibst Dich in Deine geistige oder physische Dehnung und beginnst zu summen oder zu brummen, bis Du die Tonlage gefunden hast, die mit dem Gewebe, das Du gerade dehnst, in Schwingung geht. Dies machst Du pro Meridianpaar zwei bis drei Minuten – gerne auch länger, wenn Du Lust dazu hast.

Zum Meridian-Dehnen findest Du zahlreiche Informationen im Internet.

Nachher-Check:

Spüre immer wieder einmal in Deinem Alltag hinein:

- Wie präsent bist Du?
- Wie ist Deine Aufrichtung?
- Bewegt sich Dein Körper leichter und flüssiger?
- Bist Du reaktionsfähiger und schlagfertiger?
- Erlebst Du mehr innere Stabilität und Ruhe?

Kapitel 3

Nadis

Das Problem mit der Polarität

Polarität ist so eine Sache. Alles im Leben hat eine Polarität, einen Gegenpol, und so gibt es heiß und kalt, oben und unten, links und rechts, weiblich und männlich usw. Die Polarität, um die es mir hier gerade geht, ist eine energetische Polarität, die den Fluss der Sexualenergie im Körper einer Frau oder eines Mannes bestimmt.

Sowohl der Körper der Frau als auch der des Mannes hat zwei Pole, einen Pluspol und einen Minuspol. Im Optimalfall fließt die Sexualenergie im Körper der Frau von unten nach oben. Der Minuspol ist die Vagina und der Pluspol sind die Brüste. Beim Mann verläuft der Energiefluss in umgekehrter Richtung von unten nach oben. Der Minuspol befindet sich in der Brust auf Höhe des Herzens und der Pluspol im Penis. Wenn die Aufmerksamkeit bewusst darauf gelenkt wird, kann sich in der Vereinigung von Mann und Frau die Energie in einem Kreislauf bewegen: vom Pluspol des Penis zum Minuspol der Vagina, dann zum Pluspol der Brüste zum Minuspol im Herzen des Mannes, dann zum Pluspol im Penis und wiederum zum Minuspol in der Vagina usw.

Diese energetische Polarität und das Erleben dieses Energieflusses führen in einen Zustand der Einheit mit dem Partner bzw. der Partnerin und gleichzeitig in einen Zustand der Ekstase. Der ganze Körper fühlt sich orgasmisch an, ohne einen Orgasmus zu erleben. Jede Zelle schwingt, ist belebt und von Licht und Energie durchdrungen. Das wäre das Optimum im Erleben der körperlichen Liebe und damit Tantra – die Transformation von Sex in Liebe durch die bewusste Steuerung der Energie, während man ganz im Hier und Jetzt bei sich ist. Geschieht dies, transformiert Tantra alles, lässt alles zu, lässt allem Raum, ver- oder beurteilt nichts. Alles darf sein. Gleichzeitig wird durch die Liebe und die absolute Präsenz alles, was stören könnte, transformiert in reinen Flow und Liebe.

In meiner Praxis habe ich jedoch sehr oft erlebt, dass die Polaritäten meiner Klienten verdreht waren. Gründe gab es dafür viele, beispielsweise Rollenverteilungen in der Familie (Mutter-Sohn, Vater-Tochter als Partnerverhältnis), schwere Unfälle, ein Stromschlag, sich nicht im Geschlecht wohlfühlen, falsche energetische Schulungen, religiöse Riten oder Sex mit jemanden, der selbst in der falschen Polarität war. Meist führte das dazu, dass sich der Klient bzw. die Klientin unwohl fühlte oder dass die Person mit sich selbst und dem anderen Geschlecht nichts anfangen konnte. Und das nicht nur sexuell, sondern ganz allgemein im Leben. Das Ergebnis war meistens voller Exzess (auf der Suche nach sich selbst) oder kompletter Rückzug (Unverständnis mit sich selbst, weil gespürt wird, dass etwas Fundamentales nicht stimmt, oder die Wahrnehmung, nicht genug zu sein).

So war es in meiner Praxis immer einer der ersten Punkte, die wir abgefragt und im Bedarfsfall wieder eingestellt haben, sodass die Energie im Körper generell und auch im Falle einer sexuellen Vereinigung wieder bestmöglich fließen konnte. Dadurch haben sich bei meinen Klienten nicht nur neue Lebensziele zeigen können, sondern meist hat sich auch eine ganz neue Dynamik in ihren Beziehungen ergeben. Plötzlich war wieder Freude in der Sexualität, und was vorher nur Pflichterfüllung oder gar Qual war, wandelte sich in ein Neuentdecken.

Um die Polarität richtig einzustellen, habe ich jeweils für Frau und Mann eine One-Minute-Transformation (OMT) gedreht, die Du im Downloadbereich des Buches findest. Wenn Du diese nutzen möchtest, um sicherzustellen, dass Deine Energie im richtigen Fluss ist, nutze als Frau nur die OMT für die Frauen und als Mann nur die für die Männer.

Der Fluss der Sexualenergie im Körper erfolgt über Kanäle, die sich im ätherischen Körper und im Astralkörper befinden. Hier sind auch die sogenannten Nadis beheimatet, um die es in diesem Kapitel geht, und die unseren Körper mit eben dieser Energie versorgen.

Nadis – Lichtgitternetz des Körpers

Unsere Nadis sind wie ein Lichtgitternetz des Körpers, das sich nicht nur innerhalb unseres physischen Körpers befindet, sondern sich weit über ihn hinaus in unsere feinstofflichen Bewusstseinsstrukturen und den Energiekörper erstreckt. Alle Nadis sind wie in einem Geflecht miteinander verbunden, das auch die Verbindungen zwischen den Energiezentren aufbaut. Entsprechend dem tantrischen System haben wir drei Haupt- und elf wichtige Neben-Nadis. Im Hatha-Yoga geht man davon aus, dass unser Körper etwa 72.000 Nadis besitzt.

Nadis sind feinstoffliche Energiekanäle, die intensiv mit unserem Astralkörper, unserem Energiekörper und unserem Lichtkörper interagieren. Ihre Hauptaufgabe ist es, bestimmte Energiepunkte, die in unseren Chakren liegen, miteinander zu verbinden. Sie unterstützen uns dadurch dabei, unsere

Energien auszugleichen und damit ein höheres Bewusstsein zu erreichen. Wenn unsere Nadis frei und ›durchgeputzt‹ sind und wir unsere Energie steuern können, haben wir eine sehr hohe energetische Lebenskontrolle.

Unsere Nadis schwingen auf einer mittleren Frequenzebene. Sie stehen auch in Zusammenhang mit unseren Emotionen, sind jedoch überwiegend mit strukturellen Themen verbunden. So reagieren sie beispielsweise sehr empfindlich auf Verletzungen, Operationen und Beschneidungen im Genital- oder Urinalbereich. Gerade unsere drei Haupt-Nadis, Sushumna, Ida und Pingala, die unsere Hauptenergie steuern, werden durch Eingriffe in unsere körperliche Struktur oft in Mitleidenschaft gezogen. Ungesunde Nahrung sowie ein hoher Fleisch-, Medikamenten- und Drogenkonsum können auch stark auf unsere Nadis einwirken. Psychische Krankheitsbilder wie eine bipolare Störung, multiple Persönlichkeiten und Schizophrenie wirken auch stark in diesen Bereich des Energiekörpers ein.

Wir konzentrieren uns hier bei *Zurück zum Ursprung* auf die Aktivierung und Harmonisierung der drei Haupt-Nadis Sushumna, Ida und Pingala, und sorgen damit dafür, dass wir in einen tieferen Zustand von Ruhe und Ausgeglichenheit, Einheit und All-Eins-Sein kommen.

Sushumna

Der zentral gelegene Hauptkanal Sushumna verläuft durch das Rückenmark in der Mitte unserer Wirbelsäule. Der energetisch neutrale Kanal beginnt am Perineum (Damm) bzw. am Wurzelchakra, verbindet die Hauptchakren miteinander und endet am Scheitelpunkt bzw. am Kronenchakra. Sushumna ist somit auch dort, wo in unserem Körper die Sexualenergie steigt. Er ist Teil unseres Kundalini-Kanals, der dann so richtig aufgeht, wenn die beiden anderen Haupt-Nadis, Ida und Pingala, die sich spiralförmig um ihn herumwinden, ausgeglichen sind.

Sushumna steht für das perfekte Gleichgewicht zwischen den komplementären Energien des Astralkörpers – den solaren (männlichen) und lunaren (weiblichen), den geistigen und körperlichen sowie den aktiven und passiven Energien. Durch die Balance dieser gegensätzlichen Energien erreichen wir ein höheres Bewusstsein.

Stehen Deine Wirbel nicht ganz entspannt in Deiner Wirbelsäule, dann fließt die Energie oft nicht ungehindert weiter, sondern sitzt fest. Gerade im Hals-Nackenbereich haben viele Menschen durch Verspannungen Probleme. Hier beginnt eine neue Oktave – dies bedeutet, dass die Energie dort in einen höheren Schwingungsbereich hineinwechselt. Wenn die Energie gut durchläuft, dann kannst Du dies an Deiner Fontanelle (Scheitelpunkt) an der Spitze Deines Kopfes spüren. Es fühlt sich so an, wie wenn Dein Kopf von einem seidenen Faden nach oben gezogen wird.

Ida und Pingala

Die beiden anderen Haupt-Nadis, Ida und Pingala, sind Energiekanäle, die sich in gegenläufigen Spiralen um Sushumna und unsere Wirbelsäule winden. Da, wo sie sich kreuzen, haben sie Verbindungspunkte, die, in stehender Position, minimal unter den Chakren liegen.

Ida und Pingala entspringen beide an der Wurzel unserer Wirbelsäule am Steißbein, links und rechts von Sushumna. Sie verlaufen in Schleifen durch den Körper und berühren sich etwas unterhalb jedes Chakras. Sie winden sich sechsmal um die Wirbelsäule herum und verbinden die Hauptchakren miteinander, aber eben leicht unterhalb. So bringen sie den Energiefluss, der innerhalb der Chakren stattfindet, nicht durcheinander. Das heißt, hier findet noch eine Filterung der Energie statt. Wenn diese Verbindungen und Durchflüsse ganz gerade durch den Körper und den Spiralen entsprechend laufen, dann fühlen wir uns kraftvoll.

Ida und Pingala ergänzen sich gegenseitig. Sie arbeiten immer abwechselnd und niemals gleichzeitig. Wie der Rhythmus des Atems, wie Ebbe und Flut, arbeiten sie im ewigen Kreislauf des Lebens im Auf und Ab der Energien. Sie brauchen einander, um sich gegenseitig auszugleichen.

Es ist sehr wichtig, dass Ida und Pingala in der Balance sind, weil sie sich im 60- bis 90-Minutenrhythmus die Energien zuspielen. In dem Augenblick, da sie harmonisch miteinander arbeiten, öffnen sich alle möglicherweise vorhandenen Knötchen (Energieblockaden) im Sushumna-Nadi. Hierdurch schaltet sich dieser frei, die Kundalini-Energie beginnt in unserem Körper zu steigen und die Chakren werden zusätzlich aktiviert. Es stellt sich ein Zustand der Einheit, der

Verbindung und des Eins-Seins mit dem Leben ein. Wird der Verlauf von Ida oder Pingala unterbrochen, kann es sein, dass der entsprechende Nadi die Energie dann nicht mehr optimal transportiert und dadurch unsere Sexualenergie nicht mehr ungehindert zum Herzen fließt. Dies bewirkt, dass wir uns nicht mehr in unserer Vollständigkeit empfinden. Um diesen eingeschränkten Zustand wieder auszugleichen, kannst Du die Information des gesunden und vollständigen Zustands, den das betroffene Organ oder der betroffene Körperteil vor der Verletzung hatte, wieder einsetzen. Sobald die energetische Struktur wiederhergestellt ist, schaltet der Körper frei und die Energetik des mittleren energetischen Frequenzbereiches baut sich in Deinem Körper wieder kraftvoll auf.

Ich empfehle Dir, aufzuschreiben, welche Verletzungen, Beschneidungen oder Operationen Du bisher in Deinem Leben hattest – das können auch ganz kleine Sachen sein, an die Du Dich selbst vielleicht gar nicht mehr erinnerst. Hierzu kann es sehr hilfreich sein, Deine Eltern zu befragen, woran sie sich diesbezüglich erinnern.

Geh diese Themen dann der Reihe nach, bei der jüngsten Erfahrung beginnend bis tief in Deine alte Vergangenheit, durch und begib Dich jeweils mental in den bestmöglichen Zustand, bevor das Ereignis stattfand. Erkläre dann für jeden Punkt auf Deiner Liste die Absicht: »Kraft meines Geistes, kraft meines Bewusstseins nehme ich hiermit diese Verletzung heraus. Ich vervollständige mich wieder und setze alle verlustigen Organe und Körperteile in vollkommenem Heil-Sein wieder in mich hinein.« Auf diese Weise holst Du Dir die fehlende Information vollkommen frei und emotional unbelastet zurück in Dein System. Du kannst Dir das so vorstellen, als würdest Du ein Puzzleteilchen an der Stelle in die Energiematrix wieder einsetzen, wo es vorher gefehlt hat. Dies sorgt dafür, dass Dein Energiesystem wieder frei durchschaltet.

Beobachte Dich im Anschluss in den nächsten Tagen und Wochen im Alltag und nimm bewusst wahr, wie Du Dich fühlst. Wenn Du Dich richtig vollständig, wohl und gut fühlst, dann erfährst Du Deinen eigentlichen Normalzustand. Solltest Du merken, dass sich der optimale Zustand noch nicht recht einstellen will, dann gehe kreative Wege, um weitere mögliche Verletzungen (wieder) ins Bewusstsein zu bringen, damit Du im Anschluss energetisch damit arbeiten kannst. Du kannst beispielsweise darum bitten, dass Du Informationen in Deinen Träumen bekommst. Folgende Frage kannst Du dafür vor dem Schlafengehen stellen: »Gibt es noch irgendetwas Wichtiges in Bezug auf meine Nadis für mich, was ich nicht weiß oder noch nie bewusst wahrgenommen habe, was ich aber noch einzubauen habe, damit diese optimal funktionieren?« Wenn die Information dann im Traum oder in einem Alltagsbeispiel (Dir wird etwas klar, es fällt Dir etwas zu) zu Dir kommt, kannst Du sie in die Arbeit mit diesem Kapitel einbauen. Du kannst natürlich auch zu allen anderen Themen oder Fragen Deines Lebens um Hinweise aus Deinen Träumen bitten.

Nadis können übrigens nicht nur unterbrochen, sondern auch verstopft sein. Sind ihre energetischen Strukturen nicht offen, kann das Licht ebenfalls nicht durchfließen, was zur Folge hat, dass sich die Energie an der verstopften Stelle wie ein Ballon aufbläst und den Nadi möglicherweise zum Platzen bringt – und er somit verletzt ist. Hervorgerufen werden diese Verstopfungen beispielsweise durch schlechte Ernährung, Drogen-, Alkohol- und Tabakkonsum oder Medikamente wie Morphine und Opiate. All dies setzt sich in die Gitterschichten hinein und bildet eine Art Kokon, in dem sich unsere Energiekörper nicht frei bewegen und auch nicht ausdehnen können.

Verstirbt ein Mensch, der vorher Schmerzmittel wie Opiate oder Morphine bekommen hat, braucht die Seele dann oft sehr lange, bis sie sich vollständig durch diesen Kokon gearbeitet und vom Körper gelöst hat und somit gehen kann. Ich habe dies selbst beim Tod meiner Mutter erlebt. Obwohl ich dafür gesorgt hatte, dass die Strukturen nach ihrem Tod gleich offen waren, sodass sie frei kommunizieren und sich in Raum und Zeit frei bewegen konnte, hat sie vier Monate gebraucht, bis sie wieder bewusst war und als Seele gehen konnte.

Auch extrem gelebte Denk-, Verhaltens- und Emotionsmuster wie unsere Ideen vom Leben, unsere Vorstellungen, Ängste, Sorgen, Befürchtungen sowie unsere negativen Emotionen wie Wut, Verärgerung, Scham und Rückzug können dafür sorgen, dass wir keinen Ausgleich in den Nadis haben. Ein langes in negativen Gedanken Verhaftet-Sein bewirkt eine Art Verclusterung (Verschleimung) der Energiekanäle, was zur Folge hat, dass die Energie nicht mehr frei fließen kann.

Im Folgenden gebe ich Dir noch einige Informationen zu den spezifischen Eigenschaften von Ida und Pingala:

IDA-NADI

Ida-Nadi ist der Kanal der Mondenergie. Er steht für das Yin und die weibliche Energie in unserem Körper und ist der passive Energiekanal unseres Prana- bzw. Lichtkörpers. Seine Energien stehen mit unseren intuitiven, emotionalen und mütterlichen Qualitäten sowie unserem Parasympathikus in Zusammenhang.

Unser Ida-Nadi beginnt am linken Hoden bzw. linken Eierstock und endet am linken Nasenloch. Aktivierst Du Ida, indem Du ausschließlich durch das linke Nasenloch atmest, kühlt der Körper herunter.

PINGALA-NADI

Pingala-Nadi ist der Kanal der Sonnenenergie. Er repräsentiert das Yang und die männliche Energie in unserem Körper und ist der aktive Energiekanal unseres Prana- bzw. Lichtkörpers. Seine Energien stehen mit Rationalität, Selbstbewusstsein und Direktheit sowie unserem Sympathikus in Zusammenhang.

Unser Pingala-Nadi beginnt am rechten Hoden bzw. rechten Eierstock, entspringt an der rechten Seite des Sushumna-Nadis und endet am rechten Nasenloch. Aktivierst Du Pingala, indem Du ausschließlich durch Dein rechtes Nasenloch atmest, heizt der Körper auf.

Übung: Ausbalancieren der Haupt-Nadis

Spüre zunächst einmal Deinen Körper und scanne ihn von unten nach oben durch: Deine Füße, Beine, Bauchraum, Torso, Hände, Arme, Kopf.

- Wie fühlst Du Dich in Deinem Gewebe und auf der Zellebene?
- Wie aufrecht bist Du?
- Wie gut funktioniert Deine Atmung?
- Wie viel Spannung hast Du im Kiefer und in Deiner Wirbelsäule?

Hier ein kurzer Hinweis vorneweg: Wir werden in der folgenden Übung Chi (Ki, Prana, göttliches Licht) in Ida und Pingala aufsteigen lassen. Es ist dabei nicht notwendig, dass Du im Geist den Weg, die Richtung, die Windungen und die Berührungspunkte genau nachvollziehen kannst. Lass einfach die Energie ganz langsam von einer Station zur anderen wandern. Wichtig ist, dass Du während der gesamten Übung sanft, liebevoll und stabil einen Teil Deiner Aufmerksamkeit auf der Spitze Deines Steißbeines belässt.

Fangen wir an:

Gib Deine Aufmerksamkeit an die Spitze deines Steißbeins und massiere sie in Gedanken ganz sanft. Durch diese geistige Berührung baut sich dort ein Energiepotenzial auf, das immer größer und weiter wird. Chi (Ki, Prana), das göttliche weiße Licht, sammelt sich an der Spitze deines Steißbeins. Vielleicht spürst du eine Akti-

vierung Deines Genitalbereichs. Genieße das für einen Moment und spüre, wie hier alles warm, leicht und lebendig wird.

Halte die Spitze Deines Steißbeins weiterhin in Deinem Bewusstsein und lass nun die Energie die erste Windung hinauf bis zur Höhe Deines Bauchnabels fließen. Du könntest hierbei bemerken, dass eine neue Lebendigkeit in Deine Wirbelsäule hineinkommt. Genieße das einen Augenblick.

Lass nun das Chi eine Windung weiter in beiden Spiralen zu Deinem Solarplexus hinauffließen. Spüre, wie eine Entlastung und Harmonisierung und auch eine Entladung negativer Emotionen in Deinem Solarplexus stattfindet. Verweile auch hier wieder einen Moment lang, genieße es und spüre, wie Sorgen, Ängste und Belastungen in sich zusammenfallen und sich in Neutralität wandeln.

Beobachte im nächsten Schritt, wie die Energie weiter zu Deinem Herzen fließt. Spüre, wie Dein Herz ganz weit und leicht wird, Dein Herzensraum sich weiträumig über Deinen Körper und Dein Energiefeld hinaus öffnet und Du immer mehr bei Dir bist. Genieße.

Lass jetzt die Energie, gefiltert durch die Kraft Deines Herzens, zu Deinem Kehlkopf aufsteigen. Spüre, wie sich tiefe Ruhe, tiefer Frieden und ein stilles Ich-bin-Gewahrsein aufbauen und sich gleichzeitig sämtliche Urteile und Bewertungen über Dich selbst und das Leben auflösen.

Als Nächstes lass die Energie zu Deinem dritten Auge hinauffließen. Der Verbindungspunkt von Ida und Pingala liegt leicht unterhalb Deines Dritte-Auge-Chakras. Möglicherweise siehst Du im Zuge der Energetisierung Deines dritten Auges und der Harmonisierung der männlichen und weiblichen Energien Traumbilder und nimmst Dich in anderen Dimensionen wahr. Das kann sein, muss jedoch nicht sein.

Führe nun die Energie zu den beiden Nasenflügeln. Ida kommt an Deinem linken Nasenflügel an, Pingala an Deinem rechten. Fühle, wie sich ein Zustand der kompletten Wachheit und Aufrichtung sowie des vollkommenen inneren Friedens aufbaut.

In diesem Zustand öffnet sich Sushumna, sodass die Kundalini-Energie in Deinem Hauptkanal aufsteigen kann. Ganz langsam, sanft, liebevoll, leicht und frei bewegt sie sich immer weiter die Wirbelsäule hinauf. Sie kommt schließlich an Deinem Scheitelpunkt an, steigt dann dort über Deinen Kopf hinaus und geht eine Verbindung mit dem Kosmos ein. Eine Verbindung, die immer bestand und möglicherweise bisher verklebt und verdeckt war.

Halte diesen Zustand noch eine Weile.

Das Ausbalancieren der Haupt-Nadis kann bereits beim ersten Mal erfolgreich sein, vielleicht aber auch ein wenig Übung und mehrere Wiederholungen erfordern. Kundalini-

Yoga kann hierbei auch sehr unterstützend sein – das ist die Art des Yogas, die sich mit der Sexualenergie beschäftigt. Mit Hilfe des Kundalini-Yogas kannst Du die Sexualenergie in Deinem Körper steuern, beispielsweise zum Erleben außerkörperlicher Erfahrungen, um kreativ zu sein, um eine liebevolle achtsame Beziehung zu führen, um guten Sex zu haben und um ekstatische Zustände zu erleben.

NACHHER-CHECK:

Spüre immer wieder einmal in Deinem Alltag hinein:

- Wie präsent bist Du?
- Wie fühlst Du Dich nun in Deinem Gewebe und auf der Zellebene?
- Wie aufrecht bist Du jetzt?
- Wie gut funktioniert Deine Atmung?
- Wie viel Spannung hast Du im Kiefer und in Deiner Wirbelsäule?

Kapitel 4

Spin

DER KOPF DES DRACHENS: KRAFTORT AUF DEM JAKOBSWEG

Rein äußerlich hatte der Kopf des Drachens nichts mit seinem Namen gemeinsam, und doch hieß dieser kleine Felsen in den kantabrischen Bergen im Norden Spaniens genau so. Der Sage nach gipfeln die Energien der beiden Berge La Señorita und El Señor in genau diesem Felsen, und er hat dadurch über 40.000 Bovis-Einheiten, der Maßeinheit der Radästhesie für die Lebensenergie oder das Chi. Mehr zu den Messwerten von Bovis findest Du im Verlauf dieses Kapitels. Nur so viel schon mal: Wenn es um Bovis-Einheiten geht, ab 12.000 Einheiten wird von Heilenergien gesprochen. Da konnten sich die angeblich (ich hatte es nicht gemessen) 40.000 schon sehen lassen. Doch wie kam ich zu diesem Felsen? Die Geschichte dazu ist schon etwas anders und ich kam ziemlich unerwartet zu meinem ganz eigenen Erlebnis auf dem Cabeza de Dragón.

2005 hatte ich mich Mitte Mai auf den Jakobsweg aufgemacht und hatte, bis ich in Manjarín ankam, sicherlich schon einige sogenannte Wunder erlebt, von denen Du über manche in meinen *Zurück zum Ursprung*-Büchern bereits gelesen hast. Meine Entscheidung, nach 21 Gehtagen nach nur wenigen Kilometern bereits am Vormittag eine Pause in Manjarín einzulegen, sollte sich als sehr wertvoll erweisen.

Nun musst Du wissen, dass Manjarín keine wirkliche Station mehr war, sondern ein sehr heruntergekommener Pferdestall und eine kleine Hütte auf 1400 Metern, ohne Betten, die Tomás, ein Mitglied des noch immer existierenden Templerordens sicherlich mit viel Liebe betrieb. Doch am Geld, um wenigstens ein klein wenig Sauberkeit und Komfort zu gewährleisten, fehlte es anscheinend immer. Gewaschen wurde sich in einem Brunnen, und geschlafen wurde im Pferdestall auf Matratzen, die von ihrer ursprünglichen Farbe schon vor Jahren abgelassen hatten. Zu essen gab es Graupensuppe und etwas altes Brot.

Wir waren so um die fünfzehn Pilger, die sich dort eingefunden hatten, und einige gingen auch schon bald, den Komfort bemängelnd, weiter. Am Ende waren wir wohl so zehn, die da am Tisch saßen. Selbstverständlich hilft man beim Abwasch, und so kam es, dass Tomás mich auf die Seite nahm, mir tief in die Augen sah und mir in einem Kauderwelsch von Spanisch, Französisch, English, Italienisch und etwas Deutsch sagte, ich müsse mit ihm kommen. »Ok«, dachte ich mir, »dann komm ich halt mit ihm mit.« Wir liefen um die Herberge auf einem kleinen Feldweg so etwa 50 bis 80 Meter auf den Berg hinauf. Er deutete mir an, mich auf einen bestimmten, völlig unscheinbaren Felsen am Boden zu setzen. Ich soll hier auf dem Cabeza de Dragón meditieren, erklärte er mir, dreimal an diesem Tag, doch nicht mehr als jeweils zwanzig Minuten.

Und ja, schon bald setzte ich mich ein erstes Mal auf den Felsen und spürte, wie es in mir zu brennen begann. Ein Gefühl, wie wenn ein sanftes Feuer in Dir brennt und alles in Deinem Körper ausfüllt. Gleichzeitig hatte ich das Gefühl, als würde ein Wind um mich stürmen und mich wie ein Tornado umschließen. Zwei Stunden später, beim zweiten Mal, wurde mir etwas übel, und ich fand mich für ein paar Minuten in einem Zustand des Schwindels, der sich dann wieder klärte. Wiederum ein paar Stunden später war ich zum dritten Mal auf dem Felsen und erlebte, wie ganz plötzlich mein

Körper wie vor Chi überfloss. Da waren so ein Prickeln und Strömen in meinem ganzen Körper, und ich fühlte mich, als würde ich ein paar Zentimeter über dem Boden schweben. Ob das wirklich so passiert ist oder ob es nur ein Empfinden der Grenzenlosigkeit ohne Gravitationsgefühl war, kann ich heute nicht mehr sagen, doch bis dahin hatte ich nichts Ähnliches in meinem Leben erlebt. Den Rest des Tages schwieg ich, um das Erlebte nicht zu zerreden und das Gefühl, das ich in mir trug, noch weiter zu genießen. Beim Abendessen sah mich Tomás wissend mit einem Lächeln an.

Für die Nacht verabschiedete ich mich aus dem Pferdestall und schlief in meinem Schlafsack draußen im Freien auf dem kalten Boden. Bettwanzen wollte ich meiner mystischen Erfahrung einfach nicht hinzufügen. Ich träumte tief und luzide, wie ich mich mit einem Mädchen traf, zuerst mit ihr in einem See nackt baden ging und wir uns dann auf dem Moos des Waldes liebten. Um dann morgens peinlich berührt nach einem Samenerguss, der ohne mein Zutun nachts durch den Traum geschah, aufzuwachen. Das hatte ich seit meinen Jugendtagen nicht erlebt, und ein verschmitztes Lächeln schlich sich in mein Antlitz.

Ich wusch mich und machte mich wieder auf zur Hütte, wo ich mit den übrigen Pilgern ein spärliches Frühstück einnahm. Tomás kam kurz vor meinem Aufbruch wieder auf mich zu und sagte zu mir: »Du musst den anderen Weg gehen.« Er zeigte mir auf der Karte die Abzweigung, wo ich dem ursprünglichen Weg des Camino folgen sollte. Ich fragte ihn, ob es okay war, wenn jemand mit mir käme. »Ja natürlich«, meinte er, »nur wähle gut.« Ich fragte in die Runde, und Ian, ein junger Mann aus Liverpool (dort, wo man zu Gummi nicht Rabber sondern Rubber sagt), zeigte sich als der Richtige für den gemeinsamen Wegabschnitt. In El Acebo war es dann an der Zeit, vom modernen Camino in die Berge abzubiegen. Als einige Dorfbewohner das sahen, riefen sie uns zu, nicht dort zu gehen, doch wir riefen, Tomás hätte uns gesagt, wir sollten hier abbiegen. Da nickten sie wissend – »Si si, Tomás!« – und zeigten uns den direkten Weg über die Felder in die Berge nach Ponferrada.

Von El Acebo an brannten uns die Fußsohlen, die Beine und nach einer Zeit der ganze Körper. Wir liefen über Stock und Stein immer den alten Bezeichnungen nach, die wohl schon Jahrzehnte, wenn nicht Jahrhunderte, hier angebracht waren. Irgendwann erschien mitten in den Bergen eine Steinbrücke über einen kleinen Fluss, in dem wir noch badeten – eine Steinbrücke, einfach so, ohne dazugehörigen Weg. Schließlich kamen wir in einem tiefen Gefühl von Freiheit in Ponferrada an.

Der alte Weg, der uns über die Erdmeridiane direkt nach Ponferrada führte, ist ein Heilweg, den schon die Templer und davor die Kelten zur Heilung genutzt haben. Bei über 12.000 Bovis beginnt sich Dein Zellstoffwechsel wieder in eine bestmögliche Rechtsdrehung auszurichten. Dadurch können Deine Zellen wieder optimal Nährstoffe aufnehmen und Schlacken und Giftstoffe abgeben. Dein ätherischer Körper, der direkt mit Deinem physischen Körper in Verbindung steht, fährt wieder voll Energie Chi in Deinen physischen Körper ein, und Du beginnst, auf energetische Weise zu heilen. Das ist ganz natürlich, und die alten Kulturen machten sich diese Kräfte gut zunutze.

Es gibt auf der Erde viele Kraftorte, wie auch zum Beispiel die Grotte von Lourdes, die mit über 30.000 Bovis auch sehr hoch liegt und jährlich vier bis sechs Millionen Menschen anzieht. Nun muss gesagt werden, dass der exakte Platz, an dem die Schwingungen so hoch sind, von den meisten Besuchern nie erreicht wird, da sich so viele Menschen dort gleichzeitig aufhalten. Da war mein alleiniges Erlebnis auf dem Cabeza de Dragón schon sehr anders und wie ein Geschenk des Himmels zu mir gekommen.

Alles, was mit Rechts- oder Linksdrehung im Zellstoffwechsel beschrieben wird, hat auch einen Namen: Spin. Hier in diesem Kapitel wollen wir uns mit genau diesem Thema beschäftigen und mit dem, was Du tun kannst, um belastende Frequenzen als weniger störend zu empfinden und Deinen Zellstoffwechsel wieder in Schwung zu bringen.

Spin – links- und rechtsdrehende Schwingungsfelder

Unsere Zellen haben eine bestimmte Frequenz, in der sie schwingen. Eine gesunde Zelle weist einen elektromagnetischen Rechtsspin auf. Stell Dir das wie eine Drehung im Uhrzeigersinn zum Körper vor. In diesem Schwingungsmuster zieht sie Chi, Nährstoffe und Sauerstoff in sich hinein, verarbeitet sie, generiert daraus Energie und scheidet Schlacken und Abfallstoffe wieder aus.

Werden wir mit elektromagnetischen Feldern konfrontiert, die einen für uns ungesunden Links-Spin, also eine Drehung gegen den Uhrzeigersinn, besitzen (zum Beispiel Wasseradern oder Elektrosmog), bremst dies den Rechts-Spin unserer Zellen. Hält dies lange an, kann es sogar sein, dass unsere Zellen sich diesem Links-Spin anpassen und damit nicht mehr optimal arbeiten können – sie scheiden dann die Abfallstoffe nicht mehr richtig aus, und so entsteht ein Vergiftungsprozess.

Elektromagnetische Felder werden in Bovis-Einheiten gemessen. Bovis-Einheiten sind eine Messeinheit für Lebensenergie, überliefert von Alfred Bovis, der ein spüriger Physiker war. Die Messung von Bovis-Einheiten nutzte auch Wilhelm Reich, der sich in den dreißiger Jahren intensiv damit beschäftigte. Wissenschaftlich anerkannt ist dieses Konzept bisher jedoch leider noch nicht. Niedrig schwingende, linksdrehende Felder treten überall dort auf, wo der Grad der Lebensenergie sehr niedrig ist. Im Bereich von Null bis 1.000 spricht man von toter Materie ohne genug Lebensenergie. Bis etwa 6.000 Bovis-Einheiten sind die Frequenzen belastend. Von etwa 6.000 bis 6.500 Einheiten sind sie neutral, und ab da, bis etwa 10.000 Bovis-Einheiten, sind die Schwingungen lebensunterstützend. Ab circa 10.000 sind sie stark rechtsdrehend und ab 12.000 heilend. Plätze mit mehr als 12.000 Bovis-Einheiten werden oft als Kraftorte bezeichnet. Stark rechtsdrehende Felder nehmen wir als positive Energie wahr. Befinden wir uns in einem solchen energetischen Bereich, ist dies förderlich für unseren Stoffwechsel und unsere Gesundheit im Allgemeinen.

Viele Kraftorte wie Lourdes oder auch verschiedene Stellen entlang des Jakobsweges haben eine sehr hohe Zahl an Bovis-Einheiten. Die Energie in Deinem Schlafzimmer sollte optimalerweise im Bereich einer nicht zu starken Frequenz rechtsdrehender Felder von 8.000 bis 10.000 Bovis-Einheiten liegen. Ist sie höher, ist dies zu aktivierend und einem regenerierenden Schlaf nicht mehr dienlich.

Linksdrehende Felder, die durch Handy-, Funk- und WLAN-Strahlungen oder auch Stromleitungen und Militärfrequenzen erzeugt werden, belasten uns sehr. Laut Dieter Schäfer von Geo-Safe® sind diese künstlich erzeugten linksdrehenden Felder deutlich problematischer als natürlich auftretende Störfelder aus der Geopathie, wie zum Beispiel Wasseradern oder Curry-Gitter.

Um gut für uns zu sorgen, ist es essenziell, dass wir den Körper so durchlässig wie möglich machen und gleichzeitig die schädliche Strahlung brechen. Dies macht Dieter mit seinen Geo-Safe-Produkten. Er nutzt Kristalle, um die negative Strahlung durch die entsprechenden platonischen Festkörperformen der Kristalle zu brechen und damit die Zellwände und Membranen unseres Körpers zu schützen. Du kannst Dir das so vorstellen wie eine Gardena-Gartenschlauch-Spritze. Wenn Du sie aufdrehst, kommt ein ganz harter Strahl heraus, der auch das, worauf er trifft, verletzen oder zerstören kann. Wenn Du die Spritze zudrehst, wird der Wasserstrahl ganz fein und verteilt sich in alle Richtungen. Er verletzt dann nicht mehr. Genauso funktioniert das mit den Kristallen. Sie brechen die Strahlwirkung und sorgen dafür, dass die Zellen nicht mehr verletzt werden.

Unser ganzes menschliches Körpersystem ist auf Rechtsspin ausgerichtet. Das heißt, dass unser Zellstoffwechsel über eine Rechtsdrehung im elektromagnetischen Feld gesteuert wird. Über diesen Rechtsspin und das osmotische Gefälle werden Sauerstoff, Nährstoffe und Flüssigkeiten in die Zellen gebracht sowie Kohlenstoffdioxid, Schlacken und Giftstoffe wieder ausgeleitet. Ohne Rechtsspin würden unsere Zellen entweder verhungern oder vergiften. Ein ähnlicher rechtsdrehender Impuls findet in unseren Atomen im Bereich der Beschleunigung des Elektrons (Eigenrotation) auf seiner Umlaufbahn statt. Beide Bewegungen unterliegen verschiedenen Frequenzen, die im Optimalfall den Körper und unser Bewusstsein bestmöglich unterstützen. Zu wenig Licht bzw. Biophotonen oder ein falsches Frequenzband können diesen bestmöglichen Zustand verändern oder verhindern.

Es kann beispielsweise sein, dass man Schmerzen bekommt, wenn man partiell auf einer Wasserader liegt, weil dann der Zellstoffwechsel in diesem Bereich nicht mehr optimal funktioniert. Um hier Abhilfe zu schaffen, können wir uns entweder woandershin legen oder der Zelle wieder Rechtsdrehung zuführen – eine Anleitung dazu findest Du im weiteren Verlauf dieses Kapitels. Wenn Du dies immer wieder machst, können sich Störfrequenzen in Deinem Körper auflösen, und es entsteht erneut der rechtsdrehende, gesunde Spin. Hierdurch wird unser Körper merklich entlastet. Sei Dir aber bewusst, dass es keinesfalls die optimale Lösung für einen belastenden Schlafplatz ist. Auf lange Zeit hilft hier nur ein Platzwechsel.

Wenn Du eine Katze hast, könntest Du möglicherweise festgestellt haben, dass sich die Energie ihres Lieblingsplatzes für Dich nicht so gut anfühlt. Katzen, genauso wie Raben und Ameisen, haben einen linksdrehenden Stoffwechsel und mögen daher linksdrehende Felder lieber. Soweit bekannt, haben alle anderen Tiere einen rechtsdrehenden Stoffwechsel. Mach gerne einmal das Experiment und halte Dich da auf, wo viele Katzen, Ameisen oder Raben sind. Als ich den Jakobsweg ging, kam ich einmal an einem Baum an, um den sich Dutzende von Katzen versammelt hatten. Schon als ich mich dem Baum näherte, spürte ich, wie es mich energetisch herunterzog. Die Katzen jedoch fühlten sich dort sichtbar wohl. Katzen legen sich übrigens auch gerne dort auf den Körper ihres Menschen, wo dieser Probleme oder Stress hat, nehmen diese Energie auf und helfen dadurch beim Neutralisieren.

In diesem Kapitel lösen wir linksdrehende, frequenzielle Belastungen aus unserem Körper heraus und kreieren dadurch eine Rückkehr zum Rechtsspin. Wir bringen damit gleichzeitig wieder mehr Licht in den Körper – und damit mehr Kraft und Flow in die energetischen Abläufe. Du selbst kannst hierauf sehr gut mit deinem Bewusstsein Einfluss nehmen, Dir Energie zuführen und gleichzeitig Belastendes ablösen. Das ist wie Magie.

Wir können elektromagnetische Frequenzen, die unseren Körper belasten, für einen Zeitraum von etwa 24 bis 48 Stunden sehr gut aus unserem System entfernen. Dadurch, dass wir ständig linksdrehenden elektromagnetischen Feldern ausgesetzt sind, ist es somit nötig, diesen Reinigungsprozess immer wieder einmal durchzuführen oder entsprechende Produkte zum Schutz vor elektromagnetischer Strahlung zu nutzen.

Mithilfe der folgenden Übung kannst Du belastende Felder und Informationen aus Deinem Körper und Deinem Bewusstsein lösen und Dir über einen rechtsdrehenden Spin positive Informationen, Licht und Energie zuführen. Mit ein wenig Übung bist Du darin bald sehr schnell und effizient und kannst innerhalb von wenigen Minuten dafür sorgen, dass Du Dich weitaus besser und kraftvoller fühlst. Sei Dir dessen klar bewusst, dass Du Deine Energie und ihr Verhalten immer steuern kannst.

Spüre einmal in Dich hinein:

- Wie tief kannst Du gerade atmen, und wie sehr fühlst Du Dich von einem Atemzug genährt?
- Wie schwer fühlen sich Deine Gewebeschichten an?
- Wie gut siehst Du gerade?
- Wie gut kannst Du Dich konzentrieren?

Übung: Ausgleichen des Spins

Zur folgenden Übung findest Du ein Video im Download-Bereich.

Setze oder stelle Dich hin und verbinde Dich bewusst mit Deinem Herzen und dem Feld von Zurück zum Ursprung.

Zeichne nun mit Deinen Händen ein imaginäres, perfektes Quadrat auf dem Boden um Dich herum. Dieses Quadrat muss mindestens so groß sein, dass Du mit ausgestreckten Armen hineinpassen würdest und dabei noch einen halben Meter Abstand (oder mehr) zu den Seiten hättest, wenn Du es senkrecht aufstellen würdest. Ich selbst nehme meist etwa drei Meter Seitenlänge.

Wenn Du Dein Quadrat um Dich selbst herum geschaffen hast, verdopple es in Gedanken und platziere das zweite

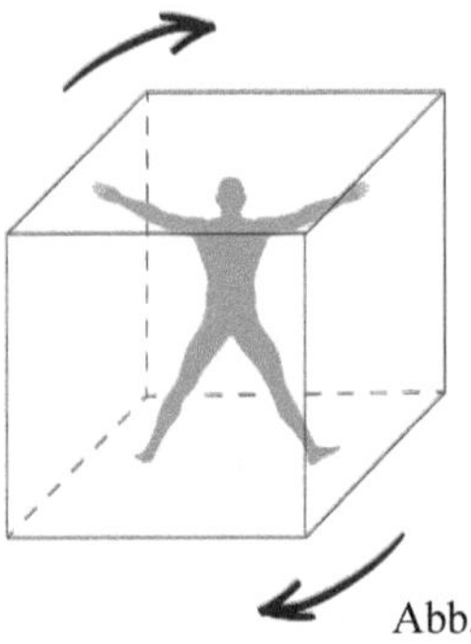

Abb. 1

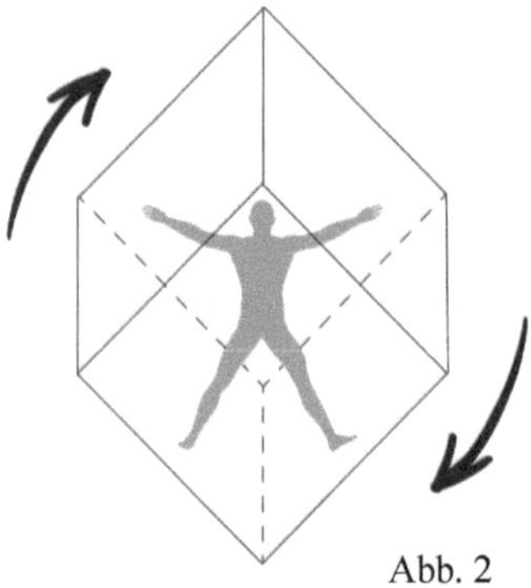

Abb. 2

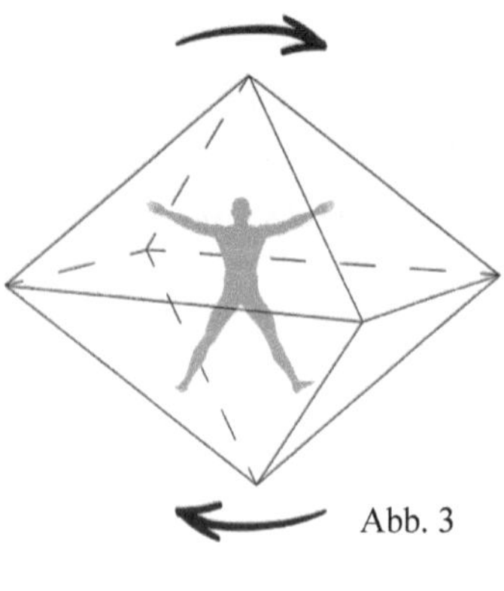

Abb. 3

Quadrat eine Seitenlänge über Dir. Dadurch ergeben sich automatisch die Seitenflächen eines Würfels, in dem Du Dich nun befindest.

Nimm nun in Deiner Vorstellung Deine rechte Hand und platziere sie in der rechten vorderen oberen Ecke Deines Würfels.

Schiebe die Ecke nun mit Kraft dorthin, wo die linke vordere obere Ecke vorher war, und dann dorthin, wo die linke hintere obere Ecke war und so weiter – hierdurch begibt sich der Würfel in eine Linksdrehung (also gegen den Uhrzeigersinn) um Dich herum (siehe Abb. 1).

Beschleunige die Drehung und drehe den Würfel auf der Grundfläche immer schneller um Dich herum, so lange, bis er sich auf eine Ecke stellt (siehe Abb. 2). Dann kannst Du in die bloße Beobachtung wechseln und Deinen Arm ruhen lassen.

Irgendwann verändert sich dabei die geometrische Form des Würfels von allein in die eines Oktaeders, der sich ganz schnell linksherum um Dich dreht (siehe Abb. 3). Diese Linksdrehung sorgt wie durch eine Zentrifugalkraft dafür, dass alles, was in Deinem Körper stört – also alle linksdrehenden Frequenzen – sich aus ihm löst und die energetischen Belastungen über die Oktaederspitzen herausgeschwungen werden. Der Oktaeder rotiert und ›entschlackt‹ so lange wie nötig, um wie eine Zentrifuge diese Belastungen von innen nach außen aus Deinem Körper herauszuschleudern.

Du merkst, wie immer mehr Sog entsteht und Du Dich immer freier und wohler im Zentrum dieses Oktaeders fühlst. In diesem Oktaeder ist übrigens jeder platonische Festkörper wie auch der ursprüngliche Würfel enthalten.

Vertraue darauf, dass die Energien, die durch die Drehbewegung des Oktaeders aus Deinem Energiefeld herausgeschleudert werden, automatisch in die neutrale Form ihres Ursprungs (reine Energie) zurückgeführt werden.

Lass diesen Prozess so lange laufen, bis sich die Drehgeschwindigkeit von selbst verlangsamt und der Würfel, der sich dann wieder zeigt, auf eine Fläche kippt und dort liegenbleibt. Spüre nun in aller Ruhe in Dich und Deinen Körper hinein und nimm wahr, wie es sich anfühlt, wenn alle störenden Frequenzen Dein System verlassen haben.

Nachdem Du jetzt dafür gesorgt hast, dass Raum entstanden ist, gehen wir in den Ausgleich und füllen diesen Raum wieder ganz bewusst, damit sich kein Vakuum einstellt, in dem sich wieder niedrig schwingende Energien absetzen können. Tritt dazu aus dem alten Würfel heraus und erschaffe einen neuen.

Nimm nun Deine linke Hand, platziere Deinen Zeigefinger in die linke obere vordere Ecke des Würfels und beginne, ihn rechtsherum zu drehen. Beschleunige die Drehung und beobachte wieder, wie sich der Würfel auf eine Ecke stellt und schließlich zum Oktaeder wird. Durch die im Vergleich zum ersten Durchgang entgegengesetzte Drehrichtung führt Dir der Würfel wie ein energetischer Tornado Licht (Biophotonen), Kraft und alles, was Du außerdem von außen benötigst, zu. Du kannst Dir das wie einen Strudel vorstellen, der in Dein Herzzentrum, das Zentrum Deines Bewusstseins, mündet, von wo aus dann die Energie in Deinem ganzen Körper verteilt wird.

Der Oktaeder dreht sich so lange, bis Dir genügend Energie zugeführt ist. Gib den Impuls dazu, dass dies so passiert, dass Du vollkommen energetisch belebt bist und jedes Vakuum mit unterstützender Lichtenergie gefüllt ist. Diese Lichtenergie wird dann in Deinem Körper in das umgewandelt, was Du brauchst.

Beobachte, wie zum Ende des Prozesses hin der Oktaeder wieder zum Würfel wird, auf eine Fläche kippt und schließlich ganz ruhig liegen bleibt. Nimm die Energie wahr, die Dich durchflutet, und den tiefen Frieden, der Deinen Körper erfüllt, befriedet und belebt und in Dir präsent ist. Spüre auch hier nach: Wie fühlt es sich an, nachdem Du wieder eine hoch energetische Schwingung, Licht und Kraft in Deine Struktur hineingezogen hast?

Lass Dich darauf ein, dass Deine Seele (Dein wirkliches Sein, Dein Bewusstsein) Deinen ganzen Körper und auch Dein ganzes Energiefeld ausfüllt. Lass die Übung nachwirken und sag zu Dir selbst: »Ja, ich bin jetzt das Einzige, das Alles, was in mir und in meinem Energiefeld existiert.« Du wirst merken, wie ein noch tieferer Frieden in Dir entsteht, der sich in alle Richtungen ausdehnt und die wunderschöne Qualität von Gleichmut in sich trägt.

Bedanke Dich nun für das, was Dir zuteilgeworden ist und für all die Möglichkeiten, die in dieser magischen Übung liegen, und lass dann die Würfel voller Dankbarkeit wieder verschwinden. Es ist wichtig, dass wir nach dem Arbeiten mit magischen Formen und Zeichen wieder aufräumen und unsere Kreationen wieder dem Ursprung zuführen. Dann können sie auch nicht von jemand anderem verwendet werden.

Spiele mit der Übung in Deinem Alltag. Achte dabei unbedingt auf die jeweils richtige Drehrichtung, um Deinen Stoffwechsel nicht durcheinanderzubringen: linksherum zum Ausschwingen von Frequenzen und rechtsherum, um Energie zuzuführen. Und erschaffe für jede Drehrichtung immer einen eigenen Würfel.

Merkst Du, wie diese Übung komplett stabilisierend durch Dich hindurchgeht, wie wenn eine starke, stabile Körperachse Dich so richtig in Dir hält? Spürst Du, dass Du Dich mehr wie eine Einheit fühlst, ein sehr bewusstes, angenehmes und offenes Körpergefühl und mehr Klarheit im Kopf hast?

Mach die Übung zum Spin alle ein bis zwei Tage bzw. so oft, wie Du das Gefühl hast, eine energetische Reinigung und Wiederaufladung zu brauchen. Sie ist auch dann hilfreich, wenn Du für ein Projekt besonders viel Energie, Stabilität und Konzentration benötigst. Lebst Du in einem Haus mitten in der Stadt, in dem ganz viele WLAN-Netze aktiv sind und viel Elektrosmog besteht, würde ich Dir empfehlen, sie öfter zu machen, da sie Dein System klärt. Ein Hinweis, dass es Zeit dafür ist, besteht darin, dass Du merkst, wie Du wieder müder wirst. Mach die Übung auch hin und wieder in der freien Natur, beispielsweise im Wald. Hier ist die Wirkung noch stärker. Du kannst sie auch während eines Spaziergangs im Gehen machen. Dein Würfel bewegt sich dabei ganz einfach mit Dir mit. Du entscheidest, was möglich ist. Mit ein wenig Übung brauchst Du auch Deine Hände nicht mehr, um den Würfel zu gestalten und den Spin in Gang zu setzen. Es passiert dann einfach auf Deinen gedanklichen Befehl hin.

Fühle selbst, wie oft Du die Übung machen und wie Du sie eventuell für Dich noch verfeinern möchtest, sodass sie noch besser für Dich funktioniert. Spüre in Dich hinein, was Du an positiven ›Zutaten‹ wie Liebe, Mitgefühl, Kreativität, Gleichmut, Inspiration, Neugierde, Faszination, Frieden und Stabilität noch mit einbringen kannst, wenn Du die Rechtsdrehung machst und die Kraft in Dich hineinziehst. All das kannst Du in Deinen Spin mit hineinnehmen. Wenn Du Dich dabei jeweils pro Ausführung der Übung auf eine Qualität beschränkst, kannst Du die Unterschiede gut wahrnehmen und Dein Wachsen und Dich Entwickeln besser beobachten. Nimm diese Übung als Selbstexperiment, sei mutig und probiere damit herum! Sei Dir jedoch auch bewusst, dass sie vom Herzen ausgehen sollte und nicht vom Verstand heraus, der oftmals niedrigere Beweggründe hat.

NACHHER-CHECK:

Spüre in Dich hinein:

- Nimmst Du beim Atmen mehr Energie auf?
- Fühlen sich Dein Körper und Deine Zellen leichter an?
- Haben sich Deine Konzentrationsfähigkeit und Deine Sehfähigkeit verbessert?

Kapitel 5

Chakren

Eine ganz besondere Lehrstunde

Wenn wir uns für Wunder und die Chancen des Lebens öffnen, dann werden wir mit Situationen und Möglichkeiten konfrontiert, die weit über unser normales, geschultes Alltagsbewusstsein hinausgehen. Wir erleben plötzlich Lösungen, die uns aus unseren Verhaftungen befreien und die wir uns vorher niemals hätten vorstellen können. Diese Lösungen kommen dann oft in Momenten zu uns, wenn wir so erschöpft sind, dass wir die selbstgerechten, festhaltenden und unterdrückenden Strukturen und Identitäten aufgegeben haben bzw. diese gerade mal nicht am Steuer unseres Lebens sitzen. Denn dann sind wir im wirklichen, tiefen Kontakt mit unserer Seele und unserem Ursprung und damit in einem Zustand der Grenzenlosigkeit.

Im Laufe der drei Bücher zu *Zurück zum Ursprung* habe ich ja bereits einige meiner Erfahrungen mit der geistigen Welt erzählt und Dir hoffentlich auch Mut gemacht, Dich selbst auf den Weg Deines eigenen spirituellen Abenteuers zu machen. Ein weiteres Erlebnis halte ich für so prägend in meinem Leben, dass ich es hier gerne mit Dir teilen möchte.

2005, nach meinem Rückumzug von der Schweiz nach Stuttgart, mietete ich eine Wohnung in Feuerbach. Da ich gerne kreativ bin, begann ich, die Wohnung teilweise zu renovieren und sie entsprechend zu gestalten. Während dieser Arbeiten ging es mir gut, ich hatte eine neue Ausrichtung und freute mich schon auf die fertigen Räume. Doch mit der Beendigung der Renovierung wurde mir im Wohnzimmer schon nach einigen Minuten Aufenthalt richtiggehend übel. Das ging bis zu Erbrechen. Der Rest der Wohnung war gut, doch jedes Mal, wenn ich ins Wohnzimmer ging, überkam mich diese Übelkeit. Da ich nicht weiterwusste, wandte ich mich an meinen Bekannten Anton Heilig, den ich während meiner Zeit am Bodensee kennengelernt hatte. Anton war Heiler und hatte sich zusätzlich auf den Bereich Erdheilung spezialisiert. Da er regelmäßig in Ludwigsburg war, versprach er mir, schon bald vorbeizukommen, um sich das Ganze einmal näher anzusehen.

Am Tag des Besuchs klingelte er und stand mit einem Lächeln vor meiner Tür. Er sagte beim Blick in mein Zuhause: »Na ja, Du zahlst hier die Miete, hier wohnen aber noch andere, drei Brüder, die, als hier noch keine Häuser standen, auf diesem Grund hingerichtet wurden. Die Übelkeit, die Du erlebst, steht in Zusammenhang mit ihren erdgebundenen Seelen. In dem Augenblick, da Du ins Wohnzimmer gehst, stehst Du in einem der drei Brüder, die dort noch verweilen. Lass mich sie befreien, sodass der Anteil, der jetzt noch hier ist, wieder im Licht, im Ursprung bei der Quelle ist, dann wird Frieden im Haus sein.« Gesagt, getan. Das Ganze dauerte nicht mal fünf Minuten, dann war eine friedliche, liebevolle Stimmung in der Wohnung. Im Anschluss daran fragte ich Anton, ob er nicht auch noch nach meinem Schlafzimmer sehen könnte, da war eine Wasserader, die mich belastete und ich konnte noch keine Lösung finden. Anton ging also in mein Schlafzimmer. Er machte ein paar Bewegungen und kam wieder in die Stille. Nach einer Weile meinte er: »Ja, das ist jetzt auch erledigt« und machte sich dann auf den weiteren Weg nach Ludwigsburg.

Ich war baff. 2005 war ich zwar schon heilerisch tätig, doch das, was ich an diesem Abend erlebt hatte, ging über meine damalige Vorstellungskraft hinaus. Ich setzte mich am selben

Tag später am Abend auf meine Couch und ging in Kontakt mit meinem Guide. Ich sagte ihm, dass ich, wenn die Arbeit, die Anton gerade vorher gemacht hatte, etwas Wichtiges für mich war, wissen will, wie das geht. Ich bat darum, dass ich es auf eine Weise erfahren könnte, dass ich es verstehe, zu einem Zeitpunkt, an dem ich so klar und wach bin, dass ich die Information bemerke, bewusst aufnehmen und gut integrieren kann.

Das ist übrigens auch meine Empfehlung an Dich. Wenn etwas wichtig in Deinem Leben ist und Du es wissen willst, frage auf diese Art und Weise und dann lass es los. Wenn Du Dich mit dem Loslassen öffnest, wirst Du schon bald eine Antwort erhalten. So wie ich, als ich drei Wochen später daheim auf meiner Behandlungsliege lag und während meiner eigenen energetischen Übungsstunden eine Halbprojektion einer AKE erlebte. Mein außerkörperlicher Oberkörper hatte sich aus meinem Körper aufgerichtet, während mein physischer Körper auf der Liege lag und das, nachdem ich viele Stimmen in meinem Behandlungszimmer gehört hatte. Es war, als ob eine aufgeregte Diskussion um mich herum stattfand. Die eine Stimme sagte: »Nein, er ist noch nicht so weit«, eine andere: »Ach was, das hat er doch schon früher gemacht, warum noch warten.« Wieder eine andere Stimme sagte: »Jetzt gib es ihm schon!«

Als ich meine außenkörperlichen Augen öffnete, sah ich, dass sich eine ganze Versammlung verschiedenster männlicher Personen im multidimensionalen Raum meiner Wohnung befand. Einer von ihnen ging auf mich zu und ich hielt meine Hände ganz automatisch in empfangender Haltung vor mich. Er gab mir eine blaue Lichtkugel in der Größe eines

Fußballs in meine Hände und im selben Augenblick fand ich mich zurück in meinem Körper auf meiner Behandlungsliege.

Von diesem Moment an wusste ich, wie man Erdheilung machte. Ich erkannte, welche Energiefelder in einem Haus sind, arbeitete mit erdgebundenen Seelen und noch vieles mehr. Es war, als ob die blaue Lichtkugel alles Wissen dazu enthalten hätte, und auch so, dass ich es in diesem Leben verstehen konnte. Später, als ich einmal zu diesem Thema einen luziden Traum mit Rückführung in ein anderes Leben gemacht hatte, wurde mir gezeigt, wie ich als Druide mit diesen Dingen gearbeitet hatte und dass zusätzlich noch in anderen Inkarnationen Wissensfragmente zu finden seien.

In meinem Verständnis sind wir alle alles gewesen. Nur die Entscheidung, das jetzige Leben auf eine bestimmte limitierende Art und Weise zu leben, hält uns von diesem Wissen und den eigenen Möglichkeiten fern.

Du fragst Dich jetzt vielleicht, was diese Geschichte mit dem Thema Chakren zu tun hat. Eine essenzielle Voraussetzung dafür, dass wir multidimensionale Informationen aufnehmen können, ist ein gut funktionierendes Chakrensystem. Über unsere Chakren – Du wirst gleich mehr dazu erfahren – ziehen wir zu jeder Zeit Energie und Informationen in unser System. Die Frequenz und Qualität hängen davon ab, wie ausgeglichen das jeweilige Chakra ist. Damit ich das Wissen aus dem Feld downloaden konnte, musste vor allem mein Kronenchakra in perfekter Balance und weit offen sein. Lass sie uns also betreten – die Welt der Chakren!

Chakren – feinstoffliche Energiezentren

In diesem Kapitel geht es darum, unsere Chakren zu aktivieren und zu harmonisieren. Hierdurch findet eine Energetisierung, also eine Erhöhung der Energie Deines Systems statt. Deine Energiekörper werden aktiviert, was Dich tief verbunden, genährt und beschützt fühlen lässt. Es stellt sich ein Zustand eines neutralen ICH BIN ein, aus dem Du das Leben mit Leichtigkeit betrachten und dann entsprechend Deiner inneren Impulse gestalten kannst. Damit steht Dir viel Kraft, Klarheit und Stabilität für Deinen Alltag zur Verfügung, während Du gleichzeitig das Gefühl einer leichten ekstatischen Vibration im Körper hast.

Doch lass uns, bevor wir ins Detail gehen, erst einmal klären, was Chakren sind: Unsere Chakren sind feinstoffliche Energiezentren, durch die Biophotonen-Licht (Chi, Ki, Prana) in unseren Körper gelangt. Die Hauptchakren verlaufen entlang unserer Wirbelsäule. Ein Chakra funktioniert wie ein Staubsauger, der Licht in die Struktur zieht. Es ist essenziell, dass wir genügend Licht aufnehmen. Ausreichend Licht nehmen wir immer dann auf, wenn wir im gegenwärtigen Moment präsent sind, unseren Körper wahrnehmen und dabei gleichzeitig bewertungsfrei denken und neutral beobachten können. Wenn wir das Leben spüren, neue Ideen und gleichzeitig erdgebundene Stabilität haben – federleicht und doch geerdet sind. So funktioniert unser System am besten und wir fühlen uns vom Licht genährt.

Unsere Chakren reagieren auch stark auf Emotionen und Traumata. Sie verändern sich dann in ihrer Struktur. Und so ist es wichtig, dass wir, so wie im ersten und zweiten Band der *Zurück zum Ursprung*-Reihe, die Emotionen freigesetzt haben, damit eine bestmögliche Funktion der Chakren gewährleistet ist.

Jedes Chakra hat zwei offene Trichter, die sich gegenüberliegen und sich an ihrer verengten Seite im Zentrum des Chakras berühren. Einige unserer Chakren (Erd- und Wurzelchakra, sowie Kronenchakra und göttliches Chakra) sind vertikal ausgerichtet. Dies bedeutet, dass ihre Trichter nach oben und nach unten zeigen. Unsere anderen Energiezentren haben eine horizontale Ausrichtung, das heißt der eine Trichter zeigt nach vorne, der andere nach hinten. Ich nenne sie auch Sozialchakren, da über sie eine direkte Licht- und Informationsübertragung zwischen Personen stattfindet. Die Sozialchakren, mit denen ich arbeite, sind das Sexualchakra, das Nabelchakra, das Solarplexuschakra, das kleine Herzchakra, das große Herzchakra, das Kehlkopfchakra und das Dritte-Auge-Chakra.

Im Mutterleib sind die Trichter aller Chakren vertikal in unserer Pranaröhre integriert und zeigen nach oben und unten, da die Aufnahme von Licht hier ganz anders erfolgt als nach der Geburt. Als wir geboren wurden, blieben alle unsere Chakren noch für einen kurzen Zeitraum vertikal ausgerichtet – das heißt, wir haben uns so richtig in uns selbst wohlgefühlt und waren gut abgeschirmt gegen äußere Einflüsse. Bereits wenige Tage nach der Geburt nehmen unsere Sozialchakren eine horizontale Ausrichtung ein, da wir Menschen über Licht miteinander kommunizieren und damit Information und Energie austauschen.

Sozialchakren nehmen die Energie von vorne und von hinten auf und werden nicht, so wie Erd-, Wurzel-, Kronenchakra und göttliches Chakra, direkt durch die Pranaröhre gesteuert. Ihr Zentrum liegt in der Röhre, jedoch kommt die Energie von vorne oder hinten, also von außerhalb unserer Pranaröhre, ins Zentrum des jeweiligen Chakras hinein.

Vielleicht sind Dir vorhin bei meiner Aufzählung der Chakren einige Energiezentren aufgefallen, die Dir bisher nicht bekannt sind. Das liegt daran, dass ich nach einem altägyptischen Chakrensystem arbeite, das eine größere Anzahl von Hauptchakren enthält, als dies beispielsweise im Yoga oder in anderen Disziplinen der Fall ist. Hierbei ist das erste Cha-

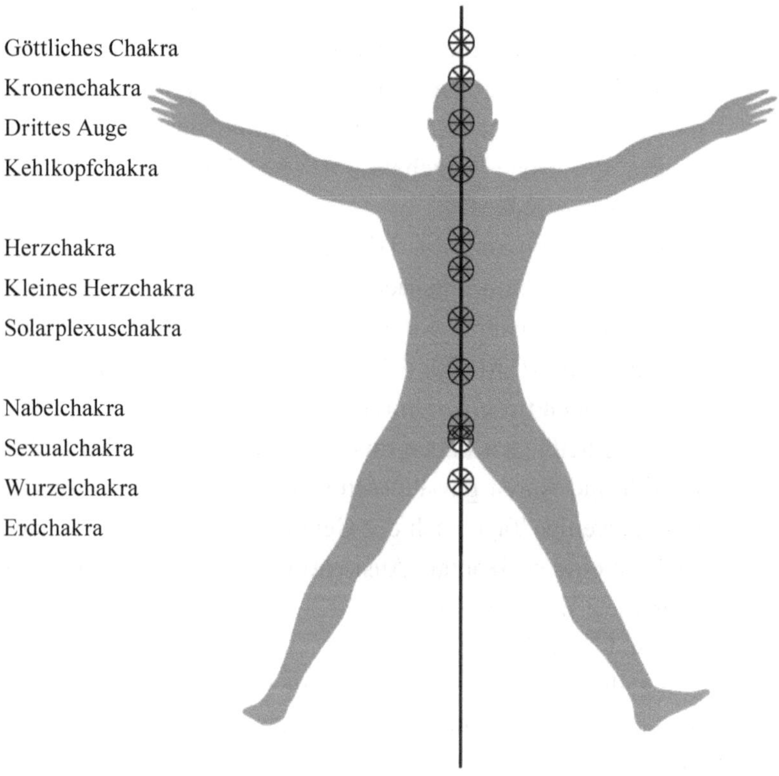

kra das Erdchakra, das sich unterhalb des Wurzelchakras befindet, und das letzte Chakra das Göttliche Chakra, das oberhalb des Kronenchakras liegt. Außerdem binde ich das Nabelchakra ein, das sich neben dem Sexualchakra befindet, sowie das kleine Herzchakra. Hierdurch erreichen wir eine bessere Energetisierung im Körper.

DIE PRANARÖHRE

Die Pranaröhre ist eine energetische Säule – ein oben und unten offener Energiekanal, der wie eine Leuchtstoffröhre vor und parallel zu Deiner Wirbelsäule vertikal in Deinem Körper steht. Sie ist etwa so dick wie der Durchmesser, der sich ergibt, wenn Du ein O mit Deinem Daumen und Deinem Ringfinger bildest. Ihre Enden befinden sich eine Handlänge unterhalb Deiner Füße in stehender Position und eine Handlänge oberhalb Deines Kopfes.

In jedem Moment fließt Prana – und das ist wichtig! – durch beide Enden Deiner Pranaröhre zu Deinen Chakren. Die Energie bewegt sich dabei immer nur in die Pranaröhre hinein, jedoch nie aus ihren Enden heraus. Das Prana, das in Deine Pranaröhre hineinfließt, wird in ihr zu Deinen Hauptchakren transportiert, die wiederum Deine Körperstrukturen bis in das kleinste Atom nähren. Es ergießt sich also als niemals endender Energiestrom in Dein System, verbraucht sich im Körper und wird dann zum Teil über die Zellen wieder nach außen gestrahlt. Wären wir mit anderen Menschen in einem vollkommen dunklen Raum, könnten wir, nachdem unsere Augen sich energetisch eingestellt haben, die anderen

Personen mit einem leichten Lichtschimmer umgeben sehen. Eine kleine Menge Prana erzeugen wir als organische Lebewesen in der DNS-Spirale unserer Zellen selbst. Sie ist jedoch für uns nicht ausreichend, deshalb nehmen wir unser Prana größtenteils von außen über unsere Pranaröhre auf.

Als Schöpfer der Realität, die wir erleben, geschieht uns direkt nach unserem Glauben. Dieser Glaube hat größten Einfluss auf unsere Lichtaufnahme und Energiezufuhr. Wenn ich glaube, dass ich von einer äußeren Quelle abhängig bin, dann wird es so sein. Wenn ich glaube, dass ich mein System so öffnen kann, um im Vertrauen genährt zu sein, dann wird es so sein. In dem Augenblick, da es um Energetik geht, spielt unser Glaubenssystem die größte Rolle. Limitierungen in der Vorstellung oder Zweifel verhindern den freien Zufluss von Energie. Gerade hier ist es unabdingbar zu verstehen, dass Du Schöpfer bist. Aufgefordert, Dein Sein und Dein damit verbundenes Energiesystem in die für Dich bestmögliche Form und Funktion zu bringen, um Dich selbst authentisch und kraftvoll zu leben und Deine Liebe, die Dich einzigartig macht, ins Leben zu gebären.

Funktionieren unser Energiesystem und die Lichtaufnahme also aufgrund unseres damit zusammenhängenden Glaubenssystems gut, haben wir ein ausgeprägtes Torusfeld um uns herum, das unsere Energie stabilisiert und dafür sorgt, dass wir energetisch voller Kraft und Gleichmut sind. Bei vielen von uns Menschen läuft das Energiesystem auf einem Minimalniveau, da wir wenig präsent im Leben sind und kaum unser Augenmerk auf unsere Energetik legen. Unsere Aufmerksamkeit ist im modernen Leben durch die vielen falschen Lehren der Abhängigkeit und die Herausforderungen und Probleme, mit denen wir täglich zu tun haben, zu oft im Außen – dank Medieneinfluss, globalen Nachrichten usw. – und der daraus resultierende innere Dialog hält uns von einer tiefen energetischen Wahrnehmung und dem Sein im Hier und Jetzt ab.

Unsere Hauptchakren

1. Chakra – Erdchakra: Verbindung zu Mutter Erde

Unser erstes Chakra ist in meinem Verständnis der Energiezentren das Erdchakra. Es befindet sich eine Handbreite unterhalb des Wurzelchakras. Es liegt außerhalb unseres physischen Körpers und ›schwebt‹ in unserem ätherischen Energiekörper. Das Erdchakra ist unsere Verbindung zum Zentrum unserer heiligen Mutter Erde und sorgt dafür, dass wir gut geerdet sind und gleichzeitig in Verbindung zur Natur stehen. Es ist dem Wurzelchakra vorgeschaltet und stabilisiert uns in dieser natürlichen, materiellen Ebene.

Viele Menschen haben heute keine Erd- und Naturverbundenheit mehr, da ihr Leben hauptsächlich drinnen stattfindet und sie sich viel über Handy, Tablet und Co. mit der digitalen Welt beschäftigen. Hierdurch nimmt unser Erdchakra nicht mehr so viel Energie auf, wie es gut für uns wäre. Achte deshalb darauf, dass Du Dich zusätzlich viel draußen aufhältst, Dich mit dem ›analogen Leben‹ beschäftigst und dabei die Natur genießt.

Das Energiefeld und der Puls der Erde haben großen Einfluss auf uns. Heute hat unsere Mutter Erde zusätzliche Frequenzen von 20 Hertz, die manchmal bis 40 Hertz oder mehr ansteigen. Diese 20 Hertz entsprechen einem hohen Betabereich unserer Gehirnwellen, einem Übergangsbereich zum Flucht- und Kampfreflex. Deshalb fällt es vielen Menschen heute schwer, mit dem Bewusstsein in die Ruhe zu kommen und dort zu bleiben. Als ich in den späten 60er-Jahren geboren wurde, lagen diese Frequenzen noch überwiegend bei 7,8 Hertz (Schumann-Frequenz) und damit in einer reinen Alpha-Frequenz, was bedeutet, dass das Bewusstsein der Menschen vor einigen Jahrzenten deutlich tiefer und damit entspannter war. Es gibt einige Theorien und Vermutungen, warum sich die Frequenz der Erde so stark erhöht, den genauen Grund dafür allerdings weiß man bisher nicht.

Ist Dein Erdchakra richtig aktiv, fühlst Du Dich sehr kraftvoll in Deinem Steiß- und Kreuzbeinbereich. Deine Oberschenkel sind voller Energie und Kraft. Es scheint paradox, sich gut geerdet zu fühlen und gleichzeitig die Kraft zu spüren, losrennen zu können und voller Leichtigkeit seinen Standort zu verändern. Das ist es jedoch nicht, wenn Du verstehst, dass unser Erdchakra im mentalen Bereich für die Offenheit gegenüber Veränderung steht. Hier in unserem irdischen Leben ist kein Zustand stabil. Alles ist in ständiger Bewegung und Veränderung. Ständiger Wandel ist die einzige Konstante, die es gibt.

Der Farbton des Erdchakras ist bräunlich. Fahre Dich jedoch in Bezug auf die Farbe eines Chakras nicht zu fest. Ich selbst steuere nie eine bestimmte Farbe an, wenn ich mit meinen Chakren arbeite, da ich davon ausgehe, dass mein Körper sich genau die Frequenzen holt, die er braucht. Für mich ist es lediglich wichtig, in den höchstmöglichen Bewusstseins- und damit höchstmöglichen Energiezustand zu kommen. Am besten legst Du die Grundfarbe nicht fest und beginnst mit reinem, weißem Licht zu arbeiten, das in seinem Spektrum alle anderen Farben enthält, sodass sich Dein jeweiliges Chakra die Frequenz wählen kann, die es gerade braucht.

Natürlich kannst Du, wenn Du möchtest, mit der jeweiligen Chakrafarbe arbeiten. Gerade in den alten fernöstlichen Traditionen des Yoga wird gerne die jeweilige Chakrafarbe visualisiert oder, wenn im Raum anwesend, angesehen.

2. Chakra – Wurzelchakra: Urvertrauen

Unser Wurzelchakra sitzt ebenfalls außerhalb unseres Körpers, an der Unterseite des Perineums. Das Perineum ist unser Damm, der Bereich zwischen After und Vagina bzw. Hoden. Das Wurzelchakra steht für das Thema Urvertrauen in Bezug auf unsere Mutter Erde sowie das Gefühl, genährt und versorgt zu sein. Es reagiert rein auf unseren Instinkt und unsere Intuition und hat wenig mit unserem bewussten Denken oder mit unserem Ego zu tun.

Auf der physischen Ebene ist das Wurzelchakra mit unseren Nebennieren, die Hormone wie Adrenalin, Noradrenalin, Cortisol usw. bilden und damit direkt mit unserem Flucht- und Kampfreflex in Zusammenhang stehen, verbunden. Gleichzeitig balancieren sie teilweise den Blutzuckerspiegel und den Blutdruck und sorgen so in voller Funktion dafür, dass wir in einer guten energetischen Balance sind. Leistungsabruf auf Befehl und das damit einhergehende Selbstvertrauen ist ein Hauptauftrag der Nebennieren. So wundert es nicht, dass die energetische Verbindung von Wurzelchakra und Nebennieren eine der wichtigsten in unserem Körper ist.

Funktioniert unser Wurzelchakra gut, haben wir Vertrauen ins Leben und fühlen, dass wir unterstützt und immer gut genährt sind. Unsere Instinkte sind frei, wir haben keine Angst und empfinden Stabilität in unserem Leben.

Die Farbe des Wurzelchakras ist rot. Du kannst es mit ›LAM‹ ansingen, während Du Licht visualisierst. Bleibe dabei lange auf dem Summen des ›m‹. Solltest Du kein visueller Typ sein, kannst Du auch etwas Rotes anschauen, während Du tönst.

Erd-, kleines Herz-, Kronenchakra und göttliches Chakra haben übrigens keine ihnen zugeordneten Töne, sie werden in der Regel nicht angesungen. Du kannst aber intuitiv für diese Chakren Töne passend für den jeweils aktuellen Moment finden, indem Du in Dich hineinlauschst.

Zur Erinnerung: Da die beiden ersten Chakren, Erd- und Wurzelchakra, vertikal ausgerichtet sind, nehmen sie die Energie von unten, der Erdseite, und von oben, der Himmelsseite direkt über die Pranaröhre auf.

3. Chakra – Sexualchakra: Grundbedürfnisse, Sexualität

Während unser Wurzelchakra an der Außenseite des Damms sitzt, befindet sich unser Sexualchakra direkt darüber an seiner Innenseite. Es steht für unsere Grundbedürfnisse wie Nahrung, Wasser, Wärme, Sexualität, Geborgenheit, Berührung, ein Zuhause und Sicherheit. Es reagiert sehr stark auf den Verlust sozialer Nähe.

Wir kommunizieren viel über unser Sexualchakra. In ihm sind unsere Emotionen, unsere Kreativität, unser Enthusiasmus, unsere Aggressivität und auch unsere Sexualität und

Erotik beheimatet. Man kann es sich gut vorstellen, wie hier die Schwingungen hin- und hergehen, wenn Menschen miteinander im Austausch sind, insbesondere, wenn sie sich zueinander hingezogen fühlen.

Die Drüsen, die mit dem Sexualchakra verbunden sind, sind die Hoden bzw. Eierstöcke. Vom Sexualchakra aus geht die Energie in unser Sexualzentrum, das sich unterhalb unseres Bauchnabels und etwas nach hinten Richtung Wirbelsäule versetzt befindet.

Die Farbe des Sexualchakras ist orange und der ihm zugeordnete Ton ist ›VAM‹. Wenn wir die Schwingung so richtig ›durchspüren‹, beginnt das Chakra die Hoden bzw. Eierstöcke auszugleichen, sodass alles, was sich an Stress und Emotionen in ihnen befinden, den Körper und das Bewusstsein verlassen kann.

4. Chakra – Sakralchakra (Nabelchakra): Reservoir der Sexualenergie

Unser Sexualchakra steht in direkter Verbindung mit unserem Sakralchakra, das auch Nabelchakra genannt wird. Die ihm zugeordneten Emotionen entsprechen denen des Sexualchakras. Während das Sexualchakra das Licht in den Körper hineinführt und die Strukturen im Bauchraum, um die Sexualorgane herum, füllt, speichert das Sakralchakra diese Energie und fungiert wie ein Reservoir.

Seine Farbe ist auch orange – ähnlich der Farbe einer Grapefruit – und der dazugehörige Ton ist ›TSCHUNG‹.

5. Chakra – Solarplexuschakra: Ego, Wille, Weisheit
Unser Solarplexuschakra befindet sich zwischen dem unteren Ende unseres Brustbeins und unserem Bauchnabel. Es kommuniziert direkt mit dem Sakralchakra. Das Solarplexuschakra steht für unser Ego, die Kraft der Veränderung, unseren Willen, unsere Weisheit und für unsere Fähigkeit, Dinge zu verstehen und zu verarbeiten, sowie dafür, wie wir unsere Liebe ins Leben bringen.

Auf der physischen Ebene ist unser Solarplexuschakra mit unserer Bauchspeicheldrüse und ebenso den Nebennieren verbunden. Es steht auch in engem Zusammenhang mit unserer Verdauung und sorgt dafür, dass unser Darm und unser gesamter Verdauungstrakt energetisiert werden. Wir brauchen es für das energetische, geistige und emotionale Verdauen unserer Lebenseindrücke.

Ist unser Ego verletzt, weil unser Wille unterdrückt wird, dann zieht es uns zusammen und wir fühlen uns im Verarbeiten unserer Eindrücke nicht frei. Haben wir Angst, verschließt sich das Chakra und wir empfinden Übelkeit, weil keine Energie mehr im Magen ankommt. Dies kann auch passieren, wenn wir in ganz tiefe negative Emotionen hineingehen oder starke Verluste erleben. Können wir die Realität, die wir uns für uns vorstellen, nicht leben, weil wir glauben, eingeschränkt zu sein, macht unser Solarplexuschakra gerne zu.

Je mehr wir den selbstbezogenen Willen unseres Egos aufgeben, desto mehr kann unsere Seele in ihrer Verbundenheit mit allem, was ist, das Leben zu steuern beginnen, und unser Wille wird immer weicher und sucht mehr das Gemeinwohl. Das heißt nicht, dass wir dann nichts mehr wollen, jedoch die Härte, mit der wir vorher vorgegangen sind, lässt nach.

Ein weiterer Name für das Solarplexuschakra ist ›Chakra der Weisheit‹. Sein physisches Gegenstück ist unser Sonnengeflecht, ein Nervengeflecht, das unseren ganzen Körper durchzieht. Es ist sehr wichtig, dass wir durch Loslassen und Vergebung tiefe Weisheit praktizieren, das Persönliche herausnehmen und Gleichmut, Leichtigkeit, Freude, Mut und Kraft einatmen.

Die Farbe des Solarplexuschakras ist gelb und der ihm zugeordnete Ton ist ›RAM‹ – mit rollendem R. Solltest Du das Bedürfnis haben, Dein Solarplexuschakra zu beruhigen, weil Du Dich völlig aus der Balance fühlst, atme die Farbe Blau in das Chakra, die Farbe der Ruhe. Dadurch klärt sich das Energiezentrum in der Regel innerhalb kurzer Zeit und wird anschließend schnell wieder gelb.

6. Chakra – Christusherz-Chakra (kleines Herzchakra): bedingungslose Liebe

Das Christusherz-Chakra, auch kleines Herzchakra genannt, ist ein Energiezentrum, das wir in unserer Gesellschaft kaum beachten. Es befindet sich eineinhalb bis zwei Zentimeter unterhalb des Herzchakras und ist das Chakra der bedingungslosen Liebe. Das Christusherz-Chakra ist ein dem Herzchakra vorgeschaltetes Chakra, das dafür sorgt, dass unser Herz die Wände und Mauern, die wir einmal durch Enttäuschungen und Verletzungen aufgebaut haben, wieder loslassen kann. So können wir uns wieder öffnen. Wir brauchen keine Vorstellung mehr davon, wie das Leben sein soll, wir lassen uns bedingungslos darauf ein. Wenn wir dieses Energiezentrum aktivieren, öffnet sich unser Herzchakra viel weiter.

Die Farbe des Christusherz-Chakras ist hellgrün, der ihm zugeordnete Ton ist ›SOU‹. Bleib beim Tönen lange auf dem ›u‹.

7. Chakra – Herzchakra: Chakra der Verbindungen; Liebe, Mitgefühl, Empathie, Balance, Heilung

Unser siebtes Chakra ist das Herzchakra. Es befindet sich auf der Höhe des physischen Herzens und steht für Wärme, und Mitgefühl sowie auch für unser Ego und unseren Willen. Will das Ego zu viel, verlieren wir die Möglichkeit und Fähigkeit zu lieben und geraten aus der Balance. Gerade der hintere Trichter des Herzzentrums reagiert stark auf Veränderungen, Schock, Schreck und Stress.

Es ist das Herzchakra, das für die Balance zuständig ist. Das Steuern und Halten der physischen Balance, unseres Equilibriums, findet im Kopf statt. Dahinter steckt allerdings das Herzchakra, das dafür sorgt, dass unser Gleichgewicht stark ist. Ist unser Herzchakra stabil, ist unsere Balance stabil. Arbeitet es gut, nährt es das endokrine System und sorgt dafür, dass T-Zellen produziert werden, die unser Immunsystem im Gleichgewicht halten.

Unser Herzchakra ist das Chakra der Verbindungen – zu anderen Menschen, zur Umwelt, zur Natur, zu Tieren, Pflanzen und dem ganzen Kosmos. Ist es offen, fließen Liebe, Mitgefühl, Empathie und Heilung aus diesem Energiezentrum. Damit unsere ›Herzwände‹ sich auflösen können, ist es wichtig, zuerst mit dem kleinen Herzchakra zu arbeiten. Dadurch gehen wir in eine tiefe Selbstvergebung und bauen gleichzeitig Selbstmitgefühl auf. Das wiederum hilft Dir dabei, Dein Herzchakra zu heilen.

Die Farbe des Herzchakras ist grün, die ihm zugeordnete Silbe ist ›YAM‹.

8. Chakra – Kehlkopfchakra: Authentizität, Ausdruck, Aussprechen der eigenen Wahrheit

Unser Kehlkopfchakra ist das Zentrum unserer Authentizität, des natürlichen Stolzes, der Kommunikation sowie der Klarheit und Wahrheit unseres eigenen Ichs. Es ist verbunden mit Fragen wie: »Ist es okay, ich zu sein?«, »Wie stelle ich mich dar?«, »Wie authentisch bin ich?«, »Kommuniziere ich korrekt?«, »Trage ich meine Klarheit in mir und spreche ich meine Wahrheit aus?«, »Erlaube ich mir, meine Authentizität und meinen Stolz voller Kraft und Energie zu leben?« oder »Lebe ich mit Selbstverständlichkeit stolz mein Leben?« Mit Stolz ist hier übrigens nichts Narzisstisches gemeint. Es geht um das natürliche Gefühl der inneren Aufrichtung und der gleichzeitigen Gleichwertigkeit gegenüber allem Leben. Nichts ist besser oder schlechter. Alles ist gleichwertig.

Das Kehlkopfchakra ist das Chakra der Wahrheit. Es ist auch der Ort, der wahrnimmt, wenn etwas nicht stimmt, beispielsweise in Bezug auf die Absichten eines anderen Menschen. Gleichzeitig ist es auch ein Kanal, um Kontakt mit anderen Dimensionen aufzunehmen, und wird gerne in außerkörperlichen Erfahrungszuständen, beim luziden Träumen oder in anderen tiefen Trancezuständen genutzt. Über die Trichter dieses Energiezentrums können wir uns ganz leicht Informationen aus anderen Dimensionen holen oder dorthin auf Reisen gehen.

Auf der physischen Ebene ist das Kehlkopfchakra mit der Thymusdrüse verbunden, die für unser physisches wie geistiges Wachstum steht und, zusätzlich zu unserem Herzen, ein Ankerpunkt für unsere Seele ist. Seine Farbe ist blau. Wenn Du beabsichtigst, in tiefe meditative Zustände zu gelangen oder außerkörperliche Erfahrungen zu erleben, verwende die Farbe Orange, um das Chakra zu aktivieren und weit zu öffnen.

Der dem Kehlkopfchakra zugeordnete Ton ist ›HAM‹.

9. Chakra – Drittes-Auge-Chakra: Intuition, Wahrnehmung anderer Realitäten, Klarheit

Das dritte Auge ist eines der bekanntesten Chakren. Es befindet sich hinter der Nasenwurzel direkt im Schädel an der Zirbeldrüse. Über dieses Energiezentrum nehmen wir unsere Träume wahr sowie die anderen Realitäten, die sich um uns herum befinden. Es funktioniert auch wie ein Sinnesorgan, das uns ›zwischen die Zeiten‹ sehen lässt. Für das dritte Auge spielen Zeit und Raum keine Rolle, und alles, was existiert (was war, ist und sein wird) ist in seiner Wahrnehmung in einem Hologramm enthalten. Wenn es offen ist, sieht unser drittes Auge aus wie der Hut eines Pilzes. Es hat eine 360-Grad-Wahrnehmung auf der horizontalen Ebene, kann aber nicht direkt nach unten schauen.

Das dritte Auge hat mit sanftem Willen, Macht, Information, Wahrnehmung, Intuition, Instinkt und unserem Verhalten in Stresssituationen zu tun. Es geht um das Erkennen von Zusammenhängen und die Klarheit, die man braucht, um etwas bewegen zu können. Mit Hilfe dieses Energiezentrums ziehen wir Schlussfolgerungen und erkennen Lösungen. Es ist jedoch wichtig, hier aufzupassen, dass diese nicht von unserem Ego kommen, sondern aus unserer Intuition, da wir uns sonst aus unserem dritten Auge sprichwörtlich ›rausschießen‹.

Wollen wir die Realität, die wir selbst kreiert haben, nicht mehr sehen, schließt sich das dritte Auge. Leider wird außerdem in manchen Ritualen einiger dogmatischer Religionen wie beispielsweise der katholischen Kirche das dritte Auge gerne geschlossen. Ziehe also keine kleinen Kreuzchen über Deinen Chakren, damit die Energie weiterhin in sie hineinfließen kann.

Unser Drittes-Auge-Chakra ist auf der physischen Ebene mit den Meisterdrüsen, der Hirnanhangdrüse (Hypophyse) und der Zirbeldrüse verbunden, denjenigen Bereichen im Kopf, die für Spiritualität, Bewusstsein und Aufmerksamkeit stehen. Es hat viel mit unserem Schlaf- und Wachrhythmus und der Produktion von Melatonin und Serotonin zu tun.

Die Farbe des dritten Auges ist Indigo bzw. Violett, und der ihm zugeordnete Ton ist ›OM‹, der Weltenton, der sich durch das ganze Universum erstreckt. Spätestens beim Schließen Deines Mundes, wenn Du das ›m‹ tönst, wirst Du merken, wie Dein ganzer Kopf zu vibrieren beginnt und dies wie eine sanfte Massage auf Deine Zirbeldrüse wirkt. Die Zirbeldrüse ist direkt mit dem dritten Auge verbunden und sorgt dafür, dass sich Deine Wahrnehmung öffnet und Deine Augen und Dein Sehzentrum andere Lichtschichten und somit andere Realitäten erkennen können.

Das dritte Auge ist das Chakra, über das am meisten gesprochen wird. Ich finde, es sollte eigentlich das Herzchakra sein, das die Hauptaufmerksamkeit bekommt, da es als Zuhause unserer Seele und durch seine zentrale Lage alle anderen Chakren balancieren kann.

10. Chakra – Kronenchakra: Intention, Spiritualität, universelles Bewusstsein, Öffnung für das Göttliche

Das Kronenchakra steht in Zusammenhang mit einem universellen Bewusstsein und der Öffnung für das Göttliche. In diesem Energiezentrum liegt unsere Intention, unsere Spiritualität, unser Bewusstsein und auch die Art und Weise, wie wir uns mit höherem Bewusstsein verbinden. Es hat auch mit unserer Vorstellung vom Leben zu tun.

Unser Kronenchakra hat eine starke Verbindung zu allen Drüsen unseres Gehirns und kontrolliert die anderen Chakren auf körperlicher Ebene. Es arbeitet mit dem Hypothalamus und dem zentralen Nervensystem zusammen und ist auch in die Steuerung von Sympathikus und Parasympathikus involviert. Das Kronenchakra gibt uns die Möglichkeit, überhaupt in der Lage zu sein, wunderschöne geistige Konstrukte zu erkennen, zu initiieren – und uns angebunden fühlen an das, was uns als Mensch mit Bewusstsein ausmacht.

Seine Farbe ist gold-violett, und es ist ihm kein Ton zugeordnet. Du kannst intuitiv selbst einen finden – und er kann von Mal zu Mal des Hineinspürens anders sein. Lass Dich auf Dein Herz ein, lass den Atem fließen und töne, irgendwann wirst Du spüren, dass Du den richtigen Ton gefunden hast. Dein Tönen muss übrigens nicht laut sein oder kann auch in Dir in der Stille stattfinden.

11. Chakra – Göttliches Chakra: Torusfeld, Verbindung zum Ursprung

Das elfte Chakra, unser göttliches Chakra, liegt eine Handbreit oberhalb unseres Kronenchakras außerhalb unseres Körpers. Über dieses Energiezentrum bildet sich unser Torusfeld aus und verbindet uns mit unserem göttlichen Ursprung. Das Göttliche Chakra wird mit gleißend hellem Licht genährt. Wenn wir es aktivieren, bildet sich um uns herum ein Energiefeld der kompletten Behaglichkeit, des Wohlfühlens, des in uns Ruhens und des Geschütztseins. Gleichzeitig aktivieren wir damit die Verbindung mit dem göttlichen Vater.

So wie unser Erdchakra die Verbindung zur göttlichen Mutter, unserer Mutter Erde, darstellt, ist das Göttliche Chakra die Verbindung zum Heiligen Vater und dem Kosmos. Wir können unsere Pranaröhre, diese leuchtende Röhre in unserer Körpermitte, mithilfe unserer Gedanken über einen Impuls ausdehnen, sodass sie tief hinunter in das Zentrum von Mutter Erde geht und auch tief nach oben, hinein in den Kosmos – sodass wir Vater Himmel und Mutter Erde mit unserer eigenen Qualität in unserem Herzen verbinden und eine heilige Dreieinigkeit initiieren. Hierzu erfährst Du mehr in Kapitel 6.

Die Farbe des göttlichen Chakras ist reines Weiß. Ihm ist kein Ton zugeordnet.

12. Chakra – Milz-Leber-Chakra: Ausgleichen der Polarität

Das Milz-Leber-Chakra ist kaum bekannt. Dieses Energiezentrum ist ein ›Montagepunkt‹, mit dessen Hilfe wir dafür sorgen können, dass unser Chakrensystem stabiler wird, besser ausgerichtet ist und in sich einrastet.

Unser Milz-Leber-Chakra verläuft in einem 45-Grad-Winkel durch unseren Körper. Der vordere Trichter geht durch die Milz, der hintere durch die Leber. Du findest die beiden Stellen, indem Du Deine linke Hand auf der Körpervorderseite auf Deinen linken unteren Rippenbogen legst (Milzpunkt) und die rechte auf dem Rücken unterhalb des rechten hinteren Rippenbogens platzierst (Leber).

Das Milz-Leber-Chakra versorgt Milz und Leber mit Energie. Seine Trichter stehen horizontal und zeigen im 45-Grad-Winkel nach außen. Haben wir einen Unfall oder eine Operation, verlieren einen geliebten Menschen, unseren Arbeitsplatz oder erleben eine andere Art von Schock oder Trauma, kann sich die Achse des Milz-Leber-Chakras verschieben. Dies kann auch passieren, wenn wir uns beim Sport oder Yoga überfordern und mehr wollen, als wir bereits können.

Wenn das Milz-Leber-Chakra genau da sitzt, wo es sein soll, hält es unsere Pranaröhre, mit der es fest verbunden ist, in der Balance. Ist es verdreht, verschiebt sich damit auch die Pranaröhre und unser ganzes Chakrensystem. Damit sitzen die Chakren nicht mehr in der Pranaröhre, weil diese dann schief steht. Bei einer Veränderung dieser Achse kann unser Energiesystem dann nicht mehr auf Hochtouren arbeiten. Sollte sich das Milz-Leber-Chakra um ganze 180 Grad verdrehen, findet eine Verschiebung der Polarität statt. Interessanterweise war das Milz-Leber-Chakra bei den vielen tausend Menschen, mit denen ich bisher gearbeitet habe und bei denen es aus der Balance war, immer nach links verschoben, nie nach rechts. Wie Du es justieren kannst, findest Du weiter unten im Text.

Anatmen der Chakren und ihre vertikale Integration

Um die nachfolgende Übung zum Anatmen der Chakren und ihrer vertikalen Integration gut verstehen und durchführen zu können, gebe ich Dir hier zunächst einige Informationen dazu. Ziel der Übung ist es, die Hauptchakren zu aktivieren und zu harmonisieren, indem wir sie mit Licht (Chi, Ki, Prana, Biophotonen) anatmen und dieses Licht durch die Pranaröhre zu den einzelnen Chakren fließen lassen.

Wir werden außerdem alle Sozialchakren – also Sexualchakra, Sakralchakra, Solarplexuschakra, kleines Herzchakra, Herzchakra, Kehlkopfchakra und drittes Auge – senkrecht ausrichten und in den vertikalen Fluss der Pranaröhre integrieren.

Unser Energiesystem hat die Form eines Torus. Es sieht ein wenig aus wie ein Apfel, der oben und unten eine kleine Delle hat. Durch diese ›Dellen‹ fließt die Energie in unsere vertikale Achse, die Pranaröhre, die die Energie dann weiter zu den Chakren leitet. Wenn die Chakren vertikal ausgerichtet sind, entsteht ein kraftvoller, hoch energetisierter, stabiler Zustand, der das Gefühl vollkommener Autonomie und aktiver Ruhe in sich trägt, in dem Du sehr entspannt, weit, bewusst, völlig offen in Deiner Aufmerksamkeit und vom Außen wenig beeinflussbar bist. Diese aktive Ruhe ist der energetisch aktivste Zustand, in dem Du leben kannst. Deine Gedanken sausen nicht umher oder im Kreis, Du grübelst nicht und Du bist Dir klar darüber, welche Handlungen an der Zeit sind. Du beobachtest, ohne zu werten, und agierst dann, wenn es sich richtig für Dich und Deine Umwelt anfühlt.

Du richtest Deine Sozialchakren vertikal aus und integrierst sie damit in Deiner Pranaröhre, indem Du ihren vorderen Energietrichter nach oben und ihren hinteren Trichter nach unten klappst (wie Du das genau machst, erfährst Du gleich). Es ist ein wunderschöner, positiver Prozess, in dem Du in einen Ursprungszustand der vollkommenen geistigen Freiheit gelangst, vergleichbar mit der Zeit vor und den ersten Tagen nach Deiner Geburt. Du brauchst keine Sorge zu haben, dass Du Dich von der Welt abnabelst oder separierst, Du bist trotzdem mit allem vollkommen verbunden. Die Verbindung wird sogar tiefer, weil Du Deine eigene Individualität in der Verbundenheit stärker spürst und viel besser im Mitgefühl zu Dir und allem Leben bleiben kannst, ohne in ein eventuelles Mitleid hineinzurutschen. Erlaube Dir also mit gutem Gefühl, Deine Chakren, auch Dein Herzchakra, stabil in die vertikale Position zu bringen.

Aus meiner Sicht ist der Spruch »Geteiltes Leid ist halbes Leid« Unsinn. Er müsste lauten: »Geteiltes Leid ist doppeltes Leid«! Durch die vertikale Integration kannst Du das, was Dich ausmacht, kraftvoller ins Kollektiv einbringen und dem, was Dich früher durcheinandergebracht hätte, kannst Du dann mit Neutralität begegnen. Hierdurch kannst Du anderen

Menschen helfen und gleichzeitig in Deiner Energie bleiben. Das ist gelebtes Mitgefühl und somit so viel sinnvoller, als ins Mitleid zu rutschen.

Um die Übung zum Anatmen und vertikalen Integrieren der Chakren erfolgreich durchführen zu können, ist es nicht notwendig, genau zu wissen, wo sich Deine Energiezentren genau befinden. Es genügt, wenn Du die Absicht hast, Dich mit dem jeweiligen Chakra zu beschäftigen. Nimm Dir allen Stress raus, das Ganze geht ganz leicht, und Du kannst die Übung jeder Zeit in Deinem Alltag selbstständig nutzen. Solltest Du eine vertikale Ausrichtung Deiner Chakren nicht möchten, weil Du in Deinem täglichen Alltag mit seinen eventuellen Verhaftungen oder Abhängigkeiten bleiben möchtest, dann lass während des Anatmens der Chakren das Hoch- und Runterklappen der Trichter weg. Hierdurch sind Deine Chakren aktivierter, aber nicht in derselben Kraft, wie wenn sie vertikal ausgerichtet sind.

Beginnend mit dem Erdchakra und beim göttlichen Chakra endend, werden wir alle Energiezentren der Reihe nach mit jeweils wenigen Atemzügen anatmen und die Trichter der Sozialchakren senkrecht stellen. Mit Anatmen ist gemeint, dass wir die Energie, die von oben und unten kontinuierlich in die Pranaröhre fließt, mithilfe unseres Atems nacheinander bewusst zu den einzelnen Chakren leiten. Mit dem Anatmen des Kronenchakras schließt sich unser Energiefeld und unser Torusfeld bildet sich aus.

Im Anschluss an das Göttliche Chakra werden wir noch das Milz-Leber-Chakra, das auf der Milz-Leber Achse liegt, feinjustieren. Das Milz-Leber Chakra ist auch ein Sozialchakra, das jedoch nicht vertikal ausgerichtet wird. Seine Trichter zeigen im 45-Grad-Winkel nach vorne links und hinten rechts.

Wir werden jedes Chakra drei bis vier Atemzüge lang anatmen. Wie gesagt, mach Dir keine Sorgen, wo die Energiezentren sind. Dein Unbewusstes, Dein Körper, Dein Energiekörper und Deine Seele wissen genau, worum es geht. Du brauchst nicht darüber nachdenken – sei einfach komplett im Flow und im Vertrauen, und Du wirst merken, wie sich alles automatisch ausrichtet.

Spüre, bevor wir gleich beginnen, zunächst einmal gründlich in Dich hinein und nimm Dir die Zeit, Kontakt mit Deinem Körper, Deiner Energie und Deinem Sein aufzunehmen.

- Welchen Raum nimmst Du ein und wie fühlt sich das an? Dehnst Du Dich über Deinen Körper hinaus aus oder bist Du lediglich in Deinem Körper?

- Wie fühlt sich Dein Gehirn an? Hast Du möglicherweise das Gefühl, Deine Hemisphären (links/rechts) sind verschoben?

- Wie viel Spannung und Stress trägst Du in Deinem Körper? Wie flexibel bewegst Du Dich?

- Wie fühlt sich Dein Gewebe an und wie viel Kraft hast Du, wenn Du Deine Arme oder Beine hebst?

- Wie stabil ist Dein Stand? Wie gut bist Du auf der Beckenebene ausgerichtet? Hast Du ein Lot, das durch Dich hindurchgeht?

- Kannst Du voller Stolz stehen, aufrecht und gerade?

- Wie viel Kontakt hast Du mit Deinen Fußsohlen? Hast Du das Gefühl der Erdung und der gleichzeitigen Leichtigkeit, oder fühlst Du großen Druck nach unten?

- Fühlst Du Stress auf Deinen Schultern oder Deinen Hüften?

- Wie ist Dein Gemüt?

- Beweg Dich nun einige Meter durch den Raum. Spüre Dich in Deiner Bewegung, in Deinem Gewebe, in Deinem Energiekörper. Geht Dein Energiekörper leicht und sanft mit Dir mit, oder ist er träge und gibt Dir das Gefühl, Du schleppst ihn hinter Dir her?

- Wie fest oder entspannt ist Dein Kiefer?

- Wie gut funktioniert Deine Atmung?

Übung: Anatmen und vertikale Ausrichtung der Chakren

Setz Dich bequem hin, so, dass Du Dich richtig wohl fühlst. Die einzige Sitzhaltung, von der ich Dir abrate, ist der Lotussitz, da er die Energie im Körper hält und keinen wirklich freien Flow zulässt. Alternativ kannst Du Dich auch auf den Boden legen, mit dem Rücken flach am Boden, die Beine aufgestellt und mit einem etwa zwei bis drei Zentimeter dicken Buch unter Deinem Kopf – so entspannst Du gut, schläfst aber nicht ein. In liegender Position solltest Du die Augen optimalerweise offen lassen.

Sollte Dein Körper anfangen, sich während des Prozesses von selbst zu bewegen, mach Dir keine Gedanken und gib dem einfach nach. Auch vermehrtes Gähnen ist völlig normal, weil sich Stress und alte Informationen ablösen.

Oft müssen Menschen während der Übung zwischendurch auf die Toilette. Geh am besten schon mal vorher, dann brauchst Du es vielleicht währenddessen nicht.

Schließ jetzt Deine Augen und komm in die Ruhe. Richte Deine Aufmerksamkeit auf Deinen Atem. Nichts, außer Deinem Atem, ist jetzt mehr wichtig. Er fließt über die Nase in Deinen Bauchraum, geht dann in die Flanken Deines Brustkorbs und dann in Deine Lungenspitzen – und von dort aus fließt er wieder aus Dir heraus. Leg Deine Zungenspitze zart hinter den oberen Schneidezähnen an, sodass die Energie fließen kann. Gib den Impuls, dass sich Deine Energiekörper direkt über Deinen physischen Körper legen und dass sie sich optimal verbinden.

Spüre die Veränderung, die hier bereits stattfindet und nimm Dir Zeit, Dich wahrzunehmen.

Atme nun Prana (Chi, Ki), dieses göttliche, flüssige, gleißend helle weiße Licht durch beide Enden in Deine Pranaröhre. Erinnere Dich: Das Prana fließt als kontinuierlicher Energiestrom in Deine Pranaröhre hinein – auch beim Ausatmen. Mit dem Einatmen verstärken wir lediglich den Sog, der immer stattfindet und beim Ausatmen automatisch weiterfließt. Spüre, wie immer mehr Prana durch beide Öffnungen in Deine Pranaröhre hineinfließt.

Atme nun das Prana zum ***Erdchakra****, das unterhalb Deines Wurzelchakras eine Handbreite außerhalb Deines Körpers liegt. Dein Erdchakra ist von Natur aus vertikal ausgerichtet – Du brauchst also nichts weiter tun als es anzuatmen. Beobachte, wie immer mehr Prana direkt zu Deinem Erdchakra fließt und wie sich die Energie dort sammelt. Verweile hier einige Atemzüge. Verbinde Dich tief mit unserer heiligen Mutter Erde und spüre, wie sie Dich nährt.*

Verlagere nun Deine Aufmerksamkeit auf Dein ***Wurzelchakra*** *und atme das göttliche, weiße Licht zu diesem Energiezentrum. Das Wurzelchakra befindet sich an der Unterseite Deines Perineums, dem Bereich zwischen Scheide und After bzw. Hoden und After an der Außenseite Deines Körpers. Nimm wahr, wie mehr und mehr Prana durch beide Öffnungen der Pranaröhre zu Deinem Wurzelchakra fließt. Auch Dein Wurzelchakra ist bereits* *von Natur aus vertikal ausgerichtet. Verweile hier einige Atemzüge und spüre, wie sich ein tiefes Urvertrauen zu allem Guten im Leben aufbaut und* einstellt.

Im Folgenden lass das Licht zu Deinem ***Sexualchakra*** *fließen. Dein Sexualchakra liegt an der Innenseite Deines Perineums direkt über Deinem Wurzelchakra. Es ist ein Sozialchakra und damit horizontal ausgerichtet. Klappe nun beim Einatmen seinen vorderen Trichter nach oben und beim Ausatmen den hinteren Trichter nach unten und ›arretiere‹ die Trichter in ihrer vertikalen Position. Spüre, wie immer mehr Prana durch beide Enden der Pranaröhre zu Deinem Sexualchakra fließt. Verweile auch hier einige Atemzüge und öffne Dich für die Kraft und Energie der Schöpfung.*

Dein nächstes Energiezentrum ist das ***Nabelchakra****, ebenfalls ein Sozialchakra, das zwei bis drei Zentimeter unterhalb Deines Bauchnabels im Zentrum Deines Bauchraumes liegt. Klappe auch hier beim Einatmen wieder den vorderen Trichter nach oben und beim Ausatmen den hinteren Trichter nach unten und lass beide Trichter in der vertikalen Position einrasten. Spüre, wie immer mehr Prana durch beide Öffnungen der Pranaröhre zu Deinem Nabelchakra fließt und Dein Bauchraum ganz warm und weit wird. Verweile hier einige Atemzüge und fühle Dich stark und präsent in Deinem Körper und in Deiner Energie.*

Beobachte nun, wie das Prana zu Deinem ***Solarplexuschakra*** *fließt. Richte auch hier die beiden horizontalen Trichter dieses Sozialchakras vertikal aus, indem Du den vorderen Trichter mit dem Einatmen nach oben und den hinteren Trichter mit dem Ausatmen nach unten klappst und dann beide Trichter in der vertikalen Position einrasten lässt. Spüre, wie immer mehr Prana durch beide Öffnungen der Pranaröhre zu Deinem Solarplexuschakra fließt. Verweile auch hier einige Atemzüge und spüre, wie Deine persönliche Kraft und Individualität in Dir wachsen und selbstbewusst zum Ausdruck kommen.*

Atme nun das Prana zu Deinem ***kleinen Herzchakra****, dem Sitz der bedingungslosen Liebe in Dir. Dieses Energiezentrum sitzt etwa drei Finger breit unterhalb Deines Herzens, zwischen Herz und Solarplexus. Auch dieses Chakra ist ein Sozialchakra. Richte nun seine Trichter vertikal aus: Klappe mit dem Einatmen den vorderen Trichter nach oben, mit dem Ausatmen den hinteren nach unten. Lass beide Trichter vertikal einrasten. Immer mehr und mehr Licht fließt durch beide Öffnungen der Pranaröhre zu Deinem kleinen Herzchakra. Verweile hier einige Atemzüge und öffne Dich für die bedingungslose Liebe, die in allem Leben enthalten ist.*

Als Nächstes lass das göttliche Licht zu Deinem ***Herzchakra*** *fließen, das ebenfalls ein Sozialchakra ist. Nimm beim Einatmen den vorderen Trichter nach oben und beim Ausatmen den hinteren Trichter nach unten und arretiere beide Trichter in ihrer nun vertikalen Position. Nimm* *wahr, wie das Prana durch beide Enden der Pranaröhre wie ein niemals endender Strom von Energie direkt zu Deinem Herzchakra fließt. Verweile hier einige Atemzüge und verbinde Dich liebevoll mit allem Leben. Spüre, wie Deine Seele ihren Platz einnimmt.*

Lass jetzt das Prana zu Deinem ***Kehlkopfchakra****, einem weiteren Sozialchakra, fließen. Es liegt direkt an Deiner Schilddrüse. Richte mit dem Einatmen den vorderen Trichter nach oben und mit dem Ausatmen den hinteren Trichter nach unten aus. Lass beide Trichter in ihrer vertikalen Position einrasten. Nimm wahr, wie das göttliche Licht durch beide Öffnungen der Pranaröhre zu Deinem Kehlkopfchakra fließt. Verweile auch hier einige Atemzüge und erlaube Dir, vollkommen authentisch Du zu sein, souverän in Deinem Ausdruck, gefestigt in Deinem natürlichen Sein.*

Beobachte, wie das göttliche Licht nun zu Deinem ***Dritte-Auge-Chakra*** *fließt. Auch dieses Chakra ist ein Sozialchakra. Es befindet sich an Deiner Zirbeldrüse im Zentrum Deines Kopfes. Klappe den vorderen Trichter beim Einatmen nach oben und den hinteren beim Ausatmen nach unten und arretiere beide Trichter in ihrer vertikalen Position. Nimm wahr, wie immer mehr Licht durch beide Öffnungen der Pranaröhre zu Deinem Dritte-Auge-Chakra fließt und sich dort im Inneren Deines Kopfes sammelt. Verweile hier einige Atemzüge und verbinde Dich tief mit Deinem sechsten Sinn und Deiner Multidimensionalität. Sei Dir bewusst: Du bist mehr.*

*Es geht weiter zum **Kronenchakra**, das von Natur aus vertikal ausgerichtet ist. Es befindet sich an Deinem Scheitelpunkt an der Spitze Deines Kopfes. Spüre, wie mehr und mehr Prana durch beide Öffnungen der Pranaröhre fließt, sich an Deinem Scheitelpunkt sammelt und in Dein Kronenchakra fließt. Verweile hier einige Atemzüge und verbinde Dich mit dem Geist der Schöpfung.*

*Unsere nächste Station ist das **Göttliche Chakra**, das sich eine Handbreite oberhalb Deines Kronenchakras außerhalb Deines Körpers befindet und ebenfalls bereits von Natur aus vertikal ausgerichtet ist. Beobachte, wie das Prana zu Deinem Göttlichen Chakra fließt und sich nun Dein Torusfeld ausbildet und stabilisiert. Es ist, wie wenn sich eine kraftvolle Schutzhülle um Dich herum bildet und sich ein Gefühl des bewussten ›Ich Bin‹ ergibt. Nimm wahr, wie immer mehr Licht durch beide Öffnungen der Pranaröhre zu Deinem Göttlichen Chakra fließt und wie sich Dein Energiefeld verändert. Verweile hier einige Atemzüge und vertiefe Deine Verbindung mit dem Göttlichen.*

Genieße es, so lange Du möchtest, und öffne dann mit einem Lächeln langsam Deine Augen. Steh auf, lauf ein paar Meter und spüre Dich. Nimm Dir dafür Zeit.

Übung: Feinjustierung der Milz-Leber-Achse

Wir werden nun noch die Milz-Leber-Achse ausrichten und damit Dein Haupt-Chakrasystem und Dein komplettes Energiesystem feinjustieren, damit Du wieder in ein Gefühl der Vollkommenheit und der Einheit mit dem Leben gelangst.

Mach das Justieren der Milz-Leber-Achse immer erst, wenn Du Dich vorher vertikal ausgerichtet hast. Solltest Du Deine Sozialchakren noch horizontal ausgerichtet haben, ist diese Übung nicht möglich, da Deine Energiestruktur es so nicht zulässt.

So geht's:

Leg Deine linke Hand auf die Milz – die halbe Hand auf Deinem linken Rippenbogen und die andere halbe Hand auf dem weichen Teil Deines Bauches darunter. Die rechte Hand legst Du rechts auf Deinen Rücken auf die Leber (auf der gleichen Höhe wie vorne Deine linke Hand liegt). Stell Dir vor, wie eine Achse im 45-Grad-Winkel die beiden Organe miteinander verbindet. Du kannst Deine Hände in ihrer Position belassen oder sie wieder loslassen. Dreh nun Deine Milz-Leber-Achse wieder in die richtige Position, indem Du die Absicht hältst, dass sie sich in die für Dich optimale Stellung ausrichtet und Dir damit bestmöglichen Energiefluss ermöglicht.

Wenn Du möchtest, kannst Du auch folgenden kleinen Prozess ausprobieren: Leg Deine Hände, wie soeben beschrieben, auf Milz und Leber. Spüre gleichzeitig Dein Dritte-Auge-Chakra. Schiebe dann mit ganz kleinen Bewegungen Deine Hände

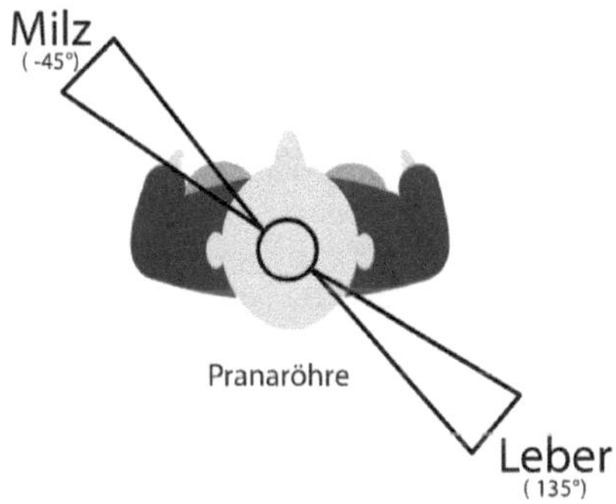

Abbildung von oben

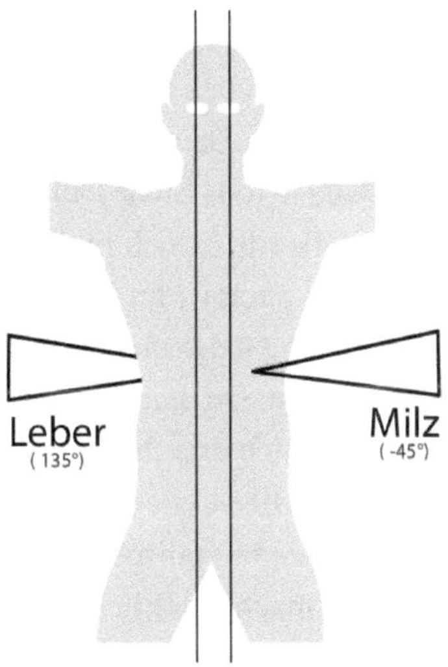

Abbildung von vorne

millimeterweise nach links und rechts und fühle, wie Dein drittes Auge ›mitgeschoben‹ wird. Energetisch ist das nicht korrekt ausgedrückt, so fühlt es sich jedoch an. Irgendwann wirst Du merken, wie Dein drittes Auge ›klickt‹ und in der Mitte etwas zwischen Deinen Augenbrauen einrastet. Spiel ein wenig damit und hab keine Angst – Du kannst nichts durcheinanderbringen. Ist Deine Milz-Leber-Achse im Lot, lässt sie sich nicht durch kleine Bewegungen wie diese verschieben. Ist sie jedoch aus der Balance, braucht es nur kleine Impulse und sie rutscht in ihre korrekte Position zurück.

Gib, während Du diese kleinen Bewegungen machst, den gedanklichen Impuls, dass sich Deine Milz-Leber-Achse in ihre optimale Position zurückbewegt. Du wirst feststellen, wie Du Dich neu ausrichtest – es ist, als würdest Du größer werden, weil Du in eine neue energetische Ausrichtung hochgezogen wirst. Du kommst in mehr Klarheit hinein, Deine Augen machen mehr auf und Dein Körper entspannt sich. Besonders im Bauchraum kannst Du spüren, wie Du locker und ›erdig‹ wirst. Steht Deine Milz-Leber-Achse wieder so, wie sie soll, erhöht sich in der Regel Dein Energiezustand und Du merkst zumeist im Verlauf der nächsten Tage, wie sich Deine Energie wieder mehr aufbaut.

Solltest Du Dich mit der Übung schwertun, sage zu Dir selbst: »Ich erlaube mir zu spüren, wie es sich anfühlt, wenn meine Milz-Leber-Achse an optimaler Position steht.« Wenn Du es dann wahrgenommen hast, sage: »Das will ich jetzt.« Dann macht es ›klick‹ und es rastet ein.

Die Korrektur und Wiederausrichtung der Milz-Leber-Achse bleibt meist sehr stabil erhalten. Solltest Du jedoch irgendwann einmal wieder das Gefühl haben, sie sei aus dem Lot geraten, dann richte sie einfach neu aus. Denk daran: vorher die Hauptchakren vertikal ausrichten!

Anatmen und vertikales Integrieren der Chakren im Alltag

Für mich ist das Anatmen der Chakren und ihr vertikales Integrieren etwas ganz Besonderes. Ich praktiziere die Übung gerne morgens nach meinem Meridian-Dehnen. Jedes Mal, wenn ich sie mache, fängt mein Körper an, sich auszudehnen, und ich beginne, in das Leben hineinzugreifen, weil durch das Licht alles in Verbindung steht.

Wir sind ja reines Licht und durch jedes Atom, jedes Elektron, durch alles fließt Licht hindurch – das ist das Gottes-Teilchen, das alles lebendig macht. Du hast ganz viel davon in Dir, denn Du bist Teil der Schöpfung, Teil Gottes und Gott ist ein Teil von Dir. Es ist so wichtig, dass Du das in Dir erkennst. Gerade in der Energetik ist das wirklich richtig spürbar.

Das Anatmen der Chakren sorgt dafür, dass der Pranafluss zu Deinen Chakren stabil ist und von etwa zwanzig Prozent auf achtzig bis hundert Prozent hochgefahren wird. Die Wirkung der Lichteinfuhr hält etwa 48 Stunden lang – wenn Du die Übung regelmäßig machst, bis zu 72 Stunden. Innerhalb eines Tages sinkt die Intensität des Pranaflusses dann wieder auf etwa achtzig Prozent ab und so hält sich das dann für den Rest der 48 Stunden. Wenn Du einen konstanten Energieflow möchtest, mach die Übung also mindestens alle zwei bis drei Tage, wenn nicht täglich. Du wirst merken, Deine Achtung und Dein Respekt vor Deinem Umfeld werden sehr viel größer werden. Du wirst Dich kraftvoll und gesetzt in Dir fühlen und die Menschen, die in Deinem Leben sind, viel besser akzeptieren und lieben können. Licht zu atmen ist reine Selbstliebe, die Du dann als reine Liebe auch an Deine Umwelt weitergeben kannst.

Sei unbesorgt, der Prozess wird von Mal zu Mal immer ein facher. Wenn Du die Übung einige Male gemacht hast, wirst Du merken, wie Du bald mit einem Atemzug pro Chakra auskommst. Mit noch etwas mehr Praxis kannst Du schließlich sogar mit einem einzigen Einatmen alle vorderen Trichter gleichzeitig hoch- und mit einem Ausatmen alle hinteren Trichter gleichzeitig runterklappen und in ihrer vertikalen

Position arretieren. Die Trichter bleiben drei bis fünf Stunden senkrecht stehen, begeben sich dann wieder in ihre horizontale Stellung zurück, während die Intensität des Pranaflusses 48 bis 72 Stunden erhalten bleibt.

Weitere Möglichkeiten der Chakra-aktivierung und -pflege

Wir haben in diesem Kapitel die Chakren über die Atmung aktiviert. Weitere Möglichkeiten zur Chakraaktivierung sind Stimme und Ton, Tanz und Bewegung. Die Derwische beispielsweise nutzen ein Tanzmuster, nach dem sie sich drehen. Damit regen sie die Energiezentren an und kommen über das Licht in einen ekstatischen Zustand.

Wenn Du Deinen Chakren außerdem noch etwas Gutes tun möchtest, dann reinige sie mit Salzwasser. Die Yogis in Indien machen das schon sehr lange. Geh optimalerweise im Meer schwimmen oder nimm ein lauwarmes Vollbad, bei dem Du ein wenig hochwertiges Himalaya-Salz in Dein Badewasser gibst.

Vertiefende Informationen zu den Sozialchakren

In unserem Alltag fließen über unsere Sozialchakren sehr viele Informationen in unsere Struktur, wie zum Beispiel Biophotonen (Lichtpartikel), die von anderen Menschen über den Ausdruck ihrer Gefühle und Emotionen informiert wurden.

Dies kann zu größerem Stress führen, wenn wir von einem Übermaß an Eindrücken überwältigt werden. Viele Menschen sind nach einem Gruppenerlebnis wie einer Familienfeier oder einer Veranstaltung völlig geschafft, insbesondere, wenn sie es mit für sie ›schwierigen‹ Menschen zu tun hatten. Woher kommt es, dass wir fühlen können, wie es anderen Menschen geht?

Wir wissen aufgrund des Phantom-Biophotonen-Experiments nach Vladimir Poponin, dass sich willkürlich durch Raum und Zeit fliegende Biophotonen in dem Augenblick, da sie in das Energiefeld eines Menschen eindringen, nach dessen DNS strukturieren. Unsere DNS stellt zu jedem Zeitpunkt unsere derzeitig aktiven und auch die alten Emotionen, Gewohnheiten und Verhaltensweisen dar. Infolgedessen zeigt sich dann diese Information in der Lichtstruktur des Raumes, der uns umgibt. Ist eine weitere Person im Raum, zieht sie über ihre Chakren diese Information in ihr Bewusstsein und weiß so unbewusst über unseren Zustand Bescheid. Sehr empathische Menschen erleben diese Informationsübertragung oft als äußerst belastend und können dem auf Dauer nicht standhalten. Für diese Menschen, genauso wie für Menschen, die in sozialen oder heilenden Berufen arbeiten, ist der Prozess der vertikalen Integration besonders unterstützend, da er ihnen hilft, sich besser abgrenzen zu können. In der intuitiven Arbeit wird das gerade beschriebene Phänomen der Informationen tragenden Biophotonen bewusst in Form des Feldlesens genutzt, um tiefe, unbewusste Traumata aufzuspüren und aufzulösen.

Die vertikale Integration bleibt für drei bis fünf Stunden erhalten. Danach richten sich die Sozialchakren wieder horizontal aus, und Du wirst möglicherweise merken, dass Dir bestimmte Momente in Deinem Alltag wieder mehr ausmachen. Halte dann, wenn Du das möchtest, einen Augenblick inne und nimm einen tiefen Atemzug. Klappe dabei beim Einatmen die vorderen Trichter all Deiner Sozialchakren auf einmal wieder hoch und beim Ausatmen die hinteren Trichter wieder nach unten. So arretierst Du die Trichter erneut in Deiner Pranaröhre und stabilisierst Dich wieder für einen längeren Zeitraum. Du kannst bei Bedarf jederzeit den Impuls geben, dass sich die Trichter der Sozialchakren wieder waagerecht stellen, indem Du sagst: »Ich möchte mein System wieder in meinen normalen, sozial offenen horizontalen Zustand bringen.«

Wie Du vielleicht gemerkt hast, kommt mit der vertikalen Integration Frieden in den Geist, und Du bist mit Deiner Aufmerksamkeit ganz bei Dir. Dieser Zustand bringt auch mit sich, dass andere Menschen, die Energie von Dir möchten, keine mehr bekommen. Daraus folgt, dass sie an einem Zusammensein eventuell kein Interesse mehr haben werden und sich eine andere Energiequelle suchen. Wundere Dich also nicht, wenn plötzlich Menschen, die vorher sehr anstrengend für Dich waren, aus Deinem Leben gehen, das ist Teil des Weges zur Selbstliebe.

Weil eine länger andauernde vertikale Integration für Veränderungen in Deinem Sozialleben sorgen kann, ist es sinnvoll, anfangs die Sozialchakren nicht länger als einige Stunden vertikal zu stellen, damit Du erst einmal Erfahrungen mit diesem Zustand sammeln kannst. Wie viel Veränderung Du möchtest und tolerieren kannst, kannst Du besser über kürzere Zeiträume erspüren und herausfinden.

Sei Dir bewusst, dass Deine Mitmenschen in der Regel ein limitiertes Energiesystem haben und dadurch in Dir das Gefühl aufkommen könnte, als wäre es nicht korrekt, Deine Energie anzuheben. Das ist wie ein Sozialdruck, der entsteht, wenn eine Gruppe in einem bestimmten Zustand ist und Du Dich über diesen Zustand erhebst. Du wirst dadurch jedoch nicht automatisch zum Außenseiter, sondern kannst zum energetischen Vorbild und Vorreiter werden. Sollte Dir diese Rolle einmal zu viel sein, dann kannst Du auch hier jederzeit Deine Chakren wieder in die soziale, horizontale Ausrichtung zurückjustieren.

Ein konstantes Arretieren in eine vertikale Position empfehle ich nur Menschen, die vollkommen autark leben wollen und können oder in absolute Führungspositionen gehen möchten. Um die konstante Ausrichtung zu erreichen, benötigt es ein afrikanisches Rebirthing-Ritual, das ich allerdings nicht unterrichte; auch kenne ich niemanden, der dies derzeit tut. Wichtig ist hier noch zu wissen, dass in diesen Ritualen sehr viel manipulative Energie für diese Prozesse benutzt wird, die sich dann später bei den meisten Menschen in ihrer manipulativen Wirkung auch oft nach außen zeigt (siehe Politik usw.).

Stabil in der eigenen Kraft bleiben

Sobald Du einer Person Aufmerksamkeit gibst, ohne bei Dir zu bleiben, fließt Energie von Dir über die Chakren zu Deinem Gegenüber. Vielleicht kennst Du die Situation, dass Du Dich mit jemandem getroffen hast und im Anschluss völlig müde und erschöpft warst. Dies bedeutet, dass Du Energie übertragen und Dich somit zur Verfügung gestellt – vielleicht sogar geopfert – hast, oder andersherum ausgedrückt, dass die andere Person Energie von Dir ›abgerufen‹ hat.

Bist Du vertikal integriert, passiert dies nicht mehr. Probiere es einfach einmal aus, wenn so ein Treffen ansteht, und beobachte, was geschieht. Ich empfehle insbesondere Menschen in gebenden Berufen mit viel sozialer Interaktion wie Pflegekräften, Ärzten, Therapeuten, Priestern und Lehrern eine regelmäßige vertikale Integration sehr, damit sie in ihrer Kraft bleiben und gleichzeitig in ihrem Lehr- oder Heilberuf in ihrer Energie bleiben können, ohne in die Erschöpfung zu gehen.

Ein extremes Beispiel für einen unguten Energieaustausch sind Kontrolldramen, die eine Dynamik der Co-Abhängigkeit besitzen. Ein Kontrolldrama findet beispielsweise statt, wenn jemand das ›arme Ich‹ spielt und ein anderer Mensch die Rolle des Unterdrückers einnimmt. Möchtest Du aus solch einer Beziehungsdynamik aussteigen, ist die vertikale Chakrenintegration ebenfalls sehr unterstützend.

Übung: Energie aus dem Sexualchakra ziehen

In dieser Übung, die Du am effektivsten im Stehen machst, nimmst Du Kontakt mit Deiner Sexualenergie (Deiner Ursprungsenergie) auf und lässt sie sich in alle Bereiche Deines Körpers ausbreiten. Du kannst die Übung allein für Dich machen oder auch einen Partner damit ausgleichen.

Verlagere Deine ganze Aufmerksamkeit auf Dein Sexualchakra, den Ort an der Oberseite Deines Perineums, an dem die Hauptenergie in den Körper hineinkommt.

Lege nun, damit Du Deinen Fokus gut in diesem Bereich halten kannst, Deine linke Hand auf Dein Schambein und Deine rechte Hand auf das Kreuzbein – die Finger zeigen dabei nach unten.

Konzentriere Dich auf den Punkt zwischen Deinen Fingerspitzen innerhalb Deines Körpers. Spüre, wie die Energie aufmacht, und lass es auf Dich wirken. Mit dieser Haltung sorgst Du dafür, dass die Energie vom Sexualchakra zum Energiereservoir des Sexualzentrums unterhalb Deines Bauchnabels fließt.

Lege nun Deine Zunge zart hinter den oberen Schneidezähnen am Gaumen an und fühle, wie sich ein starkes Fundament an Energie aufbaut. Gib den Impuls, dass sich diese Energie in alle Richtungen und in alle Bereiche Deines Körpers ausbreitet.

Stell Dir dann vor, wie das Licht strahlenförmig aus jeder Zelle und jeder Pore Deines Körpers herausstrahlt.

Solltest Du nicht an Energiearbeit gewöhnt sein, könnte sich dieser Prozess sehr intensiv anfühlen. Mach Dir keine Gedanken, falls Dein Körper zu schwanken beginnt, das bedeutet lediglich, dass er sich ausrichtet und selbstständig ausgleicht.

Durch diese Übung füllen sich Dein Becken, Dein ganzer Energiebereich und der Raum, in dem Du Dich befindest, mit Deiner Präsenz und Du beginnst, den Raum einzunehmen, der Dir zusteht. Du kannst Dir das so vorstellen, als ob Du den Raum, in dem Du bist, zum ersten Mal betrittst und sagst: »Hallo, hier bin ich« und Dich energetisch in ihm ausbreitest. Durch diese Präsenz schaffst Du auch eine positive Art der Abgrenzung anderen gegenüber. Da Deine Energie eine klare Aussage ist, wirst Du von niemandem angegriffen werden, denn das, was Du ausstrahlst, ist: »Das hier ist mein Raum und den nehme ich ein, das hast Du zu respektieren.« Gleichzeitig achtest Du den Raum, den Dein Gegenüber einnimmt und lässt ihn oder sie einfach sein.

Nachher-Check:

- Welchen Raum nimmst Du nun ein und wie fühlt sich das an? Dehnst Du Dich über Deinen Körper hinaus aus?
- Sind die Hemisphären Deines Gehirns ausgeglichener?
- Kannst Du voller Stolz stehen, aufrecht und gerade?
- Kannst Du geerdete Leichtigkeit wahrnehmen?
- Wie ist Dein Gemüt?

Kapitel 6

Dreieinigkeit

Zwei Meter

Zwei Meter machten den großen Unterschied aus, der nötig war, um von einem Gefühl des Alltags, der sogenannten Normalität, mit all seinen Aufgaben und Sorgen und den tausenden damit verbundenen Gedanken, in einen Zustand der Einheit, der Geborgenheit, des inneren Friedens und der Stille zu gelangen. Zwei Meter, die ich am ersten Tag meines Jakobsweges am 16. Mai 2005 ging. Okay, ich war schon am Morgen in tiefer Präsenz in Saint-Jean-Pied-de-Port aufgebrochen und hatte nicht mehr so sehr das Gefühl der tiefen Verhaftung meiner Gedanken an gestern und Morgen, doch so ein Flackern dieser Gewohnheit war noch da und lauerte im Hintergrund, als würde sie nur darauf warten, mein Bewusstsein wieder übernehmen zu können.

Nach zwei Metern auf dem Ibaneta-Pass, dem Puerto de Ibaneta, den auch schon Karl der Große bei seinem Spanienfeldzug gegangen war, passierte es. Ich weiß nicht, was Karl der Große damals empfand und ob er überhaupt ein fühliger Mensch war. Als ich jedenfalls über die Grenze von Frankreich nach Spanien trat, da war es, dieses Gefühl des Nachhausekommens. Alles in mir öffnete sich, und ich spürte direkt hier auf diesem Berg, an diesem Grenzstein, dass ich in mir angekommen war. Vollkommen angebunden an die Energien der heiligen Mutter Erde, geführt vom Geiste des Vaters, mein Herz ganz weit, voller Freude, Mut und Abenteuerlust wusste ich, es ist für alles gesorgt, von jetzt an wird es leichter.

Nun ja, ›leichter‹ war relativ, da ich mir einen Tag später mein Wadenbein aus dem Ligament gelaufen hatte und dann achtundzwanzig Tage mit Schmerzen unterwegs war. Die

Geschichte dazu kannst Du in meinem ersten Buch der *Zurück zum Ursprung*-Reihe in Kapitel 8 lesen. Nein, das ›leichter‹ bezog sich auf meinen inneren Antrieb. Der war geweckt worden, als hätte ich mich auf meine eigene Mission ins Leben gemacht. Von da an war es, wie wenn mich ein Leitstrahl aus meinem Herzen führte und ich von einem Abenteuer des Mich-selbst- und das Leben-Entdeckens zum nächsten geleitet wurde. Diese zwei Meter musste ich gegangen sein, um das Licht, diesen Strahl, wieder in mir zu entfachen. Es war, als hätte sich dadurch eine tiefe Verbindung zur Mutter Erde und auch zum Vater Kosmos in meinem Herzen entfaltet, eine Dreieinigkeit, die mir heute, egal, wo ich bin, das Gefühl gibt, am rechten Platz zu sein.

In meinen Erfahrungen erlebe ich immer wieder die Notwendigkeit der Dreieinigkeit. Und das gilt es echt zu verstehen: Wenn wir aus dieser Verbindung von Vater (Himmel, Kosmos, Geist), Mutter (Erde, Materie), Kind (Du, Mensch, Mittler und Inkarnation der väterlichen und mütterlichen Energie) herausgehen, treten wir durch die Trennung dieser Dreieinigkeit aus unserer Kraft, das Leben zu bewegen, zu lieben und bedingungslos zu sein, komplett heraus.

Ich glaube aus tiefsten Herzen, dass wir Kinder des Himmels und der Erde sind, und solange wir das in uns tragen, wird immer gut für uns gesorgt sein.

Unsere heilige Verbundenheit mit Mutter Erde und Vater Himmel

In allen Naturvölkern findet sich eine tiefe Verbundenheit mit Mutter Erde sowie gleichzeitig das natürliche Selbstverständnis, Kind Gottes (auch Himmelsvater, Großer Geist, Sky Father oder Big Spirit genannt) zu sein. Wie Du diese Energie, diese kreative Intelligenz, den Schöpfer, die Schöpferin, bezeichnest, ist nicht von Bedeutung. Wichtig ist, dass der Name, den Du wählst, für Dich stimmig ist. Obwohl sich die meisten Naturreligionen unabhängig voneinander entwickelt haben, wird in nahezu allen von ihnen diese Verbundenheit mit Mutter Erde und Vater Himmel gefeiert und ist Teil des täglichen Seins.

Wenn ich von Dreieinigkeit spreche, beziehe ich mich nicht auf eine religiöse Ebene. Für mich bedeutet Dreieinigkeit das Eingehen einer spirituellen Verbindung mit den Schöpfungsenergien und mit Mutter Erde. Es ist essenziell, dass wir diese Verbundenheit, die viele von uns durch die dogmatische Beeinflussung der modernen Religionen und die Digitalisierung des Alltags verloren haben, wiederherstellen und so für eine tiefe innere Ruhe und Gleichmut sorgen und gleichzeitig in der Lage sind, das Leben mit Liebe zu füllen.

In diesem Kapitel geht es also darum, sowohl den väterlichen Geist als auch den materiellen Teil von Mutter Erde in uns aufzunehmen, diese dann in unserem Herzen mit unserer eigenen Liebe zu vermischen und schließlich diese ›dreieinige Liebesmischung‹ nach außen strahlen zu lassen. Hierdurch können wir Samadhi erreichen – einen Zustand des tiefen Friedens und der tiefen Ruhe, des Nicht-Wollens und des Nicht-Tuns und der Vereinigung mit dem Leben, den

Menschen und uns selbst. Diese Vereinigung, das bewusste Miteinander im Mitgefühl und der Liebe zum Leben, ist das, was uns als Menschen ausmacht.

Im Menschsein können, wenn sie bewusst gelebt werden, zwei wunderschöne Qualitäten lebendig sein: Die eine Qualität ist die des Gleichmuts, das Leben zu erfassen, zu akzeptieren und ihm seinen Raum zur Selbstentfaltung zu lassen. Diese Qualität ist wichtig im Umgang miteinander, da wir, wenn wir sie nicht leben, ständig Einfluss nehmen, eventuell übergriffig werden oder selbst eingeschränkt werden. Gleichmut ist eine Eigenschaft, die vorrangig in den asiatischen, buddhistischen Religionen gelebt wird.

Wenn wir zur Eigenschaft des Gleichmuts unsere westliche Qualität der Nächstenliebe einbringen, dann wird das Leben rund. Über die neutrale Beobachtung des Inneren wie des Äußeren können wir erkennen, was wirklich ist, und uns dann mitfühlend in die für das Leben richtige Bewegung setzen und unsere Liebe einbringen, dort, wo sie gebraucht und erwünscht ist. Vollständigkeit erreicht der, der Gleichmut und Liebe in die Balance bringt.

Übung: Dreieinigkeit

Die folgende Übung zur Dreieinigkeit gibt es so oder so ähnlich in vielen Naturvölkern. Sie hat direkt im Anschluss an das vertikale Integrieren der Chakren (Kapitel 5) die beste Wirkung und erleichtert es Dir, in eine tiefe Verbindung mit Vater Himmel und Mutter Erde hineinzugehen.

Hier ist eine kurze Zusammenfassung des Prozesses, den Du im Anschluss durchlaufen wirst:

Wir beginnen damit, dass wir unsere Pranaröhre nach unten bis ins Zentrum von Mutter Erde und nach oben ganz tief ins Universum hinein ausdehnen. Dabei nehmen wir mit beiden spirituell-geistigen Eltern Kontakt auf, indem wir unsere Liebe tief hinunter ins Zentrum von Mutter Erde und tief ins Universum zu Vater Himmel schicken. Wir lassen die Liebe aus unserem Herzen zu ihnen fließen – unsere Liebe dafür, dass wir die Möglichkeit haben, hier zu sein und dieses Leben zu erfahren, an ihm teilzuhaben und es mitzuerschaffen. Du wirst merken, wie Deine Liebe mit der Liebe des Vaters und der Mutter, die zu Dir zurückkommt und sich in Deinem Herzen bündelt, verschmilzt und zur ›dreieinigen Liebe‹ wird. Diese wunderbare dreieinige Liebe lassen wir anschließend über unsere Atmung nach außen fließen.

Wenn Du immer wieder einmal in Deinem Alltag ein, zwei Minuten lang innehältst, diese Übung machst und Dich darauf einlässt, kannst Du die Verbindung und Verschmelzung mit nur einem Gedankenimpuls herstellen und irgendwann dauerhaft halten. Du erzeugst so einen energetischen Schwebezustand in Deinem Leben, federleicht und doch geerdet. Natürlich ist es nicht ganz leicht, diesen Zustand aufrechtzuerhalten, wenn etwas ganz Heftiges passiert, aber gerade in solch einem Fall ist es natürlich sehr gut, ganz bewusst in die Verbindung zu gehen.

Spüre zunächst einmal in Dich hinein:

- Welche Verbindung spürst Du mit der Mutter Erde?
- Fühlst Du Dich grundsätzlich geerdet?

- Wie steht es um Dein Urvertrauen?
- Fühlst Du Dich genährt und geschützt?
- Welche Verbindung spürst Du mit dem Vater im Himmel?
- Hast Du das Gefühl von Eingebung, wie wenn Ideen durch Dich fließen?
- Fühlst Du Dich grundsätzlich mit Mutter Erde und Vater Himmel verbunden?
- Kannst Du Dich als göttliches Kind in der Dreieinigkeit verstehen und fühlen?

Legen wir los:
Nimm einen tiefen Atemzug. Atme dabei in Deinen Bauchraum, Deine Flanken und die Spitzen Deiner Lunge – und lass dann Deinen Atem ganz langsam über Nase oder Mund wieder entweichen.

Mit dem Einatmen beginnst Du nun, Dich auf ein Empfangen einzustellen, und mit dem Ausatmen teilst Du das, was Dir geschenkt wird. Spüre, wie sich über Dein Empfangen in Deinem Herzen immer mehr Liebe, Freude, Mitgefühl, Gleichmut, Geborgenheit und Gemeinschaft sammeln. Mit dem Ausatmen lässt Du dann diese Qualitäten in jede Deiner Zellen sowie in Deine Aura und in Dein ganzes Bewusstseins- bzw. Energiefeld fließen (normalerweise achtzehn Meter im Durchmesser).

Bündle im Anschluss die Energie in Deinem Herzen und fühle, wie Dein Körper und Dein Bewusstseinsfeld davon gefüllt sind, als wäre Dein Herz so groß wie Dein

Bewusstsein. Spüre, wie sich Dein Herz immer mehr mit Liebe, Freude, Mitgefühl usw. füllt.

Hab nun die Absicht, dass sich Deine Pranaröhre bis zum Mittelpunkt unserer wunderbaren Mutter Erde ausdehnt. Stell Dir dabei vor, wie Du voller Liebe Deine Wurzeln ausdehnst und Dich mit ihnen tief im Zentrum von Mutter Erde verankerst.

Teile Deine Liebe und Deine Bewunderung für unsere Natur und unseren Planeten mit Mutter Erde und lass sie in sie hineinfließen. Spüre, wie sie Dich empfängt und wie ihre Energie, ihre Liebe zu Dir fließt. Um in den entsprechenden Gefühlszustand zu kommen, kannst Du Dir unterstützend vorstellen, wie Du Dich an Deinem Lieblingsplatz in der Natur aufhältst oder Dich an einen Moment erinnern, in dem Du ein wunderschönes Erlebnis in der Natur hattest. Lass diese Liebe zu diesem Moment oder diesem Platz tief und immer tiefer in Mutter Erde hineinsinken und spüre die Herzensverbindung, die dabei aufgeht. Fühle, wie sich Dein Herz öffnet, ausdehnt und voller Freude, Sehnsucht und tiefer Berührung ist. Vielleicht würdest Du Dich jetzt sogar am liebsten auf die Erde legen und Dich in diese Energie hineinkuscheln. Spüre, wie tiefer Frieden in Dir entsteht. Gib diesem Zustand Raum und genieße.

Verlängere dann, wenn Du so weit bist, Deine Pranaröhre bis tief ins Universum hinein und nimm Verbindung mit dem Vater im Himmel auf. Spüre, wie das Verbunden-

sein mit dem himmlischen Vater im Vergleich zu Deiner vorherigen Erfahrung mit Mutter Erde eine ganz andere Qualität hat. Geh auch hier in eine Herzensverbindung zum göttlichen Vater und schenke ihm Deine Liebe, Deine Freude, Deine Bewunderung für das Leben. Deine Seele möchte sich auch auf der ›Spür-Ebene‹, der individuellen Ebene verbinden. Nimm so richtig wahr, was in Deinem Herzen passiert, wenn Du Deine Liebe dem Kosmos, dem heiligen Vater, schenkst, und spüre, wie es sich anfühlt, tausendfach Liebe zurückzuerhalten.

Vielleicht merkst Du sogar, wie Du Dich energetisch in die Länge streckst, während Du die Verbindung hältst. Du bist die Verkörperung von Geist und Materie und somit das Mittelglied, das beide Qualitäten in sich trägt, auf Deinen eigenen Wunsch in diese Inkarnation hineingeboren – um hier zu sein, Dich mitzuteilen, zu lernen, auf die Nase zu fallen und wieder aufzustehen, voller Kraft durch dieses Leben zu gehen und Dein Bewusstsein, Deinen Geist dazu zu verwenden, das Leben zu bereichern. Dich mit ihm zu verbinden, es zu liebkosen, zu streicheln und Deine ganz eigene Qualität, Deine Einzigartigkeit einzubringen und Dich in das Leben über die Dir innewohnende Liebe hinein zu verschenken.

Sende nun über Deine Pranaröhre und Dein Herz ganz bewusst einen stetigen Liebesstrom zum Heiligen Vater und zur Heiligen Mutter. Auch Gefühle wie Bewunderung, Hingabe und Respekt vor dem Leben kannst Du dorthin fließen lassen. Mach das eine kleine Weile und nimm wahr, wie die Liebe vieltausendfach verstärkt zu Dir zurückfließt und sich direkt in Deinem Herzen ergießt.

Spüre die Liebe und die Dankbarkeit – auch die Dankbarkeit Dir selbst und Deiner Einzigartigkeit gegenüber. Fühle, wie ein Lächeln in Deinem Gesicht entsteht und wie es Deine Lippen, Deine Augen, Dein Gesicht und Dein Gefühl Dir selbst gegenüber verändert. Nimm Dich selbst an, wie Du bist. Nimm Dich in Deinem dem Leben Genug-Sein an und verstärke die tiefe Öffnung in Deinem Herzen dadurch noch mehr. Spüre, wie sich in Deinem Herzen Mutter Erde, Vater Himmel und Du als Gotteskind verbinden und wie sich Dein Herz dadurch immer weiter ausdehnt.

Spüre, wie immer mehr Frieden, Kraft und Energie in Dir entstehen und gleichzeitig Deine Idee von Liebe eine neue Form annimmt. Es ist eine reine Liebe, die nichts will, die einfach ist. Bedingungslos, weil es gar nicht anders sein kann. Gib diese Liebe nun frei und lass sie aus Deinem Herzen in Deinen Körper und Dein Energiefeld fließen und hebe, wenn Du möchtest, die Beschränkung Deines Energiefeldes der achtzehn Meter auf und dehne es bis in die Unendlichkeit aus.

Fühle, wie durch Dein Einatmen immer mehr Energie und Liebe zu Dir kommen und Du durch Dein Ausatmen diese immer weiter teilst, das Leben teilhaben lässt – und Du Dich so über Deinen Atem in einem niemals endenden

Strom des Empfangens und Gebens der göttlichen Liebe und des göttlichen Lichts befindest. Erinnere Dich.

Du befindest Dich jetzt in diesem schwebenden Zustand, der das Feld und Dein eigenes Bewusstsein so stark aufbaut, dass Du in einem tiefen inneren Frieden bist. Diesen Zustand kannst Du in Deinen Alltag hineinbringen, indem Du grundsätzlich Deinen Atem mit diesem Bewusstsein koppelst und die Absicht hast, in diesem Frieden leben zu wollen.

Aus meiner Sicht ist es das Schönste, was wir dem Leben schenken können, dass wir wirklich bei uns sind, uns gut mit uns selbst fühlen und in einer tiefen Akzeptanz mit den Umständen, die außerhalb von uns geschehen sind – und gleichzeitig uns selbst und das Leben um uns herum dazu einladen, in einen Zustand des Samadhi zu gelangen. Aus diesem Zustand heraus können wir dann in unserem Leben handeln und es durch unsere Liebe und Beiträge bereichern, uns verschenken, ohne etwas dafür zu wollen, denn das Bekommen passiert im konstanten Strom von Geben und Nehmen ganz von selbst.

Auf diese Weise kannst Du wie ein Liebe nach außen strahlender Friedenswächter in Dir selbst verankert über die Erde wandeln und Kraft in das Leben hineinbringen. Ein Bruchteil einer Sekunde reicht, um Dich daran zu erinnern, dass Du genau das bist. Danke für Dein Hier-Sein und dafür, dass Du bereit bist, Dein Leben und das vieler anderer Menschen zu verändern, zu bereichern und zu lieben.

Übung: Einheitsatem-Meditation

Zur folgenden Übung findest Du ein Video im Download-Bereich.

Es gibt noch eine zweite Übung zur Dreieinigkeit, die ich Dir gerne vorstellen möchte. Sie ist der obigen ersten Variante sehr ähnlich, beinhaltet jedoch als zusätzliches Element den ›Rohrpost‹-Atem. Was genau diese Form des Atems ist, erfährst Du weiter unten.

Auch hier zuerst eine Einführung: Du wirst zunächst Deine Pranaröhre bis hin zu Mutter Erde und tief ins Universum hinein zum himmlischen Vater verlängern, Dich mit ihnen verbinden und ihnen Deine Liebe schenken.

Anschließend wirst Du eine Kugel in Deinem Herzen kreieren, in die Du Deine ganze Liebe hineingibst, und sie dann mit einer speziellen Atemtechnik wie mit einer Rohrpost nach unten zu Mutter Erde schicken. Nach dem Absenden der Rohrpost wird die Liebe, Kraft und Freude, die Mutter Erde zu Dir zurücksendet, über die Pranaröhre in Dich hineinfließen. Zum Abschluss wirst Du diese Liebe in Deinem Herzen mit Deiner eigenen Liebe über das Christusherz-Chakra und das große Herzchakra verschmelzen.

Das Gleiche wirst Du im zweiten Schritt in Bezug auf Vater Himmel tun. Nachdem Du Deine Rohrpost zu ihm hochgeschickt hast, nimmst Du seine Liebe in Deinem Herzen auf. Du wirst merken, dass sich hierbei im Herzen viel Energie aufbaut. Diese Energie wirst Du über die Rohrpost-Atemtechnik wieder ausatmen. Damit gibst Du den Impuls, dass sich alles ausdehnt und sich der Bereich um Dich herum mit Kraft, Liebe, Freude, Kreativität und all den Möglichkeiten, die darin sind, füllt. So kannst Du Deinen eigenen Raum, zum Beispiel auch zu Hause, für einige Stunden befrieden und von negativen Energien befreien.

Als Nächstes wirst Du die Liebe der Mutter Erde und des Himmelsvaters mit Deiner eigenen Liebe vermischen. Hierdurch entsteht eine heilige Dreieinigkeit. Du wirst dieses reine ›Liebes-Gemisch‹ dann mithilfe eines kugelförmigen Atemimpulses aus Deinem Herzen als reine Liebe in alle Richtungen aussenden und damit Dein Energiefeld, Dein Zuhause und, wenn Du möchtest, den ganzen Ort, in dem Du wohnst, füllen. Durch Dein Einflussnehmen auf Dein Umfeld kannst Du dafür sorgen, dass andere Menschen erwachen, weniger Gewalt erleben und klarer in ihren Entscheidungen sind.

Ich bin oft gefragt worden, ob man auf diese Weise auf andere einwirken darf. Meine Antwort ist ein klares Ja, weil es Dein Lebensraum ist – und auf Deinen Lebensraum darfst Du Einfluss nehmen. Es ist sogar sehr wichtig, dass Du Verantwortung für ihn übernimmst. Menschen, die daraufhin nicht mehr mit Dir in Resonanz sind, dürfen gerne gehen.

So machst Du die Rohrpost-Atmung: Atme tief durch die Nase ein und lass dann maximal zehn Prozent der Luft mit einem »pft« aus Deinem Mund entweichen. Verschließe dann wieder Deinen Mund, spüre den Druck des Atems in Deinen gefüllten Wangen und atme mit einem explosionsartigen »phhhh« aus. Durch diesen kleinen ›Knall‹ wird die Rohrpost losgeschickt.

Beginnen wir nun mit der Einheitsatem-Meditation:

Schließe Deine Augen. Stell Dir vor, wie sich Deine Pranaröhre nach unten verlängert und sich bis hin zum Zen-

trum der heiligen Mutter Erde ausdehnt. Spüre, wie Du mit dem Zentrum von Mutter Erde Kontakt aufnimmst.

Kreiere nun in Deinem Herzen eine kleine goldene Kugel, die in Deine Pranaröhre hineinpasst, und gib all die Liebe, Freude, Bewunderung und all die positiven Werte, die Dir in den Sinn kommen, in diese kleine Kugel hinein. Damit Du leichter in den Zustand der Liebe gelangst, stelle Dich im Geiste an Deinen Lieblingsort in der Natur, an dem Du tiefste Liebe für Mutter Erde spürst.

Wenn Du die kleine goldene Kugel mit all Deiner Liebe, Freude und weiteren Qualitäten gefüllt hast, dann sende sie mithilfe der oben erklärten Rohrpost-Atemtechnik zum Mittelpunkt der Erde. Tief einatmen, etwas Luft entweichen lassen, Backen zu und »phhhh«. Sei Dir gewiss, dass Deine Sendung ihren Empfänger erreicht und dass die Liebe von Mutter Erde millionenfach verstärkt jetzt in Deine Pranaröhre hineinfließt. Sie flutet jede Deiner Zellen und all Deine Körper – Deinen physischen Körper, Deinen Energiekörper, Deinen Kausalkörper, Deinen Mentalkörper, Deinen Emotionalkörper, Deinen Lichtkörper, Deinen Astralkörper – und alle Deine weiteren feinstofflichen Körper. Spüre, wie die Liebe der heiligen Mutter Erde direkt in Dein Herz hineinfließt.

Verlängere jetzt den oberen Teil Deiner Pranaröhre bis tief in das Universum hinein. Gib den Impuls, dass sich Deine Pranaröhre oberhalb Deines Kopfes ganz automatisch ins Universum hinein ausdehnt, bis Du direkt in

Kontakt mit dem schöpferischen Prinzip, dem Himmelsvater, Universum, wie auch immer Du es nennen möchtest, stehst.

Kreiere nun wieder eine kleine goldene Kugel in Deinem Herzen. Gib all die Liebe, Freude, Bewunderung und alle anderen positiven Eigenschaften, die Du mit dem Himmelsvater, der Schöpfung, dem Universum in Verbindung bringst, in diese Kugel hinein. Denke, um es Dir leichter zu machen, diese Liebe zu spüren, beispielsweise an eine Nacht, in der Du die Milchstraße am Himmel beobachtet hast. Vielleicht hast Du sogar eine Sternschnuppe gesehen und Dich ganz verbunden mit dem Universum, mit dem Himmel, gefühlt.

Atme auch hier Deine kleine Kugel mithilfe der Rohrpost-Atemtechnik zum Himmelsvater ins Universum hinauf: Tief einatmen, etwas Luft ablassen, Mund zu und »phhhhh«. Auch vom Vater im Himmel kommt all die Liebe, die Du ihm gesendet hast, millionenfach verstärkt über Deine Pranaröhre in Dein Sein zurück. Sie fließt direkt in all Deine Körper und Dein Herz und vermischt sich dort mit der Liebe der heiligen Mutter und Deiner eigenen heiligen Liebe. Dreieinigkeit entsteht.

Spüre nun Dein Energiefeld. Fühle die Wärme, die Kraft und die Ausdehnung, die in Deinem Herzen stattfindet. Atme Dein Energiefeld frei, indem Du die Liebe aus Deinem Herzen über die Rohrpost-Atmung kugelförmig mit Deinem Umfeld teilst. Spüre, wie sich dabei störende

Fragmente aus Deinem Umfeld lösen.

Geh jetzt in Gedanken in Dein Zuhause und befriede es mithilfe der Rohrpost-Atmung, anfangs fünfzig Meter, mit einem weiteren Atem erweitere auf 200 Meter, dann die ganze Ortschaft, Deinen Landkreis, Dein Land, den Kontinent, die ganze Mutter Erde – und lass mit dem letzten Atemzug die Liebe die ganze Erde umspannen und sie hochleben bis in das Christus- oder Buddha-Gitternetz, das weit über der Erde liegt.

Öffne dann mit einem Lächeln die Augen.

Merkst Du, wie viel mehr Klarheit Du hast und dass da kein Stress mehr ist? Du kannst diese Atemtechnik übrigens auch benutzen, wenn Unruhe in Deiner Familie ist, indem Du den Stress aus Deinem Umfeld hinausatmest.

Für maximalen Benefit empfehle ich Dir, vor der Übung zum Einheitsatem Deine Chakren vertikal auszurichten (siehe Kapitel 5). Wenn Du im Anschluss an den Einheitsatem die Zeit und Möglichkeit hast, dann geh in die Natur. Du wirst feststellen, dass Du auf viel tiefere und innigere Weise mit Mutter Erde und der Natur in Kontakt bist. In diesem Zustand kannst Du auch gut mit Tieren kommunizieren, und es kann gut sein, dass wilde Tiere direkt in einen neugierigen, friedvollen Kontakt mit Dir gehen.

Nachher-Check:

- Welche Verbindung spürst Du nun mit der Mutter Erde?
- Erlebst Du ein Gefühl von Geerdet-Sein?
- Wie steht es um Dein Urvertrauen?
- Fühlst Du Dich genährter und geschützter?
- Welche Verbindung spürst Du jetzt mit dem Vater im Himmel?
- Erkennst Du nun Deine Rolle als göttliches Kind in der Dreieinigkeit?

Kapitel 7

Herzens-verstand

Herzschmerz

»Andreas, Dein Dad ist heute Nacht bei mir im Traum erschienen. Er sagte mir, ich solle Dir sagen, Du sollst loslassen, es lohnt sich nicht zu streiten. Es ist es nicht wert.« Mit dieser Aussage konfrontierte mich Tessie McCabe, eine liebe Freundin, kurz vor meiner Abfahrt von Flagstaff, Arizona, nach Taos, New Mexico. Da Tessie ein wirklich gutes Medium ist, nahm ich mir vor, den Rat meines einen Monat zuvor verstorbenen Vaters zu berücksichtigen, obwohl ich mir noch nicht so bewusst war, worum es denn jetzt gehen sollte.

Drei Stunden später kam dann die Klarheit in mein Leben. Mitten auf der Fahrt, die immerhin acht bis neun Stunden dauert, rief mich meine Mutter an und begann, mich über die Verlesung des Testaments meines Vaters aufzuklären. Lange Rede kurzer Sinn: Mein Bruder und ich, die beiden erstgeborenen Söhne aus erster Ehe, sollten nichts erhalten. Wenn ich schreibe ›nichts‹, dann meine ich wirklich nichts, nicht mal eine Erinnerung, einen Gegenstand, eine Kleinigkeit. Nein, wir waren im Testament nicht einmal erwähnt, als ob wir nicht existierten, und das, obwohl wir zu unserem Vater ein gutes Verhältnis gehabt hatten. Nicht eng, aber gut. Das tat emotional echt weh. Denn der Idee seiner zweiten Frau existierten wir sowieso nicht, und unser Dad hatte immer gesagt, dass wir im wichtig waren.

Daraufhin hatte ich ein Gespräch mit meinem leiblichen Bruder, der kämpfen wollte und bereits seinen Anwalt eingeschaltet hatte, um Einspruch gegen das Testament einzulegen, das erst kurz vor dem Tod meines Vaters gemacht wurde. Okay, dachte ich mir, schauen wir doch mal, was jetzt hier passiert, und wenn eine Möglichkeit besteht, nicht ganz leer auszugehen, dann beteiligst Du Dich und kämpfst mit.

Spät abends kam ich dann in Taos an, einer Künstlergemeinde, die weit verstreut auf über 2100 Meter Höhe am Fuß der Sangre-de-Cristo-Berge liegt. Dort hatte ich ein Housesitting vereinbart, um die Woche, in der ich in Taos einen Workshop halten sollte, eine gute Unterkunft zu haben. Cherry, die Besitzerin des Bungalows, würde gegen Bezahlung auf ein anderes Haus aufpassen, währenddessen ich auf ihres achten und dort schlafen konnte. Im Gegenzug durfte sie an meinem Seminarworkshop teilnehmen.

Diese erste Nacht bat sie mich, auf dem Sofa zu schlafen, und schon bald war ich tief eingeschlafen, um nach etwa zwei Stunden voller Schmerz im Herzen erschreckt aufzuwachen. Ich erlebte einen Herzschmerz, bei dem ich das Gefühl hatte, jemand würde mir das Herz aus dem lebendigen Leib herausreißen, wie ich es noch nie in meinem Leben erlebt hatte. Zuerst dachte ich, okay, das war‘s dann – jetzt hast Du einen Herzinfarkt. Das Handy ging da oben in der Wüstenlandschaft eh nicht, und ich hatte nicht die Kraft, ins Auto zu steigen, geschweige denn zu wissen, wo ich überhaupt hätte hinfahren können. Außerhalb des Dorfes liegen die Häuser oft Kilometer voneinander entfernt und sind nur über Feldwege erreichbar. Es war ja auch mitten in der Nacht. Eine wirklich beängstigende Erfahrung. Bis mir bewusst wurde, was mein Vater Tessie im Traum gesagt hatte: Es lohnt sich nicht zu streiten. Es ist es nicht wert.

In dem Moment, als mir die Bedeutung klar wurde, spürte ich, wie der Schmerz nachließ. Dachte ich wieder über die Ungerechtigkeit nach, wurde er stärker. Mir wurde klar, mein Herz wollte sich vom Verstand losreißen, frei sein von den

Überlegungen der Vernachlässigung, frei sein von der Bewertung des Vaters, frei sein von dem weltlichen Verlangen nach einem Ausgleich. Mein Verstand wollte Vergeltung und Wertschätzung, mein Herz wollte Frieden. Mein Verstand wollte Gerechtigkeit, mein Herz wollte Mitgefühl, Liebe und Gleichmut.

Je mehr ich meinem Herzen folgte und meinen Verstand losließ, desto mehr verließ mich der Schmerz in meinem Herzen. Und da war klar: Wenn mein Bruder kämpfen wollte, dann musste er es alleine tun. Es lohnte sich nicht und war den Schmerz, der damit verbunden war, nicht wert. Das erklärte ich ihm am nächsten Tag auch, zusammen mit der Schilderung meines nächtlichen Erlebnisses, was er auch gut verstehen konnte.

Heute sehe ich das Testament meines Vaters als Kompliment. In meinen Augen vertraute er darauf, dass seine zwei Söhne aus erster Ehe ohne Probleme alleine durchs Leben gehen und gut für sich und ihre Familien sorgen konnten, ohne ihn oder sein Vermächtnis zu brauchen, während andere, die ihm anvertraut waren und sein Leben teilten, dazu wohl nicht alleine in der Lage gewesen waren. Natürlich hätte ich mich über ein Geschenk gefreut, eine Erinnerung, die es mir erleichtert hätte, die schönen Momente mit meinem Vater zu erinnern. Und gleichzeitig bin ich dankbar, dass ich nicht noch mehr in meinem Leben mit mir herumtragen muss. Du siehst, hier sind zwei Herzen in meiner Brust. Wenn ich beide vereine, ist alles gut, wie es ist.

Für mich ist diese Erfahrung eine der tiefsten, die mir gezeigt haben, wie wichtig es ist, auf sein Herz zu hören und dem Verstand nicht die Oberhand zu geben.

WENN DER VERSTAND ZUM DIENER DES HERZENS WIRD

Stille des Geistes und das Gefühl von Einheit mit dem Leben entstehen dann, wenn die Stimme, die ständig in unserem Kopf spricht, einmal schweigt. Die Stimme, die mal flüstert, mal reinredet oder auch mal laut nach Aufmerksamkeit schreit. Wenn sie zur Ruhe kommt, kann es sein, dass nach langer Zeit endlich tiefer Frieden oder auch Verwirrtheit in uns entsteht. Diese Verwirrtheit entstammt der tiefen Identifizierung mit dieser Stimme, einem Trugbild, das uns glauben machen möchte, wir wären all diese Gedanken, die täglich durch unseren Kopf sausen. Dem Adepten, der immer wieder seine innere Stille und Gedankenlosigkeit praktiziert, ist es schon lange klar, dass wir nicht die Stimme sind, sondern derjenige, der die Stimme hört. Und dass wir entscheiden können, ob wir darauf reagieren und danach handeln.

Wir versuchen oft, ausschließlich mit unserem Verstand zu erklären, zu ergründen, zu verstehen, zu erörtern oder zu entscheiden. Manchmal jedoch gibt es keine logischen Erklärungen, sinnvollen Evaluationen oder Rechenbeispiele, die uns helfen könnten, etwas zu begreifen oder die richtige Entscheidung zu treffen. Oftmals ist es ja so, dass wir uns selbst in unserem Handeln und Nicht-Handeln nicht verstehen. Es entsteht Verwirrung, wenn unser Verstand alles durcheinanderrechnet und Vorteil und Verlust gegenüberstellt. Dabei werden, je nach Charakter, zukünftige Situationen auch gern man schön gerechnet. Fällt das Ergebnis dann nicht positiv aus, entstehen tiefe Selbstvorwürfe.

Dabei könnte alles so einfach sein, denn die Weisheit unseres Herzens ist so viel tiefer – so tief, dass der Verstand sie nicht in Worte fassen kann. Dein Herz ist Dein Tor zur Quelle, es ist das transformierende Organ in Dir. Unser Herz ist es, was uns als Menschen wirklich ausmacht.

In diesem Kapitel lassen wir das Herz, den Sitz unserer Seele, wieder zum König und den Verstand wieder zu seinem Diener werden. Wir werden die natürliche, spirituelle und energetische Verbindung unseres Herzens in unseren Verstand hinein wieder öffnen, die Verbindung, die oft durch den Verstand über das Persönlich-Nehmen des Lebens und das sich Separieren von allem Leben getrennt wurde. Du kannst Dir diese Verbindung oder Leitung wie einen Kanal vorstellen, der vom Herzen ins Gehirn und somit in unseren Verstand und unser Ego-Bewusstsein hineingeht und die Qualität des Herzens in den Verstand einbringt.

Wir werden dafür sorgen, dass unsere Herzenergie in unseren Verstand einzieht und uns für das Leben öffnet, für alles, was da draußen ist und für alles, was wir sind. Wir kommen dadurch in einen Zustand gelebter Akzeptanz und Beobachtung und ermöglichen uns damit eine innere Ruhe, einen tiefen Frieden und die Kraft, unser Leben aus dem Herzen heraus zu führen.

Wenn der Verstand ruht, ist Zeit für Da-Sein, Präsenz und Verbindung. Dann lebt die Seele auf und tanzt – und beginnt, in all ihrer Weisheit wieder unser Leben zu führen. Wenn der Verstand ruht, sind wir uns des gegenwärtigen Moments bewusst, stressfrei und im Flow, und es zeigt sich uns auf ganz natürliche Weise, was im jeweiligen Augenblick notwendig und zu entscheiden ist. Denn die wirkliche Bedeutung von Flow ist es, am Leben in seiner göttlichen Fügung, Qualität und Liebe teilzunehmen.

Harmonieren Herz und Verstand, können wir nicht nur erkennen, was für uns selbst stimmig ist, wir sind auch in der Lage zu erkennen, was für den größeren Kontext, in dem wir leben, richtig ist. Das Leben in sich zu bereichern, zu füllen, es in Liebe und Mitgefühl zu baden, gelingt uns erst, wenn wir alle an einer Situation beteiligten Wesenheiten und ihr Wohlbefinden miteinschließen. Das ist dann der Zustand, wenn es sich richtig anfühlt. Dieser Zustand bringt Dich in einen absoluten Frieden, in dem kein Wollen mehr stattfindet und aus dem Du einfach tust oder nicht tust (Wu Wei).

Spüre einmal in folgende Fragen hinein:

- Wie viel bist Du in Deinem Verstand? Wie sehr urteilst und richtest Du? Wie viele Entscheidungen triffst Du aus einer Gewinn- und Verlustrechnung heraus? Welche Erfahrungen hast Du mit der Herangehensweise über den Verstand gemacht? Manchmal ging seine Rechnung vielleicht auf. Wie oft jedoch ging sie nicht auf?

- Wie oft bist Du, Deinem Verstand folgend, an dem vorbeigegangen, wonach Dein Herz sehnsüchtig verlangt hat? Was hat das letztendlich mit Dir in Deinen Beziehungen, Freundschaften und Begegnungen, aber auch bei wichtigen Entscheidungen bezüglich Deiner Berufswahl, Deiner Gesundheit, Deinem Leben, Deinem Wohnort, Deinem Zuhause oder Deinen Freundschaften gemacht? Wer hat gesiegt – Dein Herz oder Dein Verstand?

- Wolltest Du zu bestimmten Gruppen gehören, weil es etwas ganz Besonderes war, in gewissen Kreisen zu verkehren, oder warst Du in Beziehung mit Menschen, wo Liebe gelebt wurde und man bedingungslos miteinander umging? Was war Dir wichtiger?

- Hast Du Dich für das Leben entschieden? Lebst Du Träume, die aus Deinem Herzen kommen und nicht aus Deinem Verstand? Bringst Du Deine Talente und all das, was Dich ausmacht, zum Ausdruck? Dehnst Du Dich aus und bewegst Du Dich auf Deine Träume zu?

- Spürst Du, dass Du Einfluss auf Dein Leben, Deinen Weg und Deine Gesundheit hast? Gehst Du mit Freude und Energie ins Leben hinein oder hast Du eher das Gefühl, Du wirst gelebt? Lebst Du mehr vor Dich hin, als dass Du Dich wirklich ins Leben einbringst, es aktiv nach Deinen Wünschen und Vorstellungen oder dem, was sich richtig anfühlt, gestaltest?

Nimm Dir die Zeit, tief in diese Fragen und Deine Reaktion auf sie hineinzufühlen. Was lösen sie in Deinem Bewusstsein, in Deinem Herzen, in Deinem Körper und in Deinem Raum aus? Wie viel Druck baut sich in Dir auf?

Dein Herz gibt Dir die Möglichkeit, durch alle Zeit zu reisen und Dich als bedingungslose Liebe und Mitgefühl zu begreifen, als unabsprechbaren Teil des Universums, der Schöpfung und des Gott-Seins. Gib Dir die Erlaubnis, Deine Seele und Dein Sein durch Dein Herz zu erfahren und all dies in Deinen

Verstand einzubringen. Dein Verstand wird mit den Lösungen des Herzens vertraut werden, sie erkennen und anziehen. So kannst Du weit über das hinausgehen, was Dir über den Geist ersichtlich ist.

MEDITATION: DIE TREPPE IN DEIN HERZ

Die Audioversion zur folgenden Meditation findest Du im Download-Bereich.

Die Meditation, die Du jetzt gleich machen wirst, heißt *Die Treppe in Dein Herz*. Sie wird Dich darin unterstützen, Deinen Verstand, der täglich 50.000 bis 60.000 Gedanken denkt, mit Deinem Herzen zu verbinden. Wenn unser Herz in Einklang mit dem Verstand ist, dann wird der Verstand zum Diener. Er entspannt sich und es tritt eine ganz süße, wertvolle Stille in unserem Leben ein.

Beginnen wir nun, indem wir diese Stille einleiten.

Schließ einmal Deine Augen und komm bei Dir an. Komm in die Ruhe. Atme ganz tief in Deinen Bauchraum, die Flanken deines Brustkorbs und die Spitzen deiner Lungen, und lass Deinen Atem ganz sanft über Deine Nase wieder aus Deinem Körper entweichen. Nichts ist jetzt mehr wichtig, nur noch Dein Atem.

Schau einmal mit Deinem inneren Auge die Wendeltreppe an, die aus Deinem Kopf zu Deinem Herzen geht. Diese Wendeltreppe führt Dich in die Freiheit, in die Stille der Gedanken. Sie hilft Dir, Dich auf Deinen Weg in das innerste Mysterium Deines Bewusstseins zu machen. Wenn Du die Wendeltreppe siehst, dann geh einmal einen Schritt, eine Stufe, nach unten. Wie sieht diese Stufe aus? Aus welchem Material ist sie? Ist sie vielleicht gefliest, aus Holz, Beton oder Stahl? Welche Art von Geländer hat sie oder führt sie vielleicht wie in einer Röhre, einfach mit einer glatten Wand außen, nach unten?

Mach Dich nun auf den Weg nach unten, eine Stufe nach der anderen, links und rechts und wieder links und rechts. Schritt für Schritt gehst Du immer tiefer auf dieser Treppe nach unten und kommst schließlich an Deinem Hals vorbei. Du spürst, wie mit jedem Schritt, mit dem Du Deinen Hals passierst, dieser immer wärmer und lebendiger wird. Du freust Dich an dieser Wärme und Lebendigkeit und gehst ganz gemächlich weiter.

Du kommst nun zu Deinem Kehlkopf. Auch dieser wird ganz warm, weich und lebendig. Du merkst, wie Deine Gedanken schon stiller werden, allein ein paar Schritte machen schon einen so großen Unterschied.

Nach Deinem Hals und Kehlkopf kommst Du nun bei Deiner Schilddrüse vorbei. Ihr Name sagt es schon, dass sie ein Schild für Dich bedeutet. Sie weiß Deine Authentizität zu schätzen und öffnet sich dadurch. Deine Schilddrüse ist Dein Organ des Ausdrucks. Sie will, dass Du Dich in vollkommener Authentizität, Kraft und Wahrhaftigkeit im Leben darstellst, Dich selbst lebst und liebst. Spüre, wie auch Deine Schilddrüse immer wärmer und lebendiger wird.

Und weiter geht es hinab auf der Treppe zum Herzen und Du kommst zu Deiner Thymusdrüse, der Drüse, die so wichtig für Dein spirituelles und körperliches Wachstum ist. Deine Thymusdrüse und Dein Herz sind Teil des Sitzes Deiner Seele. Während Du also an Deiner Thymusdrüse vorbeikommst und diese ganz warm, weich und lebendig wird, freust Du Dich über die Stabilität und die Kraft, die darin liegen.

Du gehst weiter hinab auf Deinem Weg zu Deinem Herzen. Nach der Thymusdrüse, am Fuße der Treppe, gelangst Du in eine wunderschöne, große Halle, die so aussieht, als wären ihre Wände aus einem ganz zarten, rosafarbenen Kristall. Dein Herz ist nicht nur ein Muskel, es ist auch ein Kristall, durch den die Liebe Deiner Existenz fließt, über die Du Dich mit dem Leben verbindest, Dich ausdehnst und mit allem, was existiert, in Verbindung trittst.

Dort, in dieser Halle, dieser Kathedrale Deines Herzens, siehst Du am Ende des Raumes eine kleine Tür. Eine Tür, die, während Du auf sie zugehst, immer größer und größer wird. Eine Tür, die Dich magisch anzieht, als läge dort etwas, was Dich gerufen hat, das Deine Geheimnisse, Deine Identität birgt und für Dich bereithält.

Geh nun auf diese Tür zu. Schau sie Dir dabei genau an. Aus welchem Material ist sie? Hat sie eine normale Türklinke oder vielleicht ein großes Schloss wie damals in den Schlössern des Barocks oder Rokoko? Fass die Tür einmal an und spüre die Temperatur ihrer Oberfläche. Wie fühlt sie sich an?

Öffne jetzt die Tür. Schon gleich, wenn Du beginnst, sie zu öffnen, bemerkst Du, dass es im Raum dahinter gleißend hell ist und rosafarbenes Licht aus dem Türspalt hervorleuchtet. Dieser Raum ist das Heiligtum Deines Herzens. Es ist die fünfte Herzkammer, die Deine Identität, Dein Wissen, Dein Sein in diesem Universum in sich trägt. Wenn Du nun in diesen Raum hineintrittst, merkst Du, dass er vollkommen mit diesem rosafarbenen Licht, das zwischendurch auch ein wenig ins Lila hineingeht, angefüllt ist. Das Licht pulst, es scheint, es strahlt in alle Richtungen. Alle Wände, alles ist durchdrungen und genährt von diesem Licht.

Geh jetzt in das Zentrum dieses Raumes hinein. Lass Dich vollkommen darauf ein. Setz Dich auf dem Boden nieder und betrachte voller Wunder, Neugier, Achtung und Ehrfurcht das Wunder, das in Deinem Herzen stattfindet. Das Wunder, das Du selber bist. Verweile.

Wenn Du das Gefühl hast, Deine erste Erfahrung mit der Meditation ging nicht so tief oder falls Du beobachtet hast, dass Du noch in Dir ver- und beschränkt bist (das ist ganz wertneutral gemeint), dann mach sie noch ein oder mehrere Male. Du wirst bei Dir ankommen, in Deinem eigenen Tempo und Timing. Danke für Deine Hingabe und Deine Liebe zu Dir und dem Leben.

Es kann auch dann sehr hilfreich sein, die Meditation zu wiederholen, wenn Du merkst, dass Du Dich wieder mal verdacht, verschätzt, verschöpft oder in Deinen Vorstellungen und Entscheidungen verhoben hast.

NACHHER-CHECK:

- Spürst Du, dass Du mehr in Deinem Herzen und weniger in Deinem Verstand bist?
- Erfüllst Du Deinem Herzen mehr das, wonach es sehnsüchtig verlangt?
- Kannst Du Dich mehr für das Leben entscheiden und die Träume leben, die Deinem Herzen entstammen? Spürst Du Deinen Einfluss auf Dein Leben und das Leben um Dich herum deutlicher? Merkst Du, wie Du ein immer aktiverer Gestalter Deines Lebens wirst?

Kapitel 8

Entlastung der Aura und des Energiefeldes

Die Reise in das Labyrinth

Entwirrend und öffnend – das sind wohl die Begriffe, die meinen Zustand auf meiner Reise in Seattle am besten beschreiben. Entwirrend im wahrsten Sinne des Wortes. 2009 war ich im Zuge meiner USA-Vortragsreisen in Seattle gelandet.

An einem meiner freien Tage wollte ich die Stadt erleben, Seattle kennenlernen, und so hatte ich in die Gruppe gefragt, ob mich jemand begleiten wolle. Und ja, Sabin hatte an diesem Tag frei und so zogen wir los in die Stadt. Zuerst einmal zum berühmten Pike Place Market mit all seinen Spezialitäten und Leckereien, dann zum Museum der Pop Culture, das schon als Gebäude selbst absolut mindblowing ist und natürlich auf die Sky Needle, den Aussichtsturm, von dem aus man über die ganze Stadt, den Hafen und weit ins Land und auf die Bucht Puget Sound sehen kann.

Von dort oben fiel mir dann auch das Labyrinth auf, das direkt im Park daneben auf den Asphalt gemalt war. Ein Labyrinth, das vom Verlauf her wie das berühmte Labyrinth in Chartres ist. Also, runter von der Needle und rein ins Labyrinth!

Wenig wusste ich, als ich mich auf den Weg in Zentrum des Labyrinths machte, was hier mit mir geschehen sollte. Die Augen schattiert, also nur ein klein wenig geöffnet, den Blick nach unten gerichtet, sodass ich nur den Weg vor mir sehen konnte, machte ich mich, intuitiv tönend und singend, auf in diese ganz besondere Erfahrung. Das Labyrinth zu gehen, braucht, wenn Du es in Ruhe machst, mindestens zehn bis fünfzehn Minuten. Anfangs spürte ich nichts, ich konzentrierte mich lediglich auf jeden Schritt, doch schon bald erlebte ich, wie es mich hineinzog und ich innerlich immer tiefer in Verbindung zu mir kam.

Es war, als ob alte Lasten von mir abfielen, ich immer leichter wurde, mein Gewebe zu schwingen begann und schließlich mein Energiefeld sich um das Zehnfache (wenn das reicht) ausdehnte. Schon kurz vor dem Zentrum pulsten und vibrierten all meine Energiekörper und mein physischer Körper auf eine Weise, wie ich es noch nie erlebt hatte. Es schob mir die Energie richtiggehend auf. Es war, als ob etwas, was vorher verwirrt war, entwirrt wurde und dadurch eine sehr einfache Klarheit und Struktur in meinem Geist entstand. Auch das Sehen von verschiedenen Realitäten stellte sich ein – es war ein Zustand der kompletten Verbindung und des gleichzeitigen völligen Losgelöst-Seins.

Sabin, die auf einer Bank etwa dreißig Meter entfernt zugesehen hatte, fühlte das auch. Sie konnte die Veränderungen im Raum der Umgebung auch spüren und fragte später, was denn da gerade passiert sei, da sie so etwas noch nie erlebt hatte. Sie beschrieb mir den Effekt auf ihren Körper und ihr Bewusstsein mit einer Welle von Energie, die, als ich ins Zentrum des Labyrinths ging, plötzlich von dort direkt über sie kam und in sie einströmte. Die Klarheit, die ich erlebte, war für Sabin ebenso spürbar wie die Klärung des Körpers und die Aktivierung des gesamten Energiesystems.

Der Sage nach soll das Labyrinth anhaftende Energien, die sich angedockt haben und Dich zum Teil an Deiner Entwicklung hindern, ablösen und auch alte, negative Erinnerungen aus dem Bewusstsein freisetzen, damit sich diese dann im Quantenfeld auflösen können.

Solltest Du einmal die Möglichkeit haben, dieses Labyrinth-Muster von Chartres laufen zu können, dann empfehle ich Dir von tiefstem Herzen, es zu tun. Am besten, wenn niemand anderes zum selben Zeitpunkt läuft und Du zur Genüge Raum und Zeit hast, um diese Erfahrung zu machen.

Die Aura und das Energiefeld klären und harmonisieren

Wir arbeiten in diesem Kapitel tief in unseren feinstofflichen Strukturen und klären unser Unterbewusstsein und unsere Körperstrukturen von belastenden Energien und Blockaden. Hierdurch stabilisiert sich das Energiefeld, was mit sich bringt, dass sich alle unsere Körper in unserem Herzen korrekt überlappen: unser Mentalkörper, unser Emotionalkörper, unser Lichtkörper, unser Energiekörper, unser Astralkörper, unser Kausalkörper und unser physischer Körper – sowie alle anderen Körper, die in anderen Dimensionen sind, die uns nicht bewusst sind und die wir uns nicht einmal vorstellen können. Es ist wichtig, dass wir diese weiteren Körper und Dimensionen miteinschließen, auch, wenn wir uns über sie nicht näher im Klaren sind, da auf diese Weise Vollständigkeit entsteht.

Manchmal hängen sich Wesenheiten, Fremdenergien, begrenzende Wünsche, Vorstellungen oder Ideen oder karmische und inkarnative Muster in unsere Aura und unser Energiefeld hinein. Wir verfolgen zudem oft unbewusste Strategien, haben uns beispielsweise ein ›armes Ich‹ oder eine bestimmte körperliche (Krankheits-) Symptomatik zugelegt, die wir auch im Energiefeld gespeichert haben. All dies kommt dann wie auf Knopfdruck immer wieder zum Vorschein, wenn wir mit etwas Bestimmtem konfrontiert und getriggert werden, was für die meisten Menschen sehr anstrengend und schmerzhaft ist. Solange ein belastendes Thema in Deinem Energiefeld hängt, hat es größten Einfluss auf Deinen Körper und Dein Bewusstsein.

Erlaube Dir, dass Deine Aura und Dein Energiefeld Klärung und Entlastung erfahren dürfen und Du dadurch frei sein und Liebe und Flow in Deinem Leben erfahren darfst. Wenn sich im Aurafeld etwas verändert, hat dies Auswirkung auf Deine Energiematrix, was wiederum bedeutet, dass sich die entsprechenden Veränderungen auch auf der körperlichen Ebene zeigen werden. Ich werde immer wieder gefragt, wie lange es dauert, bis sich die Transformation in den Körper hineinmanifestiert. Früher ging man von etwa zwei Jahren aus, heute geht das Ganze meiner Beobachtung nach viel schneller und kann schon innerhalb von Wochen und Monaten geschehen.

Oft ist es auch so, dass der einem körperlichen Problem zugrundeliegende Konflikt im Inneren bereits gelöst wurde, seine Nachwirkungen jedoch noch den Körper durchlaufen und somit noch in der Aura wie ein Schatten da sind. Mit der in Kürze folgenden Übung werden wir da mal so richtig aufräumen, und Du wirst die Möglichkeit haben zu spüren, wie sich Dein Energiefeld verändert.

Dein Energiefeld, in dessen Zentrum Dein Herz ist, hat die Form einer Kugel. Ihr Radius beträgt im Normalzustand etwa neun Meter, ihr Durchmesser also achtzehn Meter. Mit dieser Größe des Energiefeldes werden wir geboren. Bei manchen

Menschen ist das Energiefeld ein bisschen kleiner und bei anderen wiederum, die lernen, mit ihrer Energetik bewusst umzugehen, kann es sehr viel größer werden und sich bis in die Unendlichkeit ausdehnen.

Spüre einmal in Dich hinein:

- Kannst Du Deine Aura und Dein Energiefeld wahrnehmen?
- Hast Du die Wahrnehmung, dass Dein Bewusstsein über Deinen Körper hinausgeht?
- Spürst Du eine bestimmte Größe Deines Energiefeldes?
- Hast Du das Gefühl von Löchern in Deinem Energiefeld?
- Wie nimmst Du Dich im Raum wahr – als in den Raum hineingestellt oder entsteht der Raum durch Deine Wahrnehmung um Dich herum?

Übung: Entlastung der Aura und des Energiefeldes

Hier erst einmal ein kleiner Hinweis vorneweg: Es ist möglich, dass Du beim Praktizieren dieser Übung in einen Trancezustand kommst. Mach sie deshalb niemals im Auto oder in einer anderen Situation, die Deine volle Aufmerksamkeit benötigt.

Nutze diese Übung ganz bewusst als Deine heilige Zeit, während der Du nichts anderes tust. Dann ist Klarheit und Absicht drin und ein Wollen – jedoch nicht ein Wollen aus dem Ego heraus, sondern aus der Seele – und Deine Seele weiß, was Du brauchst. Lass Dich tief auf Dich und Dein Sein ein und gib Dir die Erlaubnis, Wunder zu erfahren. Und dann lass alle Absicht wieder los und sei einfach gut mit Dir und dem Leben.

Atme bewusst und tief durch die Nase ein und aus. Spüre, wie die Luft Deinen Bauch erreicht, dann die Flanken Deines Brustkorbes und die Spitzen Deiner Lungen füllt. Und dann lass ganz langsam den Atem wieder entweichen. Wiederhole diese Atmung einige Male, bis Du spürst, dass Du so richtig in Dir ankommst.

Gib nun den Impuls, dass Deine Aura eine Größe annimmt, die zu Deinem Energiegefüge, Deiner Persönlichkeit und Deiner Seele passt. Nimm Dir die Zeit zu erspüren, wie sich Deine Aura und Dein Energiefeld jetzt anfühlen und wie Deine Aura Dein Energiefeld ausfüllt. Die Aura haben wir in Kapitel 5 bereits über die Arbeit mit den Chakren geklärt und aktiviert und damit gute Vorarbeit für das, was jetzt kommt, geleistet.

Schattiere nun einmal Deine Augen, damit Du noch tiefer ins Fühlen kommst. Mit dem Schattieren meine ich, dass Du Deine Augen fast schließt und nur einen kleinen Spalt offen lässt. So bleibst Du präsent im Raum, weil Du im unteren Bereich Deines Sichtfeldes noch etwas wahrneh-

men kannst und es entsteht ein Empfinden der Weite ohne Fokusbewusstsein. Wenn Du nun Deinen Oberkörper einige Zentimeter nach links und rechts, vorne und hinten hin- und herwiegst oder im Kreis bewegst, kannst Du gut erspüren, wie sich Dein Energiefeld mit Dir mitbewegt. Lass Dich darauf ein und exploriere, wie sich das anfühlt.

Ist Dein Energiefeld frei und leicht und bewegt sich ohne Zeitverzögerung mit Dir mit? Oder hängt es und folgt Deiner Bewegung etwas zeitverzögert, wie ein Nachhall? Um das Ganze noch besser wahrnehmen zu können, kannst Du auch aufstehen und Dich ein wenig im Raum bewegen. Wie simultan (oder nicht) geht Dein Energiefeld mit Dir mit?

Werde Dir nun der etwa neun Meter Radius Deines Energiefeldes bewusst – wie weit erstreckt es sich von da aus, wo Du Dich gerade befindest, um Dich herum? Vielleicht bis zu Deinem Auto vor dem Haus oder bis zu Deinen Nachbarn? Allein durch dieses Spüren wird Deine Verbindung zu Deinem Energiefeld schon feiner und verbessert sich.

Setz Dich nun aufrecht hin und entspanne Deine Atmung. Spüre die Ruhe, die entsteht.

Bitte Dich nun selbst um Verzeihung für Erfahrungen, die Du in Bezug auf die Belastung Deines Energiefeldes und Deiner Aura gemacht hast. Bleibe so lange im Prozess der Selbstvergebung, bis Du Dich geklärt fühlst. Du kannst Dir zur Unterstützung vorstellen, wie Du direkt aus Deinem Herzen eine Wolke der Liebe um Dich herum entstehen lässt und Dich von ihr bis ins tiefste Detail berühren lässt.

Halte nun die Absicht, dass sich Deine Aura und Dein Energiefeld bestmöglich entlasten und klären, so, wie es für Dich zum gegenwärtigen Zeitpunkt optimal ist und Dein Leben, Dein Sein und Deine Seele das Bestmögliche erfahren – ganz frei von Bewertungen. Es gibt hier kein besser oder schlechter. Es gibt nur das Beste, was entsteht, gemessen an Deinem spirituellen Ursprung, Deiner Verbindung zur Quelle.

Merkst Du, wie sich etwas zu verändern beginnt? Lass all das los, was Dir nicht mehr dient und gehen darf – egal, ob es Dich körperlich, geistig, feinstofflich, spirituell oder energetisch belastet hat. Lass einfach los.

Gib im nächsten Schritt nun den Impuls, dass sich sämtliche Fraktionierungen aufheben und Du eins mit Deinen Energiekörpern wirst. Gemeint ist damit, dass Du mit all Deinen Körpern eine Einheit bist und aus Dir selbst heraus existierst, geankert und zentriert in Deinem Center Point, dem zentralen Punkt in Deinem Herzen. Gib den Impuls, dass Du vollkommen frei von Fremdeinflussen und Fremdenergien bist. Entlasse alles, was sich löst und klärt, in die Freiheit, in seinen eigenen Ursprung, zurück zu seiner eigenen Quelle und vertraue darauf, dass dies geschieht.

Gib nun den Impuls, dass sich alle Resonanzen in Dir entkoppeln und lösen, die immer wieder Störungen in Deiner Bewusstseinsenergie und Deinem Aurafeld angezogen haben. Verankere auch, dass Du das automatisch auf eine Art und Weise tust, die von niemand anderem bemerkt wird. Das sorgt dafür, dass keine neuen Angriffe oder belastenden Resonanzen entstehen oder alte wieder aufgebaut werden. Dein Energiefeld und Deine Aura sind Dein geschützter, heiliger Raum.

Wünsche und gönne nun zum Abschluss jedem Bewusstsein, jedem Leben und jedem Wesen dieselbe Freiheit des Geklärt-Seins von Aura und Energiefeld.

Die Übung zur Entlastung von Aura und Energiefeld ist etwas ganz Besonderes. Mach sie immer dann, wenn Dir danach ist oder wenn Du merkst, dass in Dir irgendetwas ›hängt‹, das Du loslassen möchtest. Du kannst sie auch regelmäßig als Energiehygiene-Praxis machen.

Bestimme die Grösse Deines Energiefeldes

Etabliere ein immer tieferes Gespür für Dein Energiefeld und Deine Aura und spiele, wenn Du magst, damit, dieses Feld zu erweitern. Zunächst vielleicht nur einige Zentimeter und im Laufe der Zeit immer mehr – zwanzig, dreißig Meter und weiter. Experimentiere auch damit, Deine Aura immer wieder einmal zusammenzuziehen, zum Beispiel, wenn Du in einem

Raum voller Leute bist, dort aber eigentlich nicht sein willst und nicht möchtest, dass sich die anwesenden Menschen an Dich erinnern. Durch das Zusammenziehen Deines Energiefeldes kannst Du energetisch regelrecht verschwinden. Das bewusste Bestimmen der Größe Deines Energiefeldes ist Dein Geburtsrecht. Du bist viel mehr, als die Wissenschaft, weise alte Yogis oder irgendwelche Traditionen einmal festgelegt haben.

Im Erfahrung-Sammeln mit dem Ausdehnen und Zusammenziehen Deines Energiefeldes wirst Du merken, dass es im Bereich der Energetik keine Limitierungen für Dich gibt – wenn Du beschließt, dass das so ist. Du bestimmst.

Nachher-Check:

- Wie ist nun die Wahrnehmung Deiner Aura und Deines Energiefeldes?
- Kannst Du spüren, wie Dein Bewusstsein über Deinen Körper hinausgeht?
- Wie groß fühlt sich Dein Energiefeld an?
- Hat sich das Empfinden Deines Energiefeldes in Bezug auf mögliche Löcher verändert?
- Wie nimmst Du Dich jetzt im Raum wahr – kannst Du mehr fühlen, wie der Raum um Dich herum durch Deine Wahrnehmung entsteht?

Kapitel 9

Vorgeburtliche und frühkindliche Belastungen abbauen

In diesem Kapitel lösen wir emotionale und stoffliche Belastungen auf, die aus unserer Zeit im Mutterleib und bis ins erste Lebensjahr hinein stammen. Wir sorgen außerdem dafür, dass wir die ehemaligen Belastungsmuster künftig nicht wieder in uns aufnehmen. Wenn ich von stofflichen Belastungen spreche, meine ich Medikamente, die die Mutter eingenommen hat, oder auch Auswirkungen von Rauchen oder Alkoholkonsum.

Bioplasmische Materie

Es ist essenziell, dass wir all die beschriebenen Belastungen loslassen können, da sie direkt auf unser Bewusstsein einwirken und auch als bioplasmische Materie übertragen werden. Bioplasmische Materie ist wie eine belastende Substanz, die Informationen in sich trägt und sich in Deinem Energiefeld befindet. Du kannst sie Dir wie eine graue, schwere Masse vorstellen, die Deinen Aurakörper mit seinen Schichten belastet, da durch diese graue Masse weniger Licht in Deine Energiestruktur gelangt. Weniger Licht in der Energiestruktur bedeutet gleichzeitig weniger Licht in Deinen Zellen und damit weniger Lebensenergie. Gerade niedrigschwingende Substanzen wie Nikotin, Koffein, Alkohol sowie andere Drogen und Medikamente bilden negative bioplasmische Materie in Deinem Energiefeld.

Interessanterweise kann – dies hat sich mir beim energetischen Betrachten auf einer tieferen Ebene gezeigt – immer wieder erneut eine Übertragung dieser bioplasmischen Materie stattfinden, wenn wir in direkter physischer Nähe zu unserer Mutter und/oder unserem Vater sind und die betreffenden Resonanzen vorher nicht in uns abgelöst haben. Dies liegt daran, dass die Informationen noch im Feld hängen und in dem Augenblick, da sich die Energiefelder von Eltern und Kind (das kann auch ein bereits erwachsenes Kind sein) überschneiden, kann es wieder zu einer Übertragung von Informationen kommen. Das ist wie ein Erinnerungseffekt, weil man buchstäblich noch in ihrem Dunstkreis hängt. Genau dem wollen wir entgehen, damit wir dauerhaft in einer tiefen Ruhe und an unseren eigenen göttlichen Ursprung mit seiner göttlichen Ordnung angedockt sind.

Spüre einmal in Dich hinein:

- Wie fühlst Du Dich in der Beziehung zu Deiner Mutter?

- Welche Emotionen empfindest Du in Bezug auf sie?

- Was denkst Du über Deine Mutter? Reagiert Dein Körper, wenn Du Dich mit dieser Frage beschäftigst? Kommt vielleicht eine spezifische Stimmung, Laune oder Emotion auf? Weckt dies das Empfinden in Dir, dass Du Dich vor Deiner Mutter zurückziehen oder auch auf sie zubewegen möchtest?

- Spüre in dieselben Fragen auch in Bezug auf Deinen Vater hinein.

Innerer Widerstand in Bezug auf das Ablösen

Wenn es jetzt darum geht, in eine Ablösearbeit mit Deinen Eltern hineinzugehen, kann es sein, dass Du in einen inneren Widerstand gerätst. Vielleicht denkst Du Dir gerade: »Meine Eltern haben mir so viel Liebe gegeben, das kann ich doch jetzt nicht ablösen!« Es geht nicht darum, etwas abzulösen, was Dir guttut, sondern darum, die Dinge freizusetzen, die im Feld und auch in der Kommunikation störend sind. Dies lässt Dir jederzeit die Möglichkeit offen, Dich in Liebe und Freude mit Deinen Eltern zu verbinden.

Wenn Du etwas während Deiner Zeit im Mutterleib von Deiner Mutter oder auch im ersten Lebensjahr von Deinem Vater oder anderen Familienmitgliedern übernommen hast, hast Du diese Sachen so tief im Unterbewusstsein, aber auch im Körperbewusstsein im energetischen Feld, dass sie Dich richtiggehend steuern oder eventuell sogar traumatisieren. Im Alltag kann sich das Unterbewusste, wenn es sich auf einer emotionalen Programmierungsebene befindet, so anfühlen, als würde etwas nach Dir greifen und Dich in eine andere Richtung zwängen. Wenn sich das Thema auf der körperlichen Ebene niedergeschlagen hat, belastet dies Deine Organe, Gelenke, Faszien und Deine Denk- und Handlungsvorgänge.

Abbauen vorgeburtlicher und frühkindlicher Belastungen

Spüre einmal mithilfe Deiner Intuition tief in Dich hinein:

- Welche Emotionen hat Deine Mutter während der Schwangerschaft und während Deines ersten Lebensjahres erlebt?
- Wie stand sie auf der emotionalen Ebene zu Deinem Vater?
- Wie viel Unterstützung hat sie bekommen?

Während Du in diese Fragen hineinfühlst, sei Dir gewahr, dass Du bewusst in diese Inkarnation hineingegangen und Dich mit Deinen Eltern verbunden hast, weil sie Dir die Möglichkeit eines Körpers und die Möglichkeit, etwas miteinander zu lernen, zu erkennen und zu integrieren, gegeben haben – und vielleicht auch die Möglichkeit der Auseinandersetzung. Merkst Du, wie sich bei diesen Betrachtungen energetisch etwas für Dich öffnet? Dass Freiheit, Leere und Stille in Deinem Bewusstsein entstehen können?

Gleichzeitig zum Aspekt der absichtsvollen Inkarnation gilt aber auch: Es ist als Kind nicht Deine Aufgabe, die Emotionen Deiner Eltern zu tragen – egal, was ihr auf einer karmischen Ebene ausgemacht habt. Du darfst Neugeborenes, Baby, Kind sein. Es darf sich um Dich gekümmert werden und Du darfst Geborgenheit erfahren. Das passiert natürlich nicht überall, und es gibt ganz viele Familien, in denen die Kinder schon bei der Empfängnis abgelehnt werden und sich daraus eventuell auch ein Kampf, der ein Leben lang geht, ergeben kann. Aus der Kommunikation mit meinen Onlinekurs-Teilnehmern von *Zurück zum Ursprung, Kraft der Ahnen und Heilung des Schoßraums* durfte ich lernen, wie viele Menschen ohne Liebe und Mitgefühl aufwachsen. In diesem Fall ist es so wichtig, in tiefe Achtsamkeit, Vergebung und Selbstvergebung hineinzugehen, um überhaupt kraftvoll am Leben teilnehmen zu können – aus sich selbst heraus das Leben zu erschaffen, in der Lage zu sein, ohne Familiengrundlage ein großartiges Leben zu gestalten und im Falle von eigenen Kindern diesen wertschätzend und voller Liebe zur Seite zu stehen.

Lass nun mit Klarheit und Bestimmtheit alle karmischen Bürden los. Leg auch die damit einhergehende Verantwortungsübertragung ab, die Du eventuell als Kind durch ein älteres Familienmitglied oder ein Geschwister bekommen hast. So etwas kann beispielsweise passieren, wenn ein Elternteil krank ist, stirbt oder übermäßig viel arbeiten muss und vom Kind verlangt wird, dessen Rolle einzunehmen. Diese Rolle ist nicht Deine Aufgabe. Wenn Du Dich in sie hineinbegibst oder dazu gezwungen wirst, verändert das die ganze Familienstruktur und gefährdet ein friedvolles und kraftvolles Aufwachsen. Bestehe auf Deine ursprüngliche Rolle. Dort liegt die Kraft.

Wenn Du eine Pflanze säst und möchtest, dass sie sich bestmöglich entfaltet, dann sorgst Du dafür, dass sie den besten Boden, die besten Nährstoffe und die beste Umgebung zum Wachsen und Gedeihen hat. Genauso kannst Du für Deine Seele sorgen, die nach Deiner letzten Inkarnation durch den Schleier des Vergessens gegangen ist und nun einen neuen Körper zur Erfahrung Deines jetzigen Lebens erlebt. Das

Beste, was Du ihr geben kannst, ist einen optimalen Nährboden in Form von Geborgenheit, Liebe, Mitgefühl und Gleichmut, in dem sie sich entwickeln, sich finden und sich träumen kann.

Deinen Körper hast Du bereits geträumt, Du bewohnst ihn ja schon – jetzt gilt es, Dein Leben zu träumen, zu verstehen, Dich in es einzubringen und zu erkennen, wann Du vom rechten Pfad abgekommen bist. Der richtige Pfad ist der des Spürens, was richtig ist. Der Pfad, der zu Deiner Erfüllung führt, ohne dabei jemand anderen zu benachteiligen oder zu verletzen. Das ist ein interessanter Punkt, da wir oftmals spüren, was sich gut anfühlt, dieses Anfühlen meistens jedoch nur auf uns selbst bezogen ist. Zu spüren, was richtig ist, schließt Dich und Deine Umwelt mit ein. Es ist das Win-Win für alle, das eine tiefe Ruhe und Gelassenheit sowie gleichzeitig einen Zustand der Klarheit und Wahrhaftigkeit, dass jetzt Wahrheit aus Dir entsteht und Du in einem bewussten Schöpfungsprozess bist, darstellt.

Aus diesem Zustand heraus ist es ein Leichtes, belastende Substanzen und die damit verbundenen Emotionen abzulösen. Du merkst, dass das Thema erledigt ist, wenn sie keinen direkten Eingriff mehr in Dein Leben haben – so könnte es beispielsweise sein, dass ein vorheriges Suchtverhalten nicht mehr auftritt oder Du auf bestimmte Trigger nicht mehr reagierst und Dein Körper in seiner Energie und seiner Kraft heilt. Gib diesem Zustand noch mehr Weite. Nimm Deinen Raum ein. Vertraue diesem neuen Gefühl und gib ihm noch einmal mehr Raum und Weite.

Spüre in Deinem Alltag immer wieder einmal nach, wie friedlich und sanft sich Dein Energiefeld und Dein Körper anfühlen.

Nachher-Check:

- Wie fühlst Du Dich nun in der Beziehung zu Deinen Eltern?
- Hat sich an Deinen Emotionen in Bezug auf Deine Eltern etwas verändert?
- Was denkst Du jetzt über Deine Eltern? Reagiert Dein Körper, wenn Du Dich mit dieser Frage beschäftigst, anders als vorher?

Kapitel 10

Geburt in das neue Leben

Vom Berufen-Sein

Die Liebe meiner Großmutter Anna zum afrikanischen Kontinent, ganz speziell zu Kenia, und ihre Erzählungen von den Masai und den Safaris, die sie unternommen hatte, spornten meine kindlichen Neugierde sehr an. Ich war fasziniert von Heinz Sielmanns und Bernhard Grzimeks Beiträgen über Afrika und wollte unbedingt dorthin, um mich dort als Entwicklungshelfer einzubringen. Brunnen bauen, Bewässerungsanlagen entwickeln und einfach alles tun, damit es die Menschen dort einfacher hätten, ihr Leben besser wurde. Die zahlreichen Bilder von hungernden Kindern, die Spendenorganisationen veröffentlichten und die in den Magazinen, die meine Eltern zu Hause hatten, abgebildet waren, bestärkten mich in meinem Vorhaben. Wäre es damals nicht zum Zerwürfnis meiner beiden Eltern gekommen, hätte – aus heutiger Sicht gesehen – das sogar in der damals gedachten Form in Erfüllung gehen können. Mein Leben nahm von da an einen anderen Lauf, wurde härter und die Absicht, die ich damals als Kind noch in mir gespürt habe, sank tief und für mich nicht mehr spürbar in den Untergrund meines Bewusstseins.

Meine Konfrontationen brauche ich hier nicht mehr aufschreiben, sie sind heute nur noch als richtungsweisende Erfahrungen für mich relevant. Was viel wichtiger ist, ist das Erkennen, dass ich damals als Kind eine Idee und eine Absicht hatte, mich in das Leben einzubringen, die ich heute, wenn auch in einer anderen Form lebe. Ich bin heute als Entwicklungshelfer für Menschen auf der ganzen Welt tätig. Für all jene, die mich für einen Zeitraum ihres Lebens als spirituell-energetischen Begleiter wählen und sich an die Hand nehmen lassen, um wieder in ihrem eigenen Potenzial anzukommen.

Wenn es um die Geburt in ein neues Leben geht, dann geht es auch darum, zu erkennen, dass jeder von uns mit einem großen Potenzial geboren wird, mit dem er das Leben und auch sich selbst beschenken kann. Und da ist es egal, ob Du als Ärztin ohne Grenzen oder als Bäcker arbeitest. Als Taxifahrer oder als Assistentin. Als Großunternehmer oder als Schuhputzer. Die glücklichsten Menschen, die ich getroffen habe, haben im Dienst anderer gestanden und freuten sich einfach daran, dem Anderen etwas Gutes tun zu können.

Und so ist es jetzt einmal an der Zeit zu fragen: Was war Dein früher Kindheitstraum, der immer wieder in Deine Aufmerksamkeit kam, eine tiefe Sehnsucht in Dir ausgelöst hat und der Dir heute noch, auch wenn Du inzwischen etwas anderes machst, immer wieder in den Sinn kommt?

Was tust Du heute? Bist Du glücklich? Schaust auf den Tag zurück und spürst, es war ein guter Tag? Oder fühlst Du Trauer, da Du Dich eben nicht auf Deinen Weg gemacht hast, sondern auf den, der Dir von außen aufgetragen wurde? Es ist nie zu spät. Vielleicht gibt es weniger Geld, vielleicht kostet es mehr Zeit oder Du musst noch einmal etwas lernen, die Schule besuchen usw. Das Glück, das Dich erwartet, ist durch nichts zu ersetzen. Es ist nie zu spät. Mach Dich auf den Weg.

Das Erste, was Dir helfen wird, ist, einmal die Einschränkungen, Traumata und Verletzungen, die Du durch Deine Geburt mitgebracht hast, aufzulösen und Dich selbst so richtig in Dein jetziges Leben hineinzuholen. Im Folgenden helfe ich Dir dabei.

Komplett im Leben ankommen

Zum folgenden Inhalt findest Du ein Video im Downloadbereich.

Der Übergang vom Mutterleib in das neue Leben außerhalb der Mutter hat es in sich. Eine Geburt kann ganz leicht geschehen oder aber voller Herausforderungen und Schwierigkeiten sein. Geburtstraumata und Verletzungen von Kind und Mutter sind nicht selten.

Dieses Kapitel dient dazu, Dich komplett in dieses Leben hineinzuholen und, falls es Geburtskomplikationen gab, diese loszulassen, sodass Du richtig gut da sein kannst. Es geht darum, bewusst in Dein Leben einzutreten, auch, wenn Du vielleicht schon viele Jahre hier auf der Erde wandelst. Es geht darum, ganz bewusst in der Dreidimensionalität anzukommen und Dich gleichzeitig auf der multidimensionalen Ebene zu verknüpfen, sodass Du in eine tiefere Wahrnehmung und die damit einhergehende Schöpferkraft hineinkommst.

Begib Dich dazu einmal gedanklich in den Moment Deiner Geburt. Vielleicht weißt Du von Deinen Eltern, wie Deine Geburt war. Gab es Komplikationen? Seid ihr beide, Deine Mutter und Du, ohne Schaden durch den Geburtsprozess gegangen? Wurdest Du oder Deine Mutter verletzt? Letztlich ist es egal, ob Du darüber Bescheid weißt oder nicht. Es ist viel wichtiger, eine tiefe Befriedung für den Geburtsvorgang, den Eintritt in dieses Leben, zu finden. Damit gut zu sein – mit dem, was war. Deiner Mutter und Dir selbst zu vergeben für eventuelle Komplikationen – bei der Geburt und auch später. Erinnere Dich: Ihr seid hier, um etwas miteinander auszuarbeiten, aus verschiedenen Blickwinkeln zu betrachten, Euch gegenseitig verpflichtet, Euch zu reflektieren.

Dass dies nicht immer ganz einfach sein kann, kannst Du Dir sicher vorstellen und vielleicht hast Du es auch erlebt und das Gefühl von Zuneigung und Liebe hat sich in Bezug zu Dir und Deiner Mutter nie wirklich eingestellt. Dann ist es Zeit, jetzt einfach Frieden in euer beider Leben zu bringen.

Deine Mutter war Dein Mittler, das Gefäß, das Dich getragen hat, der Mensch, der sich zur Verfügung gestellt hat, Deinen Körper ins Leben zu bringen. Das größte Geschenk, das Du ihr dazu machen kannst, ist Deine Dankbarkeit, auch wenn sie selbst vielleicht nie welche für Dich hatte. Wenn Du weiter in der Trauer und dem Bedürfnis nach Anerkennung lebst, veränderst Du den Raum nicht, in dem ihr beide existiert. Der Stärkere ist immer derjenige, der auf den anderen zugeht. Das braucht nicht räumlich zu geschehen. Viel besser ist es, sich auf der Seelenebene anzunähern und über Vergebung und Selbstvergebung in einen Raum des Friedens zu kommen. Denn dort bist Du ursprünglich entstanden – und somit ist er Teil von Dir. Dieser Prozess ist auch möglich, wenn Deine Mutter bereits nicht mehr unter den Lebenden weilt.

Doch jetzt noch einmal zurück zu Deiner Geburt: Während des Geburtsvorgangs sammelt sich das Licht der Seele im Zentrum des Raums. Der Raum wird ganz hell und weitet sich unendlich tief aus. In dem Augenblick, da der Kopf des Kindes die Welt erblickt, verankert sich die Seele ganz, ganz tief in den Körper hinein. Die Seele war vorher schon mit dem Körper in einer tiefen Verbindung. Während des Geburtsprozesses geht sie jedoch noch viel, viel tiefer über die Auraschichten und die Fontanelle in den Körper hinein.

Weil wir als Seele vorher ein rein multidimensionales Wesen waren, brauchen wir eine gewisse Zeit, um uns in unserem Körper einzufinden. Kommen wir vollständig in unserem Körper an, sind wir bodenständig, geerdet und kraftvoll in uns selbst. Es passiert jedoch oft, dass Menschen dieses Einfinden in den Körper nach der Geburt nicht vollständig durchlaufen und so nicht komplett in ihrem Leben ankommen.

Wir wollen Dich nun hier in Deinem Leben und Deinem Körper so verankern, dass es sich frei und gut für Dich anfühlt und Präsenz möglich ist. Weder zu vergeistigt noch zu erdenschwer ist optimal. Federleicht und doch geerdet, das ist der bestmögliche Zustand. Eine der besten Übungen hierfür ist ›Das BA einladen‹, Du kennst sie wahrscheinlich schon aus Band 1. Hier ist sie noch einmal für Dich in einer etwas anderen Form.

Übung: Das BA einladen

›BA‹ ist eine Bezeichnung aus dem Altägyptischen und steht für die Seele. Oftmals haben wir das Gefühl, dass unsere Seele gar nicht mehr so richtig bei uns ist, dass sie nicht so richtig in uns Platz nimmt, und so fühlen wir uns innerlich von uns selbst verlassen oder stehen neben uns. Manchmal kann es auch sein, dass ein fremdenergetischer Einfluss da ist.

Die Übung *Das BA einladen* wurde von der energetischen Wesenheit Kryon überliefert und hat die Absicht, die Seele wieder mehr im Körper zu stabilisieren. Ich habe die Übung ein wenig ausgebaut und werde sie Dir nun beschreiben, sodass Du wieder bei Dir ankommen kannst. Es kann passieren, dass Du im Nachgang ein paar Tränen weinst und das Gefühl hast, zum ersten Mal in Deinem Leben so richtig in Dir gelandet zu sein. Tränen, weil es oftmals solch eine Erleichterung ist, wenn wir uns wieder wahrnehmen, uns wieder tief spüren und tief verbunden fühlen in unserem Körper – und merken, dass wir zuhause sind. Das Zuhause ist im Zentrum unseres Herzens.

Wenn ein Kind das Licht der Welt erblickt, sammelt sich die Seele als gleißend helles Licht im Raum, schießt in die Fontanelle hinein und lässt sich im Körper nieder. Natürlich ist die Seele während der Schwangerschaft auch schon in Kontakt mit dem Körper des Kindes, aber eher wie ein Begleiter. Während des Geburtsvorgangs geht sie dann so richtig tief in den Körper hinein, verankert sich und dehnt sich aus. In vielen Naturvölkern ist dieser Prozess noch sehr bekannt. Hier bei uns wird meist weniger Wert auf ihn gelegt, da die Geburt in den Krankenhäusern oft sehr mechanisch und auch stresserfüllt abläuft. Daher ist es so wichtig, dass wir uns an den Moment des Eintretens in unseren Körper erinnern. In Deinem Unterbewusstsein ist Deine Geburt tief abgespeichert und somit ist ein Erinnern möglich, wenn auch vielleicht nicht in bewusster Form.

Es kann sein, dass Deine Seele aufgrund der Lebensumstände, die Du erfahren hast – beispielsweise durch Verletzungen, Unfälle oder Übergriffe – ein wenig ›wackelig‹ in Deinem Körper geworden oder auch teilweise ausgetreten ist. In der Übung werden wir sie einladen, über ihren Eintrittspunkt wieder komplett im Körper Platz zu nehmen.

Hier ist die Körperstellung, die wir gleich brauchen werden, wenn wir das BA einladen: Verschränke die Finger

Deiner Hände ineinander, so, als wolltest Du beten. Stelle im Anschluss die beiden Mittelfinger auf und lege sie aneinander. Unsere Mittelfinger sind unsere Finger der Freude, der Liebe und des inneren Friedens und helfen uns dabei, die Seele noch tiefer in uns hereinzuholen. Nimm nun Deine Arme über Deinen Kopf und strecke sie ganz weit in die Höhe, Deine Mittelfinger zeigen dabei wie eine Antenne nach oben. Dort, wo Deine Mittelfinger sind, ist der Eintrittspunkt für Deine Seele. Es ist der Punkt, in dem Deine Seele an Dein Energiefeld andockt und dann über die Fontanelle und das Kronenchakra direkt in Dein Herz hineinfließt. Wenn Du ihn fühlst, merke ihn Dir und nimm Deine Hände wieder bequem nach unten.

Für das Einladen des BAs brauchst Du folgende Informationen: Deinen Geburtsnamen, Deine Geburtszeit, Deinen Geburtsort und die Namen Deiner Eltern. Falls Du ein Adoptivkind bist, verwende die Namen Deiner Adoptiveltern und erwähne sie auch als solche. Bist Du ein Kuckuckskind, das nicht unbedingt den Namen seines Vaters kennt, dann reicht auch der Name der Mutter, da es unwahrscheinlich ist, dass zum selben Zeitpunkt unter demselben Namen in derselben Stadt ein zweites Kind geboren wurde. Deine Geburtszeit kannst Du, falls unbekannt, beim Standesamt Deines Geburtsortes erfragen. Solltest Du Deine Eltern oder einen Elternteil nicht kennen oder nicht wissen, wann Du geboren wurdest, dann lass diese Informationen weg und vertraue darauf, dass der göttliche Funke, der in Deinem Herzen lebt, direkt in Verbindung mit Deiner Seele und Deinem Ursprung steht.

Dieser wunderschöne Prozess, der Dich wieder in Verbindung mit Deinem Ursprung bringt, dauert, solange er dauert. Eine Minute, zwei, zehn oder vielleicht auch eine Stunde. Du wirst wissen, wenn er abgeschlossen ist.

Komm jetzt einmal so richtig im Raum an und setz Dich am besten auf die Kante Deines Stuhls, sodass Du Deine Wirbelsäule gut aufrichten kannst. Nimm Dir Zeit für das, was Du erleben wirst, immerhin hast Du eine Verabredung mit einem essenziellen Teil von Dir, Deiner Seele.

Atme tief und ruhig und spüre Dein Herz. Lass Dich voll und ganz auf Dein Herz ein.

Sprich nun hörbar aus:

»Ich (Vorname, geborene/geborener Nachname),
lade jetzt kraft meines Geistes,
kraft meines Bewusstseins,
meine Seele,
die geboren wurde am (Geburtsdatum)
in (Geburtsort)
um (Geburtszeit),
als Kind der Eltern
(Vorname und Nachname der Eltern),
vollkommen in meinen Körper ein.

Möge meine Seele, meine Ur-Seele,
jetzt diesen Körper vollkommen erfüllen,
vollkommen durchdringen,

jede einzelne Zelle in diesem Prozess berühren und
sich dort kraftvoll vollkommen verankern,
sodass sie für diese Lebenszeit,
für diese Erfahrung, diese Inkarnation,
kraftvoll und stabil ihren Weg gehen kann,
Neues lernt, neue Tiefen durchwandert und
neue Höhen erklimmt.«

Nimm nun wieder Kontakt mit dem Eintrittspunkt Deiner Seele auf. Du kannst dafür, wenn Du möchtest, noch einmal kurz Deine Arme nach oben nehmen. Spüre, wie jetzt Deine Seele in Dein Herz und Deinen ganzen Körper hineinfließt und gib Dich dem Prozess vollkommen hin.

Sprich dann weiter:

»Möge sich der vollkommene Geist Gottes,
der Göttin, des Universums, der Schöpfung,
jetzt hier in diesen Raum über meine Seele
in diesen Körper ergießen.
So sei es.«

Lass diesen Prozess so lange in Dir entstehen, geschehen und weiterlaufen, bist Du fühlst, dass er vollständig und es gut ist.

Gib abschließend den Impuls, dass sich die Eintrittsöffnung versiegelt und nur durch Deinen Willen und Dein Bewusstsein geöffnet werden kann, sodass Du kraftvoll in Dir ruhst.

Kapitel 11

Seelen-bewusstseins-anteile zurücknehmen

Endlich wieder ganz

Die Eingangsgeschichte auf den ersten Seiten dieses Buch dreht sich inhaltlich um das Thema Seelenanteile zurücknehmen. Hier ist, für Dich zur Erinnerung und Einstimmung auf das, was nun kommt, das Herzstück von ›Die Felskiva‹:

Ich sah meinen Guide an und fragte, wo wir wären und was das für Gefäße seien. Er tat die erste Frage ab, doch zu der zweiten sagte er nur: »Nimm Dir Deines, Du weißt schon, welches das ist.« Und so zog es mich in meinem Traum zu einem dieser kleinen Tongefäße hin. Ich nahm es vom Regal. »Öffne es«, sagte mein Guide weiter. Ich hob achtsam den kunstvoll bemalten Deckel von der Schale. In diesem Augenblick wurde mir ganz warm um mein Herz. Eine Art von Licht schien in mein Herz zu strömen, wie ein weißer heller Lichtnebel, der von der Schale in mich floss.

Die Empfindung war unbeschreiblich. Es war, als ob alles Glück der Erde in mich floss, wie wenn ich meine Flügel ausbreitete und meine Körper zu schweben begannen. Das gepaart mit einem Gefühl der Unendlichkeit und tiefer Präsenz. Ein wahres Ich-bin-Gefühl, das ich heute, wenn ich mich daran erinnere und mich mit darauf einlasse, in der Intensität jederzeit wieder in mein Leben holen kann, mir jedoch bis dahin verschlossen war. Ich kannte bis dato natürlich, was es hieß, sich gut zu fühlen, doch das hier übertraf bei weitem meine bisherigen Vorstellungen. Es war ein Gefühl der puren Ekstase und Lebendigkeit. Verwundert fand ich mich im Aufwachen in meinem Körper wieder. Den Traum konnte ich nicht mehr halten, doch das Gefühl und die Empfindung waren über viele Wochen stark spürbar und beflügelten mich, meinen Weg der Intuitive-Reise weiterzugehen.

Seele, Bewusstsein und Inkarnation

Wir lassen in unseren Inkarnationen oftmals Anteile unseres Seelenbewusstseins zurück, die wir aus unterschiedlichen Gründen abspalten. Die für unser aktuelles Leben relevanten Anteile wollen wir nun wieder zurückholen und damit für eine neue Ganzheit im Sein sorgen.

Versteh mich nicht falsch: Du bist immer ganz. Dadurch jedoch, wie Du aufgewachsen bist, durch das, was Du gelernt hast und durch die Konditionierungen der Gesellschaft hast Du einen Teil Deines ursprünglichen Wissens- und Glaubenssystems verloren. Auf Deinem Weg in Dein aktuelles Leben bist Du durch einen Schleier des Vergessens gegangen, der Dir hilft, Dich auf diese Inkarnation vollkommen einzulassen, ohne Deine vorherigen Erfahrungen in ihrem vollen Umfang zu erinnern. Das bringt Vorteile und Nachteile mit sich. Ein Vorteil kann sein, dass Du Dich an vergangene Traumata nicht erinnerst und so Dein Körper und Dein Bewusstsein davon nicht belastet werden. Ein Nachteil kann sein, dass Du Dich an Deine Fähigkeiten, die Du vormals hattest, nicht voll erinnern kannst und sie Dir erst wieder erschließen musst. All das ist okay so.

Doch dann gibt es noch dieses Ding mit den wirklich wichtigen Seelenanteilen, die wir aufgrund von Liebe, Verzweiflung, von Hingabe und Selbstaufgabe, aufgrund von Potenzial oder Mangel an Potenzial abgespalten haben und das soweit ging, dass wir uns nun in diesem Leben nicht mehr vollständig fühlen. Um genau diese Anteile geht es hier. Mit all den Inkarnationen, die Du bisher gelebt hast, wirst Du sowieso nicht in Verbindung gehen, da es den menschlichen Verstand vollkommen überfordern würde. Ich meine damit, dass, wenn

Du Deinen Ursprung, also Deine Herkunft aus der Quelle der Schöpfung, wirklich verstehen willst, dies ein Unterfangen ist, das Dein Bewusstsein nicht greifen kann. Ich habe mit vielen Menschen gearbeitet und auch gemeinsam studiert und rumprobiert, und jedes Mal, wenn es darum ging, wirklich an die Quelle heranzugehen, haben unsere Schutzengel und Guides uns vorgewarnt, dass unser Bewusstsein noch nicht so weit wäre, unsere Herkunft zu verstehen. Wir sind ja schon überfordert in dem Augenblick, da wir uns mit dem Thema Reinkarnation und den Millionen Leben, die wir seit Anbeginn der Zeit gelebt haben, beschäftigen.

Damit Du Dir das mit der Seele und den Inkarnationen besser vorstellen kannst, möchte ich hier noch einmal kurz auf den in der Einleitung bereits erwähnten Begriff der Zentralseele eingehen: Seele ist im außerkörperlichen Zustand wie eine amorphe Masse. Diese amorphe Masse könnte man auch als die Zentralseele jedes Einzelnen bezeichnen. Die Zentralseele sieht wie eine Gehirnzelle aus, an deren ›Synapsen‹ die verschiedenen Inkarnationen mit ihren jeweiligen Körpern ›hängen‹. Die Zentralseele selbst ist wiederum nur ein klitzekleiner Teil der Weltenseele, die Du Dir, um im Bild zu bleiben, wie ein Gehirn vorstellen kannst. Die Weltenseele trägt das kollektive Bewusstsein allen Lebens und über sie sind wir alle miteinander verbunden.

Die Verbindung, die unsere Seele zur Zentralseele hat, ist wie ein Kanal, in dem verschiedene Stränge enthalten sind, die mit bestimmten Qualitäten verbunden sind – beispielsweise Emotionen oder Empfindungen, wie wir unseren Körper wahrnehmen. Man sagt immer, unsere Seele sei unverletzlich. Ja, das ist sie. Wir erleben jedoch, wenn wir einen

Teilstrang unterbrechen, eventuell Phänomene wie Depressionen, größten Zorn, Aggression oder Rückzug. Wir erfahren möglicherweise niemals oder wenig Wärme oder Geborgenheit in unserem Leben, weil die dafür notwendigen Stränge nicht ausreichend ausgebaut sind oder wir, wenn wir uns gerade in einem karmischen Zyklus befinden, im Moment vielleicht gerade in der Opferrolle sind.

Diese Stränge, die Zugänge zur Zentralseele, die man auch als Gateways bezeichnen kann, sind dann für uns nicht so offen. Du kannst Dir solch ein Gateway wie einen Weg vorstellen, der durch eine Wiese führt. Wenn Du die Wiese zum ersten Mal überquerst, richten sich die Blumen und das Gras wieder auf und es ist nicht ersichtlich, dass Du jemals dort gegangen bist. Gehst Du jedoch jeden Tag denselben Weg über die Wiese, ergibt sich dort ein Trampelpfad, der im Laufe der Zeit zum Weg wird. Und so baust Du diesen Weg immer weiter aus, durch Gewohnheit, Wiederholung oder Disziplin. Irgendwann wird daraus eine vielspurige Autobahn, ein Daten-Gateway, über den Du mit Deinen Möglichkeiten verbunden bist.

In früheren Leben haben wir solche Daten-Gateways zum Teil bewusst abgeriegelt, damit wir nicht verletzt wurden und unbeschadet durch bestimmte Situationen wie beispielsweise Krieg, Kampf, Jagd und Verteidigung hindurchgehen konnten, beispielsweise so, wie ich es in der Felskiva-Geschichte beschrieben habe. Lass uns zum besseren Verständnis noch einmal zu dieser Geschichte zurückkehren: Ich hatte den sanften Teil meines Bewusstseins ja in einem indianischen Leben gemeinsam mit den anderen Männern meines Stammes in einer Zeremonie abgelegt, bevor ich in den Kampf gezogen war, damit ich auf einer psychischen Ebene durch die Brutalität der Auseinandersetzung nicht verletzt wurde, damit keine, so würden wir es heute sagen, posttraumatische Belastungsstörung entsteht. Geplant war ursprünglich gewesen, dass wir nach der Rückkehr aus dem Kampf die in der Sicherheit der Felskiva verstauten Anteile unserer Seelen wieder zu uns zurückholen würden, was es uns ermöglichen würde, in innerem Frieden weiterleben zu können, ohne die erfahrenen Gräuel wieder und wieder in unserem Geist erleben zu müssen.

Anscheinend kam ich jedoch aus besagtem Kampf nicht zurück, sonst wäre meine Schale in der Felskiva nicht unberührt geblieben. Traditionen, Zeremonien und Handlungsweisen dieser Art waren in verschiedenen Völkern und Traditionen früher völlig normal, weil man die Seele anders verstanden hat. Viele von uns haben in anderen Zeiten und Leben über Zeremonien Teile von sich abgesperrt, abgetrennt oder verdeckt. Diese Anteile können wir nicht nur jederzeit zu uns zurückholen, es ist sogar sehr wichtig, dass wir diese wieder integrieren, damit wir vollständig sein können.

Was war also während meines luziden Traumes in der Felskiva passiert? Mit dem Erleben dieser Begebenheit habe ich den betreffenden Gateway wieder geöffnet. Der Zugang war damit wieder frei und der verletzliche, sanfte Teil meines Bewusstseins konnte wieder bei mir landen bzw. war wieder zugänglich.

Beim Zurückholen von Seelenbewusstseinsanteilen geht es darum, uns in unserer Erinnerung an uns selbst wieder zu vervollständigen. Gerne passiert es da, dass wir werten und selektiv sein wollen: die sanften und ›lieben‹ Bewusstseins-anteile bitte gerne, aber die brutalen und aggressiven? Nein, danke. Dies ist verständlich, jedoch der falsche Denkansatz. Wie gesagt, es geht darum, dass Du Dich vervollständigst. Hierfür ist es wichtig zu verstehen, dass im Leben eines Menschen alles da ist und in einer Seele alles lebt, die tiefste Liebe und die größte Zerstörung. Wir dürfen Krieger sein, wenn wir es brauchen, und es wäre nicht gut, wenn wir dieses Potenzial nicht in uns hätten. Nur derjenige kann friedlich sein, der sich seines Kriegerpotenzials wirklich bewusst ist, weil er weiß, dass er sich, seine Familie und seine Heimat verteidigen und damit in sich ruhen kann. Das ist etwas völlig anderes als absichtlich in einen Konflikt hineinzugehen, um seine Aggressionen auszuleben.

Sei Dir also dessen ganz bewusst, dass alles in Dir lebt – das Krieger-Sein, die Liebe, die Kreativität usw. Wir lehnen oft nicht nur bestimmte Anteile ab, wir meinen oft sogar, wir hätten sie gar nicht. Dies ist jedoch nicht korrekt. Wir haben sie. Unser Seelenbewusstsein hat sie. Erst, wenn Du Dich vollständig akzeptierst, kannst Du in Deine Großartigkeit hineingehen. Respektiere das in Dir. Wenn Du lediglich den liebevollen, spirituellen, hochgradig geistigen Anteil von Dir annimmst, dann fährst Du hier in diesem Leben nur auf einer Spur und Dein Potenzial kommt nicht zum Vorschein. Dann bist Du, wie so viele, die da draußen in der ›Spiri-Welt‹ herumsausen, ein Gutmensch, der sich nicht verteidigen kann, den Fremdenergien angreifen oder der die Welt nicht aushält, weil er ständig allen Schmerz und seine Unvollständigkeit spürt.

Es geht darum, die Kraft Deines Seelenbewusstseins in Dich hineinzubringen und zu merken, dass Du in Dir geschützt bist. Es ist alles da, das Ja und das Nein, das Miteinander und das für uns Alleinsein. Deine Seele richtet das nicht, sie ist mit allem gut. Wir können dann in uns selbst stabil und gefestigt sein, ohne das Miteinander zu brauchen und gleichzeitig in der Lage sein, uns der Liebe der Gemeinschaft vollkommen zu öffnen. Erkenne und respektiere Deine Natur in ihrer Ganzheit, in all ihren Facetten und gestehe dies auch allen anderen zu. Irgendwann kommen wir so in unserer Entwicklung in einen Zustand, in dem wir vollkommen friedlich sind und diesen Frieden auf eine Weise nach außen tragen können, dass wir Konflikte im Außen allein durch unsere innere Ruhe befrieden. Zunächst jedoch müssen wir uns verstehen und erkennen, wer und was wir sind.

Seelenbewusstseinsanteile zurückholen ist nicht kompliziert und braucht kein großes Tamtam. Setze einfach die Absicht, dass die Anteile, die in diesem Moment wichtig sind, jetzt sofort zu Dir kommen und die Anteile, die Du morgen brauchst, dann morgen kommen usw. Es ist eine Öffnung über das tiefe intrinsische Wissen, dass Du mehr bist als nur dieser Körper.

Im Download-Bereich findest Du einen Sound-Code, der Dir hilft, in die richtige Frequenz zu kommen, in der Du Dich wieder gut vervollständigen kannst.

Kapitel 12

Resonanzen und Schuldgefühle klären

Warum habe ich nicht mehr getan?

Schuldgefühle hatte ich bis dato keine in meinem Leben gehabt. Klar, bereust Du die ein oder andere Entscheidung, die Du mal getroffen hast, oder kritisierst Dich dafür, etwas nicht getan zu haben, aber Schuldgefühle? Die kamen erst nach dem Tod meiner Mutter.

Als ich 2012 von meiner fünfjährigen USA-Reise zurück nach Deutschland kam, stellte sich bei meiner Mutter eine umfassende Krebserkrankung heraus. Von der Brust, der Lunge, bis hin zur Leber und den Knochen. Mir war klar, dass sie, da sie keinerlei Glaubenssystem hatte, das sie in die richtige Richtung weisen konnte, keine wirkliche Überlebenschance hatte, wenn sie sich nicht grundlegend veränderte.

Wir hatten viele Gespräche und auch einen tiefen Austausch über den Einfluss unserer Sichtweisen und die Kraft, die dahintersteht, und sie verstand auch, dass ich durch meine Erfahrungen anders als sie tickte. Doch wenn es darum ging, Hilfe im Bereich der Psyche und Glaubenssätze anzunehmen, kam nur, dass sie hier keine Probleme hätte.

Ohne hier weit auszuholen, war das weit gefehlt. Sie war schon jahrelang sauer auf das Leben gewesen und auf die Fallstricke, die es ihr immer wieder gestellt hatte. Dazu las sie jeden Tag zweimal die Tageszeitung und ging schön nachgerichtet nach den 22 Uhr-Nachrichten mit all dem Mist, den sie dort wieder gehört hatte, zu Bett.

Irgendwie war das sehr traurig, denn in ihr war auch ein Mensch, der sich richtig freuen konnte und sehr kreativ war, eine liebevolle Gastgeberin und auch eine Kämpferin, die sich nicht hatte unterkriegen lassen. Allen Wirren zum Trotz hatte sie immer weiter gemacht, wo andere schon lange aufgegeben hätten.

Doch der Krebs war zu viel, und ich konnte ihr leider, obwohl ich jeden Tag mit Menschen arbeitete und ihnen half, nur als Gesprächspartner dienen. Sie ließ mich nur an ihren physischen Schmerz, ihre Emotionen und ihre Psyche hielt sie verschlossen.

Kurz vor ihrem siebzigsten Geburtstag erlag meine Mutter dem Krebs und ich, ich flippte regelrecht aus. Ich haderte mit Gott, dem Universum, der großen weisen Intelligenz, die uns alle erschaffen hat. Wie konnte es sein, dass eine Frau, die sich so für ihre Söhne eingesetzt hatte, so gehen musste? Ein Unfall einfach so mal eben, ein Schlaganfall ohne Wiederkehr, okay, aber ein Jahr leiden und sich immer mehr verlieren, das war nicht okay. Und so kamen sie, die Schuldgefühle, immer mehr. Hatte ich genug getan? Hatte ich alles gemacht, um ihr das Leben ein wenig einfacher zu machen, ihr ihre letzten Wünsche erfüllt und war ich so für sie dagewesen, wie sie mich brauchte?

Lange dachte ich, nein, ich hätte mehr geben müssen. Irgendwann, viele Jahre später, kam ich dann zu dem Punkt, dass ich spürte, doch, ja, es ist gut gewesen so, wie es war. Es war genug. Ich hatte so viel gegeben, wie ich geben konnte, was mir möglich war.

Das hatte sie mir übrigens auch mitgeteilt auf der Ehrenfeier Lucius Wertmüllers ein Jahr nach dessen Tod. Lucius Wertmüller war Jahrzehnte lang der Vorsitzende des Basler Psi Vereins und da mein Werdegang durch die Basler Psi Tage initiiert wurde, hatte mich sein Sohn Pablo Sütterlin zur Gedenkfeier seines Vaters als Sprecher eingeladen. Meinen Vortrag hielt ich als zweiter am ersten Tag der Veranstaltung. Nach einigen weiteren Vorträgen zog ich mich auf mein Zimmer zurück, wo ich kurz darauf meine Mutter bei mir spürte und sie auch in mir hörte. »Geh nach unten in den Saal«, sagte sie. Ich dachte, okay, das ist jetzt anscheinend wichtig, und ging wieder in den Vortragssaal. Ich stellte mich hinter dem Publikum an die Wand.

Gerade lief ein Beitrag mit Jenseitskontakten, und der Vortragende channelte Verstorbene, als ich in den Saal kam. Dort sagte er: »Ich habe hier gerade eine Frau bei mir. Sie ist an Krebs verstorben, 2013, in Süddeutschland. Sie ist sehr klein und zierlich, Brustkrebs, Leberkrebs, Knochenkrebs« und er nannte noch viele andere Hinweise. Ich streckte meine Hand und sagte: »Ja, das ist meine Mum.« »Sie möchte Dir sagen, dass Du Dir keine Vorwürfe mehr machen sollst. Es ist alles okay und es musste so sein, wie es kam. Es geht ihr gut, Du kannst loslassen.« Und das tat ich dann auch. Ich ließ all meine Selbstvorwürfe los. Endlich.

Und so möchte ich Dir sagen: Lass los, lass endlich los – all die inneren Zweifel und die Vorwürfe, ob Du zu einem bestimmten Zeitpunkt etwas richtig gemacht hast, oder auch, falls Du etwas verursacht hast, das anderen oder Dir selbst geschadet hat. Geh in die Verantwortung dafür, ja klar, doch geh aus dem inneren Festhalten. Die geistige Welt hält nicht fest, sie ist immer in Bewegung, es gibt dort keinen Stillstand. Sie will, dass Du weitergehst, über Dich und Deine selbstauferlegten Verhinderungen hinauswächst und Dich wieder mit Deinem Leben verbindest.

Die großen spirituellen Meister sagen alle, das Schlimmste, was wir tun können, ist, uns von der Quelle, dem Universum, Gott, dem Leben abzuwenden und abzutrennen. Diese Trennung ist für alles Leid verantwortlich. Wenn Du Dich wieder in Verbindung mit dem Universum und dem Leben bringst, veränderst Du Dein Schicksal und das der nachfolgenden Menschen zutiefst. Und wenn es eine wichtige Botschaft in diesen drei Büchern gibt, dann ist es diese. Geh weiter – weiter als Du es Dir je hättest vorstellen können, und beginne damit, Deine Verantwortung zu übernehmen, in die Vergebung zu gehen und um Vergebung zu bitten. Öffne Dein Herz und integriere das, was Du so in Dir selbst abgelehnt hast, und mach Dich auf Deinen Weg.

Mein Verständnis von Resonanz mit dem Leben

Die meisten Menschen haben von Resonanz keine Ahnung. Sie glauben, es gäbe positive wie negative Resonanz. Bist Du demnach ein großartiger Mensch, der viel Liebe und Freude in das Leben hineinbringt und sich richtiggehend in es hineinverschenkt, dann wirst Du entsprechend zurückbeschenkt. Meine Erfahrung ist: Wenn ich mich so richtig ins Leben hineingebe und agiere, ohne irgendetwas zu wollen, dann fließt es richtig leicht. Sobald ich jedoch etwas will, wird es zäh, und in dem Augenblick, in dem ich mal etwas nicht so gut mache oder vielleicht eine unklare Absicht hinter meinem Tun habe, kommt das nicht so Gute dann eben auch zu mir zurück. Ich vermute, Du hast es auch schon erlebt, dieses Resonanzgesetz.

Resonanz kann uns nicht nur als Antwort auf unser Handeln im jetzigen Leben begegnen, sie kann auch aus anderen Leben stammen. Und so treffen wir im aktuellen Leben möglicherweise Menschen, mit denen wir noch in Resonanz stehen und etwas aufzuarbeiten haben. Das kann ziemlich mühsam werden.

Wir können gut lösen, was wir selbst verschuldet oder verursacht haben, und so hast Du in diesem Kapitel die Gelegenheit, negative Resonanzen aus diesem und anderen Leben aufzulösen. Das Positive lassen wir natürlich so, wie es ist, sodass die Liebe und das Mitgefühl in uns bleiben. Was uns jedoch belastet, das dürfen wir loslassen, indem wir es in uns befrieden. Was wir hier machen, ist radikale Selbstvergebungsarbeit, die dafür sorgt, dass wir wieder bei uns ankommen. Dazu gehört die Annahme dessen, was wir ablehnen.

Oft lehnen wir verschiedene Aspekte in uns ab, drücken sie von uns weg oder wollen die Verantwortung dafür nicht übernehmen. Es ist leichter für uns, uns mit dem Außen zu beschäftigen und uns darüber auszulassen und zu beschweren und uns so von dem abzulenken, was im Innen angeschaut werden will. Auch hierdurch entsteht Resonanz. Was wir im Außen dann als negative Energie wahrnehmen, ist eine Reflexion unserer ›inneren Dämonen‹. Deshalb ist es von großer Bedeutung, diese inneren Dämonen anzunehmen, zu integrieren und wieder in uns hineinzunehmen. Dadurch, dass wir sie zurück in unser Herz nehmen, löst sich die negative Energie auf und aus ihnen wird eine liebevolle, kraftvolle Energie. Wenn wir wirklich bei uns ankommen wollen, kommen wir nicht darum herum, unsere Themen anzuschauen. Und je leichtherziger wir das Ganze betrachten, umso leichter geht es auch.

Als Erstes nehmen wir uns jetzt einmal der Dinge an, die wir in vergangenen Leben initiiert haben, lösen sie auf und integrieren sie. Im Anschluss kümmern wir uns um die Resonanzen in der aktuellen Inkarnation. In Bezug auf Deine früheren Leben musst Du übrigens nicht unbedingt genau wissen, worum es thematisch geht. Wenn Du bereit bist, frei zu Dir zurückzunehmen, was Du verursacht hast und die Verantwortung dafür zu übernehmen, brauchst Du gar nicht zu verstehen, worum es sich handelt. Es genügt, einfach mit einer klaren, wahrhaftigen Absicht das Ganze aufzulösen.

Spüre einmal in Dich hinein:

- Was passiert mit Dir, wenn es um das Thema Resonanzen und Schuldgefühle geht?

- Gibt es sich ständig wiederholende Themen in Deinem Leben?

- Welche Selbstvorwürfe machst Du Dir?

- Erkennst Du, dass Du in dem Augenblick, da Du im Selbstvorwurf bist, ganz weit weg von Deinem Körper bist, ja sogar, ihn vernachlässigst?

- Was verlierst Du, wenn Du Deine Schuldgefühle und Selbstvorwürfe ablegst? Wie dienen sie Dir? Spüre genau die Emotionen, die damit in Verbindung stehen. Ist es Ärger? Wut? Trauer? Scham? Was geschieht?

- Und zu guter Letzt: Gehören die Selbstvorwürfe überhaupt zu Dir oder kommen sie über andere Personen?

Übung: Resonanzen auflösen

Spüre einmal ganz bewusst Deine Fußsohlen und Deine Beine. Spüre die Kraft, die Du in Deinen Füßen und Deinen Beinen hast. Es geht hier darum, Verantwortung zu übernehmen für das, was wir getan haben und auch dafür, wie wir handeln werden. Wenn wir in eine tiefe Erdung gehen, auch mit unserem Ursprung, dann fließt Energie in unsere Beine und wir können dann, ohne dass es uns schwerfällt, gut in diese Verbindlichkeit, gut in das Thema Verantwortung eintreten – mit aufrechtem Gefühl, innerem, natürlichen Stolz und sehr viel Klarheit.

Halte nun die Absicht der vollkommenen Selbstvergebung für alle Initiationen, Muster und Verpflichtungen, die Du eingegangen bist und die aus anderen Leben jetzt in Deine aktuelle Inkarnation hineinspielen. Übernimm volle Verantwortung dafür und vergib Dir. Lass die Verantwortung und Vergebung in Richtung Deines Ursprungs soweit durchgehen, wie es geht – wenn möglich, bis an den Anfang Deiner Existenz. Das Übernehmen der vollen Verantwortung sorgt dafür, dass Du wieder in die Leichtigkeit des Erschaffens und Manifestierens und in die Freiheit Deines Lebens hineinkommst – weil Deine Energie nicht mehr durch die Einschränkungen, die mit den Resonanzen einhergingen, gebunden ist.

Sei auch gut damit, wenn Du in Bezug auf das Loslassen, Vergeben und Verantwortung-Übernehmen noch Ängste, Befürchtungen und Sorgen hast. Wo führt das hin?, fragt sich vielleicht irgendetwas in dir. Es führt in die Liebe, die Freiheit, die Dankbarkeit, die Zufriedenheit, ins Glück. Du brauchst auch keine Angst vor Dir selbst zu haben. Wir alle machen Fehler und wir können unsere Fehler immer wieder gutmachen. Handle also einfach aus bestem Wissen und Gewissen, sodass Vorteil für alle entsteht, und gönne jedem anderen sein eigenes Glück. Wirkliche Freiheit entsteht durch den Zustand des Teilens mit allem Leben, auch dann, wenn Du auf Lebensweisen triffst, die Du nicht verstehst. Lebe in der Haltung, dass jeder Mensch in seinem Leben glücklich sein möge. Alles ist, nicht gut und nicht schlecht, nicht besser und nicht weniger gut.

Akzeptiere. Erst dann kannst Du verändern. Erlaube Dir, innere Widerstände zu lösen. Gib auch alle Wesenheiten oder Dämonen frei, eigene wie äußere. Sende sie zu ihrem Ursprung zurück. Wenn es um innere Anteile oder Identitäten geht, die Du gelebt hast, dann nimm sie in Dich zurück – in Freiheit, in Liebe, in dem Zustand, den sie brauchen. Sei Dir bewusst, dass Energie, die Dich belastet, durch Dich an Dich gekettet ist. Energie, für die Du Verantwortung übernehmen musst, steht außerhalb von Dir, während sie innerhalb von Dir sein sollte. Integriere sie deshalb wieder und gib sie gleichzeitig frei, dann entsteht kein Vakuum, sondern tiefe Liebe und Verständnis für Dich und für das Außen.

Nimm nun in Bezug auf Dein aktuelles Leben all das zurück, was Du an Dir abgelehnt hast und befriede Dich innerlich. Vielleicht merkst Du es, das Ablegen von Resonanzen geht ganz leicht. Allein, wenn Du den Impuls gibst, fängt alles an, sich zu verändern und ein Gefühl der Leichtigkeit und Liebe stellt sich im Herzen ein. Du bist ein multidimensionales Wesen, nicht nur ein Mensch, der in der Dreidimensionalität hier auf der Erde lebt. Alles, auch Du, wirkt durch alles hindurch. Du erreichst den ganzen Kosmos mit Deinem Sein, und wenn Du in der Liebe bist, erreicht Deine Liebe den ganzen Kosmos und füllt das gesamte Universum – und so wirst Du zu der transzendentalen Kraft, die alles transformiert. Wir Menschen sind Heiler. Jeder von uns. Es wird Zeit, das zu erkennen.

Bitte verwechsle Resonanzen nicht mit Karma. Die karmischen Prinzipien zu verstehen und aufzulösen, wäre ein ganzes Buch für sich, daher habe ich das Thema hier nicht aufgenommen.

Nachher-Check:

- Wie geht es Dir jetzt in Bezug auf Deine Selbstvorwürfe?
- Haben sich Deine Schuldgefühle verändert oder sind sie gar verschwunden?

Mache den Nachher-Check nicht nur einmalig, sondern beobachte Dich auch in den nächsten Tagen immer wieder einmal, ob Selbstvorwürfe und Schuldgefühle wieder auftauchen. Sollte das der Fall sein, beschäftige Dich noch einmal intensiver mit dem Thema und geh in eine tiefe Selbstvergebung.

Kapitel 13

Anbindung an die Quelle

Klare Ansage

Der Serafin war sehr groß. Mindestens sechs Meter hoch, und ich fühlte mich dagegen sehr klein.

»Wann fängst Du endlich an zu singen?«, fragte er und schaute mit einer starken Strenge von oben auf mich herab. Ich verstand das zuerst nicht und doch nickte ich und dachte im nächsten Augenblick an das Reconnecting Mantra und andere Melodien, mit denen ich in letzter Zeit immer wieder experimentiert hatte. Doch bis meine Gedanken zu Ende waren, war er schon wieder verschwunden.

Obwohl der Traum nur wenige Sekunden lang war, war diese erste Begegnung mit dem Serafin eines der intensivsten Erlebnisse, die ich im Traum jemals hatte, war er doch auch im Raum so spürbar gewesen. Für mich stand außer Frage, dass er nur im Traum gewesen war. Nein, seine Präsenz war so stark, dass ich sie noch deutlich in meinem kleinen Apartment spürte. Als ob jemand mit einem starken Parfüm den Raum längst verlassen hat, der Duft aber immer noch in der Luft liegt.

Es war Herbst 2008. Ich lebte zu diesem Zeitpunkt in Albuquerque in einem kleinen Apartment und war schon drauf und dran, New Mexico den Rücken zu kehren. Doch dann erschien er, dieser zwölfflügelige Engel mit seiner Ansage, und so blieb ich noch einige Wochen, um dann, nachdem ich meinen VW Beatle verkauft hatte, noch einmal kurz nach Florida für den Winter zurückzukehren.

Dort in Florida erschien der Serafin mir dann ein zweites Mal, doch diesmal im Wachzustand während einer Samstagmorgen-Meditation bei einer guten Freundin. Pam richtete jeden Samstag eine offene Meditation aus, und ich war regelmäßig Gast, um dort ein wenig beizutragen. An besagtem Samstag im Dezember erzählte ich, dass ich derzeit mit meiner Stimme arbeitete und mit meinen Melodien und Songs experimentierte. Und so sang ich für die Meditationsgruppe, auf meinem Zafu sitzend, das Reconnecting Mantra. Und da erschien er wieder direkt neben mir und sah wieder mit beherrschender Strenge auf mich herab. Ich sah auf, und in einer Teilung meines Bewusstseins (Double-Split) fragte ich ihn (während der andere Teil von mir sang), ob es das sei, was er meinte. Rough und bestimmend nickte er und sagte: »Dafür bist Du ja da.« Und schon war er wieder weg.

Gesehen habe ich ihn seither nicht mehr, den Serafin, doch vergessen werde ich ihn nie. Er gab den Impuls, der mich zum Durchbruch in meiner Klangarbeit brachte und dafür sorgte, dass ich endlich wieder in mir ankam. Die kurzangebundene Art des Serafins kann ich gut verstehen. Ich meine, hey, das ist ein zwölfflügeliger Engel, der ganz oben auf der Schöpfungsebene agiert. Der hat sicher viel zu tun, und ich kann mir vorstellen, dass der Auftrag, mir zu sagen, was ich zu tun habe, ein wenig lästig war, wenn ich es schon selbst nicht begriffen habe. Und so'ne halbe Stunde Kaffeetrinken und erklären hat wohl nicht in sein Zeitfenster gepasst.

Dankbar begann ich durch den Serafin einen Teil meines Ursprungs zu verstehen und machte mich durch die Arbeit mit meiner Stimme wieder auf den Weg zur Quelle, zur Essenz meines eigenen Seins, die ich als Kind noch frei gelebt hatte. Anfangs war das sehr beängstigend, da ich zwar ein guter Sprecher war, doch Singen hatte ich mich vor anderen nur einmal auf dem Jakobsweg getraut. Singen ist anders, es öffnet Dich in eine Verletzlichkeit hinein, in der Du vollkommen die Kontrolle über Dich aufgeben musst, sonst kannst Du damit nicht in die Heilarbeit gehen.

Klar, Singen kann so ziemlich jeder. Doch Lauschen, und dann dem nachgeben, was sich in Dir aufbaut und es in den Raum geben, einfach so, braucht Selbstaufgabe, Aufgabe jeglicher Kontrolle und Hingabe – Surrender. Für mich ist das englische Wort ›surrender‹ das bessere Wort dafür, das die richtige Energie und Schwingung in sich trägt. Es gibt ausnahmsweise mal kein passendes deutsches Wort für diesen Zustand, in den Du Dich hineinbegeben musst, wenn es richtig tief gehen soll. Surrender, und Du bist in den Händen Gottes.

Rückkehr in unseren ursprünglichen, freien Zustand

Hier bei *Zurück zum Ursprung* ist es ja unsere Intention, in unseren ursprünglichen, freien Zustand zurückzukehren, in dem wir existiert haben, bevor Traumata, Verletzungen oder Übergriffe entstanden sind. Doch es geht noch ein bisschen mehr: In diesem letzten Kapitel bekommst Du nun die Gelegenheit, einen Schritt weiter zu gehen und Dich wieder mit Deinem seelischen Ursprung zu verbinden – und Dich dadurch an die Quelle, Deinen göttlichen Ursprung und die dazugehörige Energiematrix zu erinnern, der alles Leben zugrunde liegt.

Du bist reines Gottesbewusstsein. Durch dieses Erinnern hast Du die Möglichkeit zu erkennen, dass alles, was ist, existieren darf und Sinn hat, und dass Du gleichzeitig aufgefordert bist, Dich in Deinem höchsten Sein einzubringen und das Leben aktiv durch Deine Liebe, Deine Herzenswünsche und Beiträge mitzugestalten. Doch um das effektiv zu tun, braucht es eben das oben in der Geschichte genannte Surrender, das Auf- und Hingeben der Identitäten, die Du über den Lauf deines Lebens aufgebaut hast, um bestimmte Aufgaben zu lösen. Grundsätzlich ist da nichts verkehrt daran.

Wenn Du im Leben bestehen möchtest, brauchst Du vielleicht eine kraftvolle, herrschende Identität, die Dir in Deinen Herausforderungen hilft. Später jedoch, wenn die ursprüngliche Notwendigkeit nicht mehr besteht, gilt es, diese Identität abzulegen. Doch das machen die meisten nicht. Sie übernehmen sie und es wird ein Charakter daraus. Charaktere können sein: das arme Ich, der Herrscher, der Retter, der unbeteiligte Zeuge, das Opfer, der Täter usw.

Wenn wir unser Leben einmal Revue passieren lassen, finden wir viele solcher Rollen und Charaktere. Manche werden heute noch automatisch aktiv, obwohl wir sie vor Jahrzehnten gebraucht haben und sie uns jetzt nur noch negativ beeinflussen und unsere Handlungen auch negativ bestimmen. Das Problem ist, dass diese Identitäten ein Eigenleben haben. Sie sind wie Schatten, die, je nachdem, wie das Licht darauf fällt, einmal mehr oder weniger auftauchen und ihren eigenen Tanz tanzen. Es ist dann, als ob der Schatten hämisch lacht und seine Kontrolle auf Dich ausübt. Um zur Quelle zu gelangen, gilt es, diese Schatten bzw. Identitäten abzulegen, sie kollabieren zu lassen. Die Identitätsstruktur muss buchstäblich zusammenbrechen – in so viele Teile, dass sie sich nicht mehr selbst rekonstruieren kann. Das ist nicht immer ganz leicht, sind wir doch mit der ein oder anderen Identität stark verbunden, haben sie als Lebensweg integriert, auch wenn dieser in den Abgrund führte. Wir brauchen also eine tiefgehende, wahrhaftige Reflexion unserer selbst, die bis ins kleinste Detail geht. Und hier sind wir an dem Punkt, an dem Du wirklich gefragt bist. Hier kann ich Dir nicht mehr viel helfen. Hier geht es darum, dass Du die Entscheidungen für Deinen zukünftigen Lebensweg festlegst.

Durch das Erleben dieser Buchreihe hast Du Dich Schritt für Schritt von Deinen Altlasten befreit – von Deinen belastenden und limitierenden Konditionierungen und Glaubenssätzen, die Dein Leben bestimmten, kontrollierten und in eine bestimmte Richtung lenkten. Diese Limitierungen sind jedoch, wie Du inzwischen weißt, nicht nur in Form Deiner Vorstellungen vom Leben in Deinem Geist eingebettet, sie gehen auch in den Körper und in Deine Energiematrix, was dafür sorgt, dass sich Deine Matrixtore, durch die die Energie hineinfließt, verschließen. Um die Öffnung wieder zu erreichen, braucht es jetzt niemanden anderen als Dich.

Indem Du Dich bereit machst, in die absolut vollkommene Verantwortung Deines Seins hineinzugehen, gehst Du bereits in Kontakt mit Deinen drei höheren Energiekörpern und beginnst, diese in eine bestmögliche Überlappung zu bringen. Die drei höheren Energiekörper sind, wie unter *Begriffe und Konzepte* im ersten Teil des Buches beschrieben, der Reihe nach: die Seele, Adonai (Dein wahrhaftig authentisches, individuelles Selbst in seiner absoluten Einzigartigkeit) und die Monade (der reine Geist, der Dich umgibt und durchdringt, der Gottaspekt in Dir).

Die Absicht, Dich mit Deinem Gottaspekt und Deinem authentischen, individuellen Selbst ins Leben zu gebären, wirkt durch all Deine Energiekörper und Auraschichten. Doch Vorsicht: Die Energie, die Du erfährst, ist frei von jedem Ego. Sie ist ein Gefühl von reinem Sein, das nicht will. Sollte sich ein Wollen in den Zustand mit einschleichen, sind noch niedere Energien mit im Spiel.

Wenn ich also von ›Anbindung an die Quelle‹ spreche, meine ich damit, dass Du wieder Zugang zu dem hast, was Dich ursprünglich ausmacht – nicht nur in Form von emotionaler, körperlicher und geistiger Freiheit, sondern auch insofern, dass Deine Energiestrukturen angebunden sind und miteinander im Gleichklang schwingen. Damit bewegst Du Dich in Dein höchstes Energiepotenzial und kannst einerseits gut erkennen, was es braucht im Leben und gleichzeitig die entsprechenden Handlungen initiieren, die das dann ins Leben rufen. Manifestation geschieht dann über den direkten Ausdruck Deiner Herzensliebe und Deines Dir innewohnenden Mitgefühls, das automatisch spürt, was richtig ist – für Dich und das Leben.

Vielleicht hattest Du ja ein bestimmtes Anliegen oder Ziel, das der Anlass dafür war, dass Du Dich mit *Zurück zum Ursprung* auf die Reise gemacht hast – beispielsweise die Heilung eines körperlichen Problems, das Loslassen belastender Emotionen, ein besseres Umgehen mit Deinen Beziehungen oder das Erreichen von immer größerer Freiheit. All diese Gründe und Motivationen sind wichtig und legitim. Das Allerwichtigste ist es meiner Ansicht nach jedoch, dafür zu sorgen, dass Dein Herz wieder in Deinen Verstand hineinfließt und Du dadurch aus ganzem Herzen handelst. Dass Du in Deinem Herzen und auch in Deiner Sexualität eine Verbindung zu Deinem Ursprung herstellst und Dich in Deinem

Körper wohlfühlst, weil sich dadurch Deine Energiestrukturen bestmöglich ausrichten.

Übung: Energiematrix und Energiekörper ausrichten

Zur folgenden Übung findest Du ein Video im Download-Bereich.

Spüre einmal in Dich hinein:

- Wenn Du Dich im Alltag bewegst oder drehst, hast Du dann das Gefühl, als würde sich ein Teil von Dir hinterherdrehen, also länger brauchen als Dein Körper?

- Wie vollständig empfindest Du Dich in Deinem Gefühl für Deinen Körper, Deinen Geist bzw. Dein Bewusstsein, Deine Energetik?

Damit Du Dich wieder als ganz, ungebunden und frei erfährst, werden wir nun zum Abschluss Deine Energiematrix und Deine Energiekörper ausrichten und in Einklang miteinander bringen. Wir geben ihnen sozusagen noch einen heilenden Schubs, damit sie so miteinander überlappen, dass sich all Deine Energieköper wieder überlappen und ineinander verflechten. Wir werden außerdem die Matrixtore – die Öffnungen, die direkt in der Verbindung zur Quelle stehen – aktivieren.

All dies passiert in der im Download-Bereich verfügbaren Session vollkommen automatisch, es findet einfach statt, wenn Du Deine Aufmerksamkeit liebevoll darauf lenkst. Du wirst beim Eintauchen in die Session möglicherweise merken, dass sich in Deinem Energiegefüge einiges verändert, denn Deine Energiematrix wird beginnen, eine neue Dynamik aufzubauen und sich anders zu bewegen.

Am Anfang kann sich dieser außergewöhnliche, energetisch sehr hohe und wirksame Zustand ein wenig sonderbar für Dich anfühlen. Mit ›wirksam‹ meine ich in diesem Zusammenhang, dass Deine Impulse, die Du ins Leben hineingibst, sich stark und zunehmend unmittelbar umsetzen werden. Wenn Du in der Beobachtung Deines Lebens und Deines Umfelds feststellst, dass dieser Zustand eintritt, dann sei extra achtsam damit, was Du Dir wünschst, und mache Dir im Vorfeld genau bewusst, wie sich die Erfüllung Deiner Wünsche anfühlen soll. Selbstverständlich kannst Du auch um Segen für andere bitten, aber in erster Linie geht es um Dein Leben, Deine Kreationen und das, was Du einbringen kannst.

Es kann sein, dass Du Dich in der energetischen Beschäftigung mit diesem Kapitel in einem multidimensionalen Traum wiederfinden wirst, der Dich möglicherweise durch eine Dunkelheit in ein Licht hineinführen wird. Lass Dich davon überraschen, was sich für Dich entfalten wird. Lass einfach geschehen, was geschehen möchte und löse Dich aus allen Verhaftungen, um so in ein Gefühl von Größe und Freiheit hineinzukommen.

Sorge dafür, dass Du ungestört und ohne Ablenkungen ab- und eintauchen und ganz bei Dir sein kannst. Leg Dich hin, mach's Dir bequem, schalte die Session ein und genieße.

Nachher-Check:

- Fühlst Du Dich nun, wenn Du Dich im Alltag bewegst oder drehst, kompakter und hast das Gefühl, dass Dein ganzes Energiegefüge sich synchron mit Dir mitbewegt?

- Empfindest Du Dich jetzt als vollständiger in Deinem Gefühl für Deinen Körper, Deinen Geist bzw. Dein Bewusstsein, Deine Energetik?

Schlussworte

Spüre zum Abschluss noch einmal in Deinen Körper und fühle, wie es Dir geht.

- Wie ist Dein Befinden?
- Wie ist Dein Gang?
- Wie ist Deine Atmung?
- Wie viel Kraft hast Du?
- Stehst Du in Deinem Equilibrium? Bist Du sauber in Deinem Stand, in Deinem Becken?
- Wie fühlen sich Dein Gesichtsfeld und Deine Augen an?
- Wie ist Dein Hören?
- Wie viel Aufmerksamkeit hast Du in Deinen Raum hinein, in Dein Umfeld?
- Wie ist Dein Gemüt?

Verlege Deine Aufmerksamkeit nun auf Deinen Energiekörper. Spüre, wie er sich mit jedem Atemzug nach außen ausdehnt, sich wie eine Kugel um Dich herum bildet und Du im Zentrum dieser Kugel wie ein Buddha ruhst. Ganz leicht. Ganz selbstverständlich. Voller entspannter Aufmerksamkeit. Die Umwelt und Dich selbst beobachtend, voller Kraft, Erdung, Ausdehnung und Verbindung mit Deinem Umfeld.

Sei Dir bewusst, dass Du diese Verbindung zum Feld von *Zurück zum Ursprung*, die Du durch das Lesen und Erleben dieses Buches und dieser Buchreihe geschaffen hast, mit Dir mitnimmst. Es ist Dein Geburtsrecht, Dein Geschenk an Dich selbst, diesen Zustand und diese Ruhe zu halten. Spür einmal, wie jetzt noch mehr Kraft in Deine Lenden und Deine Beine fließt und vielleicht sogar ein Lächeln in Deinem Gesicht entsteht, wenn Du weißt, das Feld geht mit Dir mit. Spüre, wie Du in einer absoluten, allumfassenden Ruhe, Stille und Beobachtung bist und gleichzeitig eine tiefe Liebe in Deinem Herzen aufkommt, für alles, was ist: für Dich, Deine Familie, Deine Mitmenschen, Deine Umgebung, die Welt und das Universum.

Mach Dir bewusst, wie schnell das ging. Nimm die Kraft und Energie wahr, die Leichtigkeit, die Freude, den Humor, die Faszination, die da sind. Die Neugier, das Leben und Dich selbst noch viel mehr zu entdecken, und gleichzeitig die Ruhe, gemischt mit Deiner Abenteuerlust. Du bist auch weiterhin auf Deiner Reise. Viele Schritte bist Du bereits gegangen, um immer tiefer bei Dir selbst anzukommen. Jetzt hast Du eine Grundlage, Dich selbst noch viel, viel tiefer zu erfahren.

Und jetzt? Du fragst Dich vielleicht: Was gilt es nun, am Ende dieser Buchreihe, zu tun? Jetzt gilt es zu feiern. Dich selbst und das Leben. Zu erkennen, dass Du mit vollem Mut losgezogen bist und Dich Deinen Emotionen und Limitierungen gestellt hast. Lass uns feiern, was Du mit *Zurück zum Ursprung* erlebt hast, wie weit Du gekommen bist, all Deine kleinen Babyschritte und großen Sprünge und was sich in der Zwischenzeit in Deinem Leben verändert hat.

Atme einmal tief ein und spüre dies alles – Deine neu gewonnene Freiheit, Deine Kraft und Energie, Deine Liebe in Deinem Herzen. Indem Du all dies bewusst fühlst, dehnt es sich weiter aus und wird noch kraftvoller, noch stärker – und schon beginnt die Energie Deines Herzens Deinen ganzen Körper mit Liebe und Selbstmitgefühl zu erfüllen. Lass diese Energie des Ankommens, der Erleichterung und der Freude durch Dich, in jede Deiner Zellen und in alles, das Dich ausmacht, fließen.

Du bist angekommen bei Dir und in Dir. Okay, die Buchreihe von *Zurück zum Ursprung* findet an dieser Stelle ihr Ende. Doch wenn etwas aufhört, beginnt automatisch etwas Neues und Du lebst Dich in neue Themen hinein. Wenn Dein Herz Dich erfüllt, wirst Du Dein Leben mit Deinen Herzenswünschen und mit dem, was Dich in der Tiefe ausmacht und was Du beitragen möchtest, erfüllen. Es wird immer etwas in Dir zu entdecken geben, was Dein Potenzial und Deine Liebe zum Leben betrifft. Es ist eine Reise, die vor Jahrmillionen begonnen hat, jetzt gerade, in diesem Moment, ihren derzeitigen Höhepunkt hat und im darauffolgenden Moment einen neuen. Die Qualität der Momente bestimmst Du.

Du bist mein Held, meine Heldin. Und es ist mir wirklich wichtig: Feiere das, was Du erreicht hast, und zwar gebührend! Denn dieses Feiern hinterlässt den bleibenden Eindruck, dass etwas Gutes geschehen ist in Deinem Leben, und damit lädst Du für die Zukunft noch mehr Gutes ein. Dein Bewusstsein wird automatisch nach mehr Liebe, mehr Freiheit, mehr Mitgefühl streben, es in die Welt verschenken und damit die Resonanz erzeugen, dass Du es auch erlebst.

Wenn Du *Zurück zum Ursprung* einmal komplett Kapitel für Kapitel und Band für Band durchlebt hast, kannst Du die Buchreihe in Zukunft als Dein Nachschlagewerk, Deine energetische Hausapotheke nutzen. Wenn irgendetwas auftaucht, was angeschaut und gelöst werden möchte – beispielsweise eine belastende Emotion, eine Verletzung oder eine Diagnose –, dann schau einfach ins Stichwortverzeichnis der Bücher, so kannst Du schnell finden, was Dir guttut. Beschäftige Dich damit, löse heraus, was Dich belastet. Verwende *Zurück zum Ursprung* zur spirituell-energetischen Heilung so, wie Du es brauchst – wie ein Medizin-Schränkchen, das für alle Eventualitäten etwas Hilfreiches enthält. Ob Du diese Hausapotheke nutzt, liegt natürlich an Dir.

Du brauchst jetzt übrigens nicht mehr aktiv ans Feld von *Zurück zum Ursprung* andocken, Du bist automatisch drin. Es war ja schon immer ein Teil von Dir, nur hattest Du den Zugang zwischendurch mal vergessen.

Das Wichtigste: Lebe Dich und Dein Leben frei. Und wenn Du zwischendurch dann mal merkst, dass Du mich und meine Unterstützung brauchst, dann weißt Du ja, wo Du nachlesen kannst. Freu Dich und spiel damit! Sei leicht dabei, ohne dass eine Abhängigkeit entsteht. Für mich ist es das Schönste, wenn Du als Mensch unabhängig bist und gut mit Dir und gut bei Dir bist. Dich komplett frei bewegst.

Feiere Dich! Lebe Dich! Das hier ist kein Abschied, es ist ein Fest.

Ich danke Dir. Für Dich und dafür, dass ich Dich auf Deiner Reise zu Dir selbst begleiten durfte.

Hab's schön!
Andreas

Danksagung

Ein ganz großes Danke an Nina, meine treue Begleiterin durch das Dickicht der drei entstandenen Bücher. Schön, dass Du bei mir warst, denn ohne Dich gäbe es sie nicht. Mein Herzensdank an Dich.

Danke an all die Menschen, die mich immer wieder ermutigt haben, die große Aufgabe, wöchentlich zu schreiben, anzugehen und durchzuziehen, um einen Leitfaden durch die menschlichen Emotionen und energetischen Möglichkeiten, die uns zur Verfügung stehen, zu geben.

Danke an das Leben, das mich mit seinen Chancen und Herausforderungen stets zum richtigen Moment an die richtige Stelle geführt hat, um all das zu erkennen und meinen Weg zu gehen.

Über den Autor

Andreas Goldemann ist Künstler, Intuitive, Klangheiler und spiritueller Begleiter. Er hat die einzigartige Gabe, durch Stimme, Bewegung und Reflexion tiefgreifende Veränderungen in anderen Menschen auszulösen, ohne physisch bei ihnen anwesend sein zu müssen.

Durch seine Form der intuitiven Arbeit ermöglicht Andreas seinen Lesern, Zuhörern und Kursteilnehmern, sich von negativen Emotionen, Konditionierungen und Glaubenssätzen zu befreien, die ihren Körper, ihren Geist und ihre Seele belasten. So können sie beginnen, ihr großes Potenzial, ihre Stärken und Talente zu erfahren. Ihr ganzes Wesen ist von Liebe erfüllt, wenn sie endlich zu ihrem Selbst zurückkehren.

Seit über 25 Jahren begleitet Andreas Menschen in ihrer Transformation zu mehr Freude, Gesundheit und Lebensglück. Im Rahmen seiner achtjährigen Tournee bereiste er 24 Länder, inklusive 22 Staaten in den USA. Hunderttausende von Menschen konnten seine Arbeit durch Vorträge, Sitzungen und Onlinekurse erfahren.

Weitere Informationen zu den Online-Kursen und Vorträgen des Autors findest Du auf seiner Website:
https://andreasgoldemann.com

Anhang I: Download-Link

Hier findest Du alle im Buch erwähnten kostenlosen Downloads:

https://andreasgoldemann.com/zzu-buch-3

Gib beim Herunterladen bitte den Code **ZZUENERGETIK** ein.

1. Das Zellbewusstsein in einen ursprünglichen Zustand zurücksetzen – Kapitel 1 (Video)
2. Meridian-Session – Kapitel 2 (Video)
3. One-Minute-Transformations – Kapitel 3 (Video)
4. Ausgleichen des Spins – Kapitel 4 (Video)
5. Einheitsatem-Meditation – Kapitel 6 (Video)
6. Die Treppe in Dein Herz – Kapitel 7 (Audio)
7. Die Geburt in das neue Leben – Kapitel 10 (Video)
8. Sound-Code zur Unterstützung beim Zurückholen von Seelenanteilen – Kapitel 11 (Audio)
9. Energiekörper und Energiematrix ausrichten – Kapitel 13 (Video)

Anhang II: Vorher-Nachher-Betrachtung

Zurück zum Ursprung löst viel aus. Es steigert beispielsweise Dein Wohlbefinden und Deine Selbstsicherheit und hilft Dir, mit Deinem Körper besser umzugehen und ihn zu stärken. Manchmal ist es jedoch schwer, bei all den täglichen Ablenkungen diese Veränderung bewusst wahrzunehmen.

Genauso, wie es sinnvoll ist, Dir begleitend zur Lektüre des Buches Notizen zu Deinen Erfahrungen zu machen, macht es Sinn, ein Vorher-Nachher-Bild zu erstellen, um festzuhalten, wie Dein Zustand vor bzw. nach dem Erleben des Buches ist. So kannst Du sichtbar und nachvollziehbar machen, was mit Dir passiert ist und welche Prozesse Du durchlaufen hast.

Darum haben wir eine ausführliche Vorher-Nachher-Betrachtung erstellt, die Du am Anfang und am Ende des Buches ausfüllen kannst.

So geht's:

Bitte bewerte jeweils auf einer Skala von 0–100 (0 = gar nicht, 100 = absolute Spitze) einmal, bevor Du mit dem Buch beginnst, und ein weiteres Mal, wenn Du fertig bist.

Die normal gedruckten Fragen haben aufsteigende Werte (im Positiven). Beispiel: Wie zufrieden bin ich insgesamt mit mir? Vorher 51 => Nachher 71 = Besser.

Die dick gedruckten Fragen haben absteigende Werte (im Positiven). Beispiel: Wie anstrengend empfinde ich das Leben? Vorher 40 => Nachher 10 = Besser.

Wichtig fürs Ausfüllen

Bitte beziehe Deine Vorher-Antworten darauf, wie es Dir in letzter Zeit allgemein ging, nicht auf Deine Tagesform. Bitte den Nachher-Check nicht direkt nach dem letzten Kapitel machen, sondern ein paar Tage warten und dann erst antworten.

Möglichkeit zur Studienteilnahme

Falls Du uns Deine Daten zur Verfügung stellen möchtest, dann sende uns das ausgefüllte PDF-Dokument aus dem Downloadbereich oder Fotos von den betreffenden Buchseiten bitte per E-Mail zu: zzu-buch1-studie@brilliant-life-productions.net

Deine Daten werden selbstverständlich anonymisiert verwendet. Für die Studie selbst brauchen wir lediglich Dein Alter und Dein Geschlecht.

Unser Dankeschön für Deine Teilnahme

Nachdem Du uns Deine Vorher-Nachher-Antworten gesendet hast, erhältst Du von uns den Soothing Sound, der Dir hilft, bei Stress und Anspannung in Deine innere Ruhe zu finden.

Damit wir Dir das Dankeschön zusenden können, gib bitte auch Deinen Namen und Deine E-Mail-Adresse an.

Name:
E-Mail-Adresse:
Geschlecht:
Alter:

Wohlbefinden allgemein:	**Vorher**	**Nachher**
Wie zufrieden bin ich insgesamt mit mir?		
Wie zufrieden bin ich insgesamt mit meinem Leben?		
Wie verbunden fühle ich mich mit dem Leben?		
Wie präsent bin ich im Alltag?		
Wie viel Dankbarkeit fühle ich für mein Leben im Allgemeinen?		
Wie sehr empfinde ich mein Leben im ›Flow‹ (im Fluss)?		
Wie sehr genieße ich mein Leben?		
Wie sehr fühle ich im Leben Harmonie insgesamt?		
Wie lebendig fühle ich mich?		
Wie zentriert fühle ich mich?		
Wie leicht bewege ich mich durchs Leben?		
Wie viel Schönheit erkenne ich in der Welt?		
Wie sehr fühle ich mich in meinem Potenzial verwirklicht?		
Wie anstrengend empfinde ich das Leben?		
Wie leicht lasse ich mich durch Schwierigkeiten aus meiner Mitte bringen?		
Wie zuversichtlich blicke ich auf meine Zukunft?		

Selbstwert:	**Vorher**	**Nachher**
Wie aufrecht gehe ich durchs Leben?		
Wie viel Wertschätzung empfinde ich für mich?		
Wie selbstsicher fühle ich mich?		
Wie viel authentische Selbstliebe empfinde ich für mich?		
Wie gerne bin ich ›ich selbst‹?		
Wie sehr kann ich zu mir, wie ich bin, ›Ja‹ sagen?		
Als wie hoch empfinde ich mein Selbstvertrauen?		
Als wie hoch empfinde ich mein Selbstwertgefühl?		
Wie viel Dankbarkeit empfinde ich für mich selbst?		
Wie sehr fühle ich mich als ›ich selbst‹?		
Wie gütig schaue ich auf mich?		
Wie selbstsicher empfinde ich mich?		
Wie kritisch schaue ich auf mich?		

Körper:	**Vorher**	**Nachher**
Wie gut fühle ich mich geerdet?		
Wie verbunden fühle ich mich mit meinem Körper?		
Wie präsent bin ich in meinem Körper?		
Wie zufrieden bin ich mit meinem Körper?		
Wie dankbar bin ich für meinen Körper?		
Wie attraktiv fühle ich mich?		
Wie sexy fühle ich mich?		
Wie gesund fühle ich mich?		
Wie hoch ist mein Energielevel/meine Vitalität?		
Wie jugendlich fühle ich mich (unabhängig von meinem chronologischen Alter)?		
Wie viel Körperkraft habe ich?		
Wie groß ist meine körperliche Flexibilität/ Beweglichkeit?		
Wie aufrecht empfinde ich meine Körperhaltung?		
Wie gerne bewege ich mich körperlich?		
Wie gerne stehe ich morgens auf?		
Wie gut ist mein Schlaf?		
Wie bewusst ernähre ich mich?		
Wie viel Anspannung/Verspannung empfinde ich im Körper?		
Wie sehr ist mein Körper durch Schmerz belastet?		

Stress, Emotionen:	**Vorher**	**Nachher**
Wie ausgeglichen fühle ich mich?		
Wie sehr empfinde ich inneren Frieden?		
Wie ruhig ist mein Geist?		
Wie sehr gelingt es mir, anstehende Dinge rechtzeitig zu erledigen?		
Wie belastbar fühle ich mich?		
Wie hoch ist meine Kapazität, mit Druck/ Stress/schwierigen Situationen umzugehen?		
Wie sehr bin ich durch Sorgen/Gedanken/Ängste belastet?		
Wie hoch schätze ich meinen Stresslevel insgesamt ein?		
Wie ausgelaugt fühle ich mich?		
Wie gut ist meine Merkfähigkeit/mein Gedächtnis?		
Wie gut ist meine Konzentrationsfähigkeit?		
Wie kreativ fühle ich mich?		

Beziehungen:	**Vorher**	**Nachher**
Wie erfüllend empfinde ich meine sozialen Kontakte?		
Wie erfüllend empfinde ich meine Partnerschaft?		
Wie erfüllend empfinde ich meine Sexualität?		

Wie verbunden fühle ich mich mit anderen Menschen?		
Wie authentisch erlebe ich mich mit anderen Menschen?		
Wie harmonisch erlebe ich meine zwischenmenschlichen Beziehungen insgesamt?		
Wie sehr fühle ich mich als Frau bzw. Mann?		
Wie dankbar bin ich für meine Freundschaften?		
Wie viel Konflikt erlebe ich mit anderen Menschen?		

Raum für eigene Fragen:	**Vorher**	**Nachher**

Index

Onlinekurs & App

Du willst *Zurück zum Ursprung* nicht nur in Buchform erleben, sondern auch multimedial? Dann ist der Onlinekurs *Zurück zum Ursprung – Die Reise in Dein natürliches, kraftvolles Selbst* (mit einigen Zusatzkursen wie die Zahn-Edition, die Magen-Darm-Edition, Kraft der Ahnen oder Heilung des Schoßraums) Deine Möglichkeit, im Video- und Audioformat mit Andreas und seiner transformierenden Stimme noch tiefer zu gehen.

Du bist herzlich eingeladen, über die erste Session zur Halswirbelsäule kostenfrei in den Kurs hineinzuschnuppern: https://andreasgoldemann.com/zurueck-zum-ursprung

Als eine weitere Möglichkeit, in ein tiefes Bewusstsein zu kommen, kannst Du auch gerne die App *One Minute Transformation* zu Hilfe nehmen. Du findest sie in Deinem App-Store.

Hinweis auf die weiteren Bücher

Band 1:
Zurück zum Ursprung:
Aufrichtung Deines Selbst – Die Wirbelsäule

Band 2:
Zurück zum Ursprung:
Aktivierung und Harmonisierung
Deines Potenzials – Die Organe

Band 3:
Zurück zum Ursprung:
Deine Anbindung an die Quelle – Die Energetik

Band I: Aufrichtung Deines Selbst – Die Wirbelsäule

Im ersten Band der Reihe lösen wir negative, verhindernde Muster und Emotionen aus dem Muskel-Skelett-Apparat. Gerade unsere Wirbelsäule und jeder ihrer Wirbelkörper speichern mit der umliegenden Muskulatur große Mengen negativer Informationen und Programme. Einmal befreit, entspannt sich die Muskulatur und die Wirbelkörper gleiten wieder an ihre bestmögliche Position, um so eine stabile, aufrechte Haltung zu gewährleisten. Gleichzeitig verbessert sich der Fluss der Hauptenergie (Chi) im Wirbelkanal. Ist dieser bestmöglich ausgerichtet und frei von Spannungen und Engpässen, fühlen wir uns wach und aufgeladen.

Der erste Band der *Zurück zum Ursprung*-Reihe hilft, den Energiefluss im Körper so zu verstärken und anzuregen, dass wir uns an die größere Aufgabe des Lösens der negativ verhafteten Emotionen aus den Organen in Band 2 machen können. Er ist die Grundlage für eine erfolgreiche Energiearbeit. Alles beginnt mit der Wirbelsäule.

Band II: Aktivierung und Harmonisierung Deines Potenzials – Die Organe

Im zweiten Buch der *Zurück zum Ursprung*-Reihe beschäftigen wir uns mit unseren Organen und den damit verbundenen Emotionen. Durch die Arbeit mit dem Muskel-Skelett-Apparat (Band 1) ist die Wirbelsäule aufgerichteter und energetisch durchgängiger. Jetzt ist es an der Zeit, die gespeicherten negativen Emotionen, die unsere Organe belasten, loszulassen um das Mehr an Energie kraftvoll für unsere Heilung nutzen zu können. Dies tut nicht nur Leber, Galle und Co. gut, sondern unterstützt Dich auch darin, Dein Potenzial zu aktivieren und zu harmonisieren, um mit noch mehr Freude, innerem Frieden und Ruhe, Vitalität und Gesundheit Dein Leben zu gestalten und zu genießen.